李普临床肝胆病要旨传心录

主编 李素领

河南科学技术出版社

·郑州·

图书在版编目（CIP）数据

李普临床肝胆病要旨传心录 / 李素领主编. —郑州：河南科学技术出版社，2023.9

ISBN 978-7-5725-1282-7

Ⅰ.①李… Ⅱ.①李… Ⅲ.①肝病（中医）–中医临床–经验–中国–现代②胆道疾病–中医临床–经验–中国–现代 Ⅳ.①R256.4

中国国家版本馆CIP数据核字（2023）第168889号

出版发行：河南科学技术出版社

　　　　　地址：郑州市郑东新区祥盛街27号　　邮编：450016

　　　　　电话：（0371）65737028　65788629

　　　　　网址：www.hnstp.cn

责任编辑：邓　为　马晓薇

责任校对：龚利霞

封面设计：李小健

责任印制：朱　飞

印　　刷：河南省环发印务有限公司

经　　销：全国新华书店

开　　本：720 mm×1 020 mm　1/16　印张：14.25　字数：240千字

版　　次：2023年9月第1版　　2023年9月第1次印刷

定　　价：65.00元

如发现印、装质量问题，影响阅读，请与出版社联系并调换。

本书编写人员名单

主　编

李素领　河南中医药大学第一附属医院

副主编

李素亮　郑州市管城区李素亮中医诊所

张亚琪　漯河市临颍县陈庄乡卫生院

贾　梓　河南中医药大学第一附属医院

王　振　河南中医药大学第一附属医院

编　委

张永华　河南中医药大学第一附属医院

段　飞　河南中医药大学第一附属医院

刘高源　河南中医药大学

罗志远　信阳市息县临河乡卫生院

单亚男　郑州市惠济区人民医院

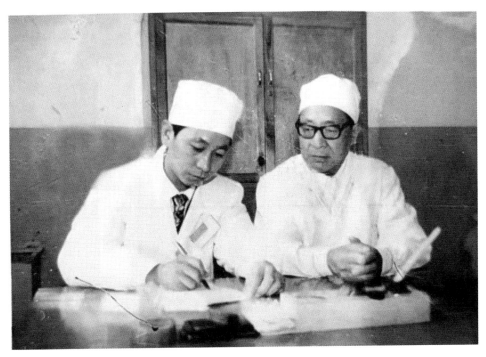

早年时李素领侍诊李普先生

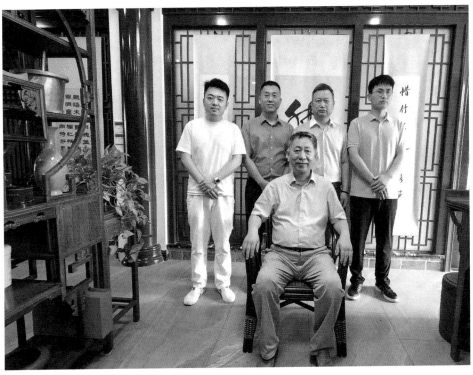

李素领与其弟子贾梓（左一）、王振、李素亮、张亚琪近照

李普简介

　　李普（1929—2015），男，
河南淇县人，河南中医药大学
第一附属医院主任医师，早年
历任中华中医药学会内科学会
肝病学组（现中华中医药学会
肝胆病专业委员会）成员，河
南省中医肝病学组组长。从事
中医临床诊疗历 70 载。李师
家幼贫寒，曾偶入私塾学习，
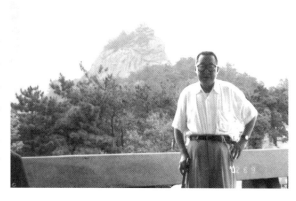
终因无学资而辍学。14 岁拜当地名医郑文轩公为师，习岐黄之术，诵读《药性
赋》《濒湖脉学》《脉诀》等入门书，并练习中药炮制和针灸技术。后得当地名
医王敏亲炙数载。18 岁开设诊所，悬壶乡里。1955 年加入当地联合诊所。是年，
在河南省安阳专署第一届中医进修班学习 3 个月。1956 年进入汤阴县庙口卫生
院工作，同年底调入汤阴县人民医院，师事当地经方家郝宪发老师，郝氏临证
运用经方疗效卓著，于李师颇有启发。1958 年考入河南中医学院，为该院首届
毕业生，曾与张磊（第三届国医大师）、门成福（第三批全国名老中医）共居
一室，张师为支部书记，门师为生活委员，李师为学习委员。生活中互相帮助，
学习中互相鼓励，《灵枢》《素问》等经典著作及《汤头歌诀》等均烂熟于胸，
1964 年，以优异成绩毕业，进入河南中医学院附属医院（现河南中医药大学第
一附属医院），从事临床工作。病房内肝病、中风、肾炎等内科各个系统疾病均
收住院，工作十分繁重，李师对内科各个病种均参与诊治，非专肝病一科。1970
年以后，转至门诊工作，诊疗肝病病人较多，随着诊疗经验的积累，以"肝病
大家"鸣于业内。几十年来，诊治肝病患者数十万之多，活人无数，全国各地
慕名求诊者众多。其跟诊的本科生、进修生部分已成为一方名医，或成为各大

医院的中流砥柱和学科带头人。先生临终前一年，仍在门诊一线工作，虽已仙逝八载，但其治学之态度，工作之严谨，临床疗效之显著，仍被后辈及后学者所敬仰，其经验仍然在临床上发挥着巨大的作用。

序

　　李素领教授是河南中医药大学第一附属医院主任医师，第七批全国老中医药专家学术经验继承工作指导老师。我与李教授相识多年，知其思维敏捷，医理清晰，仁心仁术，往往能救病人于危难之时，起沉疴于垂危之际。其父辈李普老教授，是享誉中原、闻名全国的肝病大家，在近70年的行医历程中，以其精湛的医术活人无数。李素领主任跟随父辈侍诊30余年，在耳提面命、言传身教中尽得其衣钵；且与时俱进、守正创新、多有发挥。今欣闻素领主任精心编写的《李普临床肝胆病要旨传心录》一书即将付梓，这是顺应时代要求，贯彻落实习近平总书记关于中医药工作的重要指示之举，深信本书的出版定能为业界增砖添瓦，使后学者得到启发，令更多患者受益。

　　是为序。

2023. 6. 22

王全书：十二届全国政协教科文卫体委员会副主任、河南省政协原主席

前　言

　　中医药文化博大精深，是中华传统文化最灿烂的瑰宝之一，为中华民族的繁衍生息做出了巨大贡献，随着文化和现代信息传播的日益迅捷，其神奇的疗效得到了世界各国人民的认可，并从中受益。中医学是一门实践性很强的医学，有其独特的诊疗体系，需要继承和发扬。本书的出版正契合当下"传承精华，守正创新"之时代主题。

　　李普教授行医70余年，自幼习医，悬壶乡里。29岁（1958年）考取河南中医学院，1964年成为首届6年制毕业生。毕业后留在河南中医学院附属医院（现河南中医药大学第一附属医院）工作，1970年转至门诊，从事肝胆疾病诊疗40多年，每年接诊肝胆病患者万人以上。治愈了众多急危重症和疑难症患者，老百姓送外号为"治肝大王"，其事迹被全国几十家报纸报道和转载，河南电视台曾多次进行专题采访，深受老百姓的尊敬和爱戴。由于20世纪70~80年代医治肝病条件差，西医对肝病的治疗手段也很简单，李普教授对于肝胆病大多都是以纯中药治疗，其辨证准确，用药量大，配方合理，记载的病例无其他因素的干扰，有非常值得借鉴和学习之处。

　　本书对临床上常见的、疗效确切且有一定体会的肝胆疾病进行了粗陋梳理，共分十一个章节，前半部分疾病的分型施治和病案选择是依据先生过去出版的书籍、讲稿、处方而来，后半部分是结合我的跟师经验、临床体悟，以及我和研究生发表的论文进一步提炼而成。随着经济和社会的发展，病人生活条件及生活方式的改变，肝胆疾病谱也发生了新的变化，临床上胆囊疾病和脂肪肝患病人群呈逐渐上升趋势，又因为生物保护的缘故，某些中药饮片的使用也受到了影响，临床上不得不思考药物的更新和替代，故我们在对胆囊疾病、脂肪性肝病、肝硬化、肝癌的诊治和用药有了进一步的心得和体会。

全书以病为纲。其后附翔实医案，系统总结了治疗急慢性肝炎、肝硬化、肝硬化腹水、肝性脑病、肝性脊髓病、原发性肝癌、脂肪肝、胆系疾病的临床经验，无华丽之言语，无空洞之理论，皆为临床实战所悟，力争语言简单扼要、清晰明了。为再现李老当年完整诊治肝病的过程，体现疾病的演变规律，书中充分保留了老医案的原貌，每个疾病从病因病机—辨证论治—临证体悟进行了精心编排，有心者若能仔细品读，或许能窥到李氏两代人治疗肝病的独特用药经验和治病思路，启发和帮助解决临床上肝胆疾病的部分问题，书中仅为一家之言，有失全面，并非窥透了病的本质，既如是，也愿抛砖引玉，以示后学。

本书的编写得到了李素亮、王振、张亚琪、贾梓等优秀学生的大力支持，感谢他们在本书的资料整理、校对中付出的大量心血和汗水。

限于笔者理论及个人认识水平，书中可能有不足和疏漏之处，敬请读者予以斧正。

李素领

2023 年 6 月 28 日

目 录
CONTENTS

第一章 急性肝炎

一、概　述

急性肝炎是指由嗜肝病毒（甲、乙、丙、丁、戊）和非嗜肝病毒（EB病毒、巨细胞病毒等）、药物、酒精、感染（细菌、寄生虫等）、化学毒物以及自身免疫代谢等诸多因素侵害肝脏，使肝细胞受到破坏，肝脏功能受损，继而引起人体出现一系列不适症状的疾病，其起病急，病程短，一般不超过6个月。在我国，最常见的是急性乙型、丙型病毒性肝炎。近年来，随着抗病毒药物的应用，病毒性肝炎逐渐减少，但是随着人们生活条件的改善，嗜食肥甘厚味、过度饮酒以及保健用品的滥用，致使代谢相关性脂肪性肝病、酒精性肝炎和药物性肝损伤的发病率逐渐呈上升趋势。

虽然急性肝炎发病的病因、病理机制有所差异，但它们的临床特点、治疗方法以及预后有很多共性，其主要临床表现为持续几天以上无其他原因可解释的乏力、食欲减退、恶心等症状，病初可伴有发热、肝肿大并有压痛和肝区叩击痛，转氨酶、胆红素等生化指标的异常。急性肝炎经过及时恰当的治疗与休息，多数可以治愈，但仍有部分患者失治、误治，迁延不愈转为慢性肝炎，甚至还有少数患者转化为重型肝炎而使病情加重，危及生命，因此早期治疗就显得尤为重要。

急性肝炎在中医著作中以显性黄疸记载最多，隶属"黄疸"范畴。《内经》论述最早，并对黄疸的症状、病因、病机等都有了初步的认识，如《素问·平人气象论篇》云："溺黄赤，安卧者，黄疸，……目黄者曰黄疸。"《素问·六元正纪大论篇》云："溽暑湿热相薄，争于左之上。民病黄瘅，而为胕肿。"《金匮要略》将黄疸立为专篇论述，并将其分为黄疸、谷疸、酒疸、女劳疸和黑疸五疸,《伤寒论》还提出了阳明发黄和太阴发黄,说明当时已认识到黄疸可由外感、饮食和正虚引起,病机有湿热、瘀热在里,寒湿在里,相关的脏腑有脾胃肾等,创制了茵陈蒿汤、茵陈五苓散、麻黄连翘赤小豆汤、硝石矾石散等多首方剂,体现了泻下、解表、清化、温化、逐瘀、利尿等多种退黄之法。《诸病源候论·黄病诸候》提出了一种卒然发黄,命在顷刻的"急黄"。宋代韩祗和的《伤寒微旨论》除论述了黄疸的"阳证"外,还特设《阴黄证篇》,并首创用温热药治疗阴黄。元代罗天益在《卫生宝鉴》中又进一步把阳黄与阴黄的辨证施治加以系统化。程钟龄在《医学心悟》创制茵陈术附汤,至今仍为治疗阴黄的代表方剂。《景岳全书·黄疸》篇提出了"胆黄"的病名,认为"胆伤则胆气败,而胆液泄,故为此证。"初步认识到黄疸的发生与胆液外泄有关。清代沈金鳌《沈氏尊生书·诸疸源流》有"天行疫疠,以致发黄者,俗称之瘟黄,杀人最急"的记载,对黄疸可有传染性及严重的预后转归有所认识。历代医家的论述对后世治疗黄疸具有重要指导意义。

二、病机述要

临床上根据有无黄疸的出现,将急性肝炎分为急性黄疸型肝炎和急性无黄疸型肝炎。急性黄疸型肝炎又有湿热发黄与寒湿发黄之别,寒湿发黄在临床中较为少见。外感湿热疫毒后,体质壮实者,平素过食酒热甘肥或饮食不洁,损伤脾胃,以致运化功能失常,湿浊内生,湿从热化,湿热交蒸于肝胆,不能泄越,以致肝失疏泄,胆汁外溢,浸淫肌肤,下流膀胱,使身目小便俱黄,黄色鲜明。寒湿发黄者素体脾胃阳虚,饮食饥饱、生冷或劳倦病后脾阳受损,又因感受湿热疫毒后急性发作,湿从寒化,寒湿阻滞中焦脾胃,胆液被阻,溢于肌肤而发黄,故黄色晦暗。

急性无黄疸型肝炎,因为没有黄疸之明显体征,多不为患者所注意,往往以胁痛、恶心、腹胀等临床症状来诊,经检查发现谷丙转氨酶升高或乙肝病毒标志物阳性或肝肿大而确诊,其病机证治和急性黄疸型肝炎略有不同。急性无黄疸型肝炎的病因不外乎饮食不节、劳役太过、情志不舒三端,病位主要在肝脾,因平素饮食不节,饥饱失调,或饮酒过度,损伤脾胃,运化失司,或情志抑郁，肝失条达，而致机体抗病能力低下。劳累过度也是内伤原因之一，古人有"人之运动，由乎筋力，运动太过，筋必罢极"之说。当湿浊毒热邪气侵袭于脾胃，蕴郁中焦，借经络有机地联系而侵犯于肝，使肝疏泄失常，气机不畅，而阻碍血液施布。气滞血瘀结于胁下，则肝脏肿大或疼痛，肝气不舒，横犯脾胃，使胃气不宣，脾气呆滞，而见胸闷脘胀，食欲减退，厌油腻等，故而肝郁脾虚、湿浊毒热邪气蕴于中焦是本病的基本病机。

三、辨证施治

（一）急性黄疸型肝炎

1. 辨证分型

急性黄疸型肝炎以目黄、身黄、小便黄为主要表现，以湿热发黄者居多，其致病的主因和发展演变多属湿热，根据临床表现，可分为热重于湿、湿重于热、湿热较轻三型。

（1）热重于湿型

症状：身目色黄如橘，色泽鲜明，黄疸较重，发热，口干烦渴，小便少而黄赤，大便秘结，或厌油泛恶，腹胀纳呆，或胁痛肝大，舌质红，苔黄燥或黄腻，脉弦数或滑数。

治法：清热利胆退黄，通腑活瘀解毒。

处方：加味茵陈蒿汤。

组成：茵陈 30~150g　　栀子 10g　　　大黄 10~30g　　败酱草 30g

　　　黄连 12g　　　　金银花 30g　　板蓝根 30g　　　连翘 20g

　　　虎杖 20g　　　　泽泻 15g　　　赤小豆 30g　　　丹 参 30g

　　　郁金 15g　　　　赤芍 20g　　　美人蕉根 30~90g

方义：本方由茵陈蒿汤（茵陈、栀子、大黄）加黄连、败酱草、金银花、板蓝根、连翘、美人蕉根清热解毒、利胆退黄，佐以虎杖、泽泻、赤小豆清热解毒利湿，配伍丹参、郁金、赤芍凉血活血退黄。诸药并用，共奏清热利胆退黄、化湿解毒、通腑活瘀之功。

　　加减：兼见恶寒发热无汗、头痛身重有表证者加紫苏叶、荆芥、菊花、薄荷以疏风解表清热；发热（38.5℃以上），舌苔黄糙者加生石膏30~120g、羚羊角粉（冲）3g，或口服安宫牛黄丸；大便燥结，数日不解，阳明热盛者，重用大黄配芒硝急下存阴；呕逆者加姜半夏、竹茹、陈皮以降逆止呕。

　　（2）湿重于热型

　　症状：身目色黄如橘，黄疸不甚严重，多无发热，或身热不畅，头重身困，胸脘痞满，纳呆泛恶，腹胀便溏，倦怠思卧，小便黄浊，或胁痛肝大，舌苔厚腻微黄，脉象弦滑或弦缓。

　　治法：利湿化浊退黄，佐以解毒活瘀。

　　处方：加味茵陈四苓散。

　　组成：茵陈 30~90g　　黄连 10g　　　泽泻 15g　　　猪苓 15g

　　　　　茯苓 20g　　　炒白术 20g　　藿香 10g　　　白豆蔻 12g

　　　　　丹参 30g　　　郁金 15g　　　金银花 20g　　板蓝根 20g

　　方义：本方由茵陈五苓散去桂枝加藿香、白豆蔻芳香化湿，再加金银花、板蓝根、黄连清热解毒，佐丹参、郁金活血退黄。共奏利湿化浊退黄、解毒活瘀之功。

　　加减：若舌苔厚腻，张嘴满口黏丝，欲呕者，加佩兰、清半夏、生薏仁、益元散（冲服）芳香化湿、降逆止呕；腹胀甚者，加厚朴、草果、枳实、木香行气导滞。

　　（3）湿热较轻型

　　症状：目黄，小便黄，但身黄不著，食欲缺乏，疲乏无力，胁肋疼痛，舌脉改变不大，湿热偏胜之象不明显，总胆红素（TBIL）30~40μmol/L，谷丙转氨酶（ALT）轻、中度升高。

　　治法：清热利湿退黄，佐以健脾活瘀。

　　处方：清热退黄汤（自拟方）。

　　组成：茵陈 30~60g　栀子 10g　　金银花 15g　　板蓝根 15g

　　　　　丹参 30g　　　郁金 15g　　赤芍 15g　　　茯苓 30g

　　　　　炒白术 15g　　泽泻 15g　　猪苓 10g　　　陈皮 15g

　　　　　砂仁 6g　　　　炒内金 12g　炒麦芽 30g

方义：本方由茵陈蒿汤去大黄加金银花、板蓝根清热解毒，佐丹参、郁金、赤芍活血退黄，并以茯苓、炒白术、泽泻、猪苓健脾利湿，陈皮、砂仁、炒内金、炒麦芽行气和胃消积。全方功专清热利湿退黄、健脾和胃化瘀。

加减：若胃脘不适、纳差、腹胀甚者，加厚朴、枳壳、香橼、炒莱菔子以行气消胀、消食导滞；伴恶心、呕吐者加姜半夏、竹茹以降逆止呕。

2. 黄疸消退后的调理

急性黄疸型肝炎经过恰当的治疗，湿热清除、黄疸退净、肝功能恢复正常，多为向愈之兆。但有部分患者治疗失当，祛邪不力，湿热留恋；或过用苦寒，脾胃损伤；或恣食肥甘，过分静养，痰湿壅盛，气机不达，而出现右胁隐痛、腹胀纳差、大便不调、疲倦乏力、面色淡黄等肝脾不调、气血不足之征，每遇情志变化，或稍有劳累，诸症加重。此皆谓肝之疏泄功能尚未完全恢复，脾胃功能尚未和运正常，对此要做好善后处理，再拟消疸善终汤。

治法：疏肝健脾扶正，佐以解毒退黄。

处方：消疸善终汤（自拟方）。

组成：柴胡 15g　　郁金 15g　　当归 15g　　炒白芍 12g
　　　茯苓 30g　　炒白术 15g　太子参 30g　陈皮 15g
　　　佛手 15g　　泽泻 15g　　炒麦芽 30g　茵陈 30g
　　　金银花 15g　板蓝根 15g

方义：本方为急性黄疸型肝炎的善后之方，此时湿热毒邪已经基本消退，肝之疏泄、脾胃运化功能尚未完全恢复，给予柴胡、郁金、佛手、当归、炒白芍养肝血、疏肝气，太子参、茯苓、炒白术、陈皮、泽泻理气健脾祛湿，炒麦芽和胃消积；黄疸虽已消退，仍有湿热毒邪残留，故少佐茵陈、金银花、板蓝根以清热解毒退黄。

加减：若腹胀、便溏、脾虚者，去金银花、板蓝根，重用茯苓、炒白术，加炒苍术、炒扁豆、炒薏仁等；腹胀、肠鸣、脾阳虚者加干姜、生姜、大枣以复脾阳；纳呆脘痞、舌苔厚腻者加藿香、佩兰、白豆蔻、生薏仁、清半夏、厚朴以芳香化湿，醒脾开胃；体胖、腹胀甚者，加三棱、莪术、香附、乌药、生山楂消积脱脂、行气除胀。需要注意的是黄疸消退后，仍要适当选用清热利胆的药物以促进胆汁排泄，防止小胆管出现胆汁淤积，避免疾病复发。另外急性肝炎导致肝细胞大量坏死以后肝细胞再生，也可刺激肝脏内纤维组织的增生，若不加干预，肝纤维化、肝硬化的风险就会增加，因此要注重当归、丹参、郁金、川芎、烫水蛭、炮山甲等活血化瘀药物的应用，防止肝脏纤维化的产生。

3. 寒湿发黄（阴黄）

寒湿发黄者平素体质虚弱，脾阳不振，遇有湿热疫毒侵入，不能与之格拒，留邪于内，造成脾胃失司，湿从寒化，郁胆液于肝，久而外溢于肌肤，故而晦暗无华。

症状：身目发黄，晦暗无华，低热，或无热，神疲，乏力，怕冷，腹胀，胁痛或右胁隐痛，胃纳呆滞，大便溏，小便淡黄，脉沉细或弦缓。舌质淡，苔白腻或滑。

治法：温阳散寒退黄，健脾和胃祛湿。

处方：茵陈术附汤加味。

组成：茵陈 30g　　郁金 15g　　制附子 6g　　干姜 6g
　　　　炒白术 15g　茯苓 30g　　泽泻 15g　　陈皮 12g
　　　　党参 15g

方义：本方由茵陈术附汤加味而成，茵陈为治黄疸之专药，佐郁金以利胆退黄，与温运脾阳之附子、干姜同用，则可温化寒湿退黄；茯苓、炒白术、泽泻、党参、陈皮健脾利湿和胃。全方功专温阳散寒退黄、健脾和胃祛湿。

加减：若大便稀溏者，加炒山药、炒薏苡仁、炒苍术、炒扁豆、车前子；纳差者，加炒莱菔子、焦三仙。

（二）急性无黄疸型肝炎

急性无黄疸型肝炎起病缓，症状较急性黄疸型肝炎轻，少数无临床症状，很难确定具体发病日期，发现后往往已成为慢性迁延性肝炎或早期肝硬化，我们根据临床观察，将本病列入"肝胃不和"、"胁痛"、"湿热"等范围，肝郁脾虚、湿浊热毒邪气蕴于中焦是本病的基本病机，临床上常分为肝郁热毒、肝郁湿滞两型。

1. 肝郁热毒型

症状：右胁疼痛或胀满不适，口苦咽干，烦躁易怒，纳差，嗳气，呃逆，失眠，大便干结或正常，小便黄，舌质红，苔薄黄，脉弦数。

治法：疏肝理气，清热解毒，和胃消积。

处方：疏肝解毒汤（自拟方）。

组成：柴胡 12g　　郁金 15g　　当归 12g　　炒白芍 12g

　　　黄芩 10g　　板蓝根 30g　鸡骨草 30g　垂盆草 30g

　　　陈皮 10g　　生麦芽 15g　炙甘草 6g

方义：方中以柴胡、郁金、陈皮、生麦芽疏肝理气；当归、炒白芍养肝体助肝用；黄芩、板蓝根、鸡骨草、垂盆草清热解毒；炙甘草调和诸药，全方共奏疏肝理气、清热解毒、和胃消积之效。

加减：若胁痛甚者加香附、青皮、川楝子、元胡以理气止痛；纳差、腹胀甚者加佛手、香橼、炒内金、炒神曲、炒山楂以疏肝理气、和胃消积；舌质深红者加牡丹皮、赤芍、栀子清热凉血；大便干者加大黄以泻热通便；失眠者加合欢皮、夜交藤、焦栀子以清热养血安神。

2. 肝郁湿滞型

症状：右胁胀痛或无痛，脘痞腹胀，食少便溏，倦怠无力，嗳气，呕恶，舌质淡，苔白腻或厚腻，脉弦缓或滑。

治法：疏肝健脾，和胃消积，化湿解毒。

处方：疏肝化湿汤（自拟方）。

组成：柴胡 12g　　　郁金 12g　　茯苓 30g　　泽泻 15g

　　　炒苍术 15g　　厚朴 12g　　陈皮 12g　　车前子 15g

　　　佩兰 15g　　　白豆蔻 10g　生薏仁 30g　鸡骨草 30g

　　　金银花 20g　　蒲公英 20g　炒麦芽 30g　甘草 6g

方义：方中柴胡、郁金疏肝理气；配以平胃散健脾燥湿；茯苓、泽泻、车前子利水渗湿；佩兰、白豆蔻、生薏仁芳香化湿；金银花、蒲公英、鸡骨草清热解毒；炒麦芽和胃消积；甘草调和诸药，共奏疏肝健脾、和胃消积、化湿解毒之功。

加减：若恶心、呕吐、纳差者加姜半夏、竹茹、枳壳以和胃降逆止呕；舌苔厚腻、口黏，甚或满口黏丝者加藿香、草果仁、炒杏仁、冬瓜仁以增强化湿之力；大便溏或黏腻者重用苍术，加炒山药、炒薏仁以健脾燥湿；肠鸣音明显者加干姜、生姜、大枣以温运脾阳。

四、临床体悟

（一）辨准病证，及时投药

急性黄疸型肝炎初期多兼表证，类似感冒，多以发热纳差就诊。医者要详察病证，观其巩膜是否黄染，小便颜色情况，并配合现代医学检查，早期诊断，及时投药。若辨证准确，药能胜病，一般服药10剂，轻者几剂，黄疸就会明显消退，或退其大半，此皆为向愈之兆。仲景曰："黄疸之病，当以十八日为期，治之十日以上瘥，反剧为难治。"若服10余剂黄疸不退，则需要考虑其他因素：药量小而不能胜病，或配伍不当，祛邪不利等。若黄疸迅速加深，纳差腹胀加重，精神异常，应多考虑为热毒炽盛之"急黄"症（重症肝炎）。

（二）选准药物，药量胜病

茵陈清热利湿退黄，为治诸黄之专药，若黄疸过重，用量不足，往往起效较慢，大量投用，则取效甚捷。根据黄疸轻重，用量多在30~150g，煎时后下，超过60g应另煎，以15分钟为宜。但茵陈苦寒，量大易伤脾胃，对脾胃虚弱者，可佐生姜、大枣、茯苓、白术、陈皮、砂仁健脾渗湿，温调脾胃。美人蕉根是一种中草药，其味甘淡，性凉，清热利湿退黄效果甚好，与茵陈配伍相得益彰，干品用30g，鲜品用60~90g。

（三）凉血活血，退黄迅速

急性黄疸型肝炎以湿热为患，湿热蕴结肝胆，瘀于血分，使肝内脉络瘀滞，胆汁横溢，治疗在传统清热利湿的基础上加丹参、郁金、赤芍、虎杖凉血活血散瘀，即关幼波老中医谓："治黄必治血，血行黄易却。"

（四）巧用大黄，缩短病程

大黄有通腑泻热、活血行瘀、推陈致新之功，不仅能使湿热之邪从大便而去，还可入血分，凉血散瘀，扩张胆管，促进胆汁排泄。临床见大便干结或黏腻不爽者用生大黄，煎煮时后下；若大便不成形甚至偏稀，属脾胃虚寒者，可选用大黄炭，与他药一同煎煮，并加干姜、生姜、大枣等温药以佐制；灵活运用大黄能加速黄疸消退，缩短病程，临床上屡用屡验。

（五）清热必利湿，清热须解毒

清热利湿，湿去则热无所附，祛湿之法要强调利小便，使湿有出路。古人尝谓："治湿不利小便非其治也。"多选用泽泻、猪苓、茯苓、车前子、白茅根等甘淡利湿之品。湿热弥漫常蕴毒邪，其临床表现为总胆红素、谷丙转氨酶急剧升高，肝细胞损伤严重，常用金银花、蒲公英、败酱草、大青叶、黄连等清热解毒之品，能直折毒邪，恢复肝功能，疗效卓著。

（六）中西结合，辨证施治

在急性肝炎治疗过程中，应找准疾病病因，并结合现代医学研究进行辨证施治。对于病毒性肝炎的患者，中医要注重金银花、板蓝根、鸡骨草、败酱草等清热解毒药物的应用，并配合西医的抗病毒治疗。对于巨细胞、EB病毒感染引起的急性肝炎，在传统辨证基础上选用大青叶、贯众、重楼、白花蛇舌草等药，可以起到一定的抗病毒作用。在酒精性肝病中，灵活运用葛花、楮实子、枳椇子等药，疗效显著。对于药物性肝损伤患者，用药须轻灵，药要少，量要精，以防肝脏再次受到损害。总之，临床情况千变万化，医者决不能拘泥于一型一方一药，应根据临症的不同，进行适当的加减，否则就会毫厘之差，谬误千里。

五、医案拾萃

案一（苦寒退黄中病即止案）

王某，女，24岁，1974年8月13日初诊。

主诉：乏力1个月，伴身目黄染3天。

现病史：发病前几天感疲乏无力，时冷时热，饭后易饥，恶心欲呕，8月10日发现巩膜、皮肤发黄，小便黄，遂来诊。刻下症见：疲乏无力，心中懊憹，饥而厌油，恶心，口干渴，不发热，大便稍干，灰白色，小便黄赤。

舌脉：舌质偏红，舌苔薄黄、燥而乏津，脉弦数。

查体：发育正常，营养中等，皮肤巩膜发黄，色泽鲜明，肝大，肋缘下一横指半，叩击痛和触痛明显。

辅助检查：黄疸指数 40μmol/L，谷丙转氨酶 460U/L。

西医诊断：急性黄疸型肝炎。

中医诊断：黄疸－阳黄，证属热重于湿型。

治法：清热利胆退黄，通腑活瘀解毒。

处方：茵陈（后下）90g，制大黄 5g，栀子 9g，黄连 9g，黄柏 9g，金银花 21g，板蓝根 21g，败酱草 30g，丹参 9g，郁金 15g，滑石 30g，生石膏 45g，甘草 6g，每日 1 剂，水煎服。

二诊：服上方 2 剂，大便微利，色较前变黄，恶心轻，其他同上。拟上方去大黄。

三诊：服上方 3 剂，大便正常，身目发黄明显消退，食后饥饿感与恶心消失，上方去石膏加陈皮 12g。

四诊：服上方 3 剂，皮肤黄消退，巩膜微黄，小便稍黄，脉弦稍数。上方减茵陈为 75g，金银花、板蓝根为 15g，去黄连。

五诊：巩膜黄染消失，小便变清。饮食尚好，大便正常，脉弦细，舌苔薄黄有津，质偏红，肝区痛，乏力，肝肋缘下一横指半，质软，黄疸指数 7μmol/L，谷丙转氨酶 160U/L。改治则为：疏肝、柔肝、解毒扶正。方用：软柴胡 12g，当归 15g，郁金 15g，山药 21g，茵陈 30g，金银花 15g，败酱草 30g，大青叶 30g，陈皮 12g，太子参 30g，甘草 9g，龙胆草 12g，大枣 3 个，每日 1 剂，水煎服。

六诊：服上方 8 剂，肝区痛消失，肝肋缘下刚触及，上方去大青叶，柴胡减为 9g，带方回家自服。后来信称：上方间断服 6 剂，已痊愈，到县医院查肝功能均为正常。配合药物：肝泰乐、酵母片、维生素 C。

按：患者舌质偏红，舌苔薄黄，燥而乏津，脉弦数，证属阳黄热重于湿型，湿热蕴于中焦，故见疲乏无力，心中懊忱，饥而厌油，恶心，口干渴，大便稍干，小便黄赤，初期选加味茵陈蒿汤以清热利胆退黄、通腑活瘀解毒，待黄疸退去，应中病即止，以防苦寒败胃，改治则为疏肝柔肝、解毒扶正以善其后。

案二（阳黄过用苦寒伤中案）

范某，女，20岁，1977年12月9日初诊。

主诉：小便黄，伴乏力、纳差8天。

现病史：8天前患者自觉全身倦怠无力，精神疲惫，嗜睡，食欲缺乏，腹满，头晕，恶心，口干，口苦，大便干，小便黄等，曾服感冒药治疗无效，症状逐渐加重故来就诊。

舌脉：舌质淡红，苔薄白，脉弦细。

查体：发育正常，营养尚可，神志清楚，检查合作，精神疲惫，全身皮肤及巩膜稍有黄染。肝脾不大，肝区有叩击痛，腹水（-）。

辅助检查：肝功能：黄疸指数25μmol/L，麝香草酚絮状试验（+++），麝香草酚浊度试验14U，谷丙转氨酶440U/L，尿三胆（+）。

西医诊断：急性黄疸型传染性肝炎。

中医诊断：黄疸-阳黄，证属热重于湿型。

治法：清热解毒，利胆退黄。

处方：茵陈（后下）60g，败酱草30g，丹参30g，金银花15g，竹茹12g，板蓝根30g，栀子9g，大黄3g，美人蕉根60g。3剂，水煎服，日1剂，早晚分服。

二诊：服上方3剂后，饮食增加，恶心减轻，大便已通。此为热象已解，应加利湿和胃之药，上方加泽泻、陈皮各9g，继续服用。

三诊：服上方3剂后，大便溏薄，日2次，余无不适。脉沉细，舌质淡，苔薄白。由于出现大便稀溏，恐系药物过于寒凉，有伤脾胃，速改上方去大黄，加健脾益气之品。方用：茵陈30g，败酱草30g，丹参30g，金银花30g，板蓝根30g，焦栀子6g，陈皮9g，美人蕉根30g，泽泻12g，太子参30g，云茯苓15g，白术12g，大枣5个，每日1剂，水煎服。

四诊：上方服7剂后，诸症悉除。复查肝功能：麝香草酚浊度试验8U，谷丙转氨酶正常，黄疸指数3μmol/L。舌质淡红，舌苔薄白。再拟益气健脾，佐以清热解毒。方用：太子参30g，白术15g，云苓15g，大枣5个，浮小麦30g，茵陈15g，败酱草15g，金银花15g，板蓝根15g，泽泻9g，每日1剂，水煎服。

五诊：诸症悉除，肝功能正常。超声波：稀疏微波。病已痊愈。

按：本例是感受湿热较轻的黄疸型肝炎，湿热毒邪蕴郁中焦，脾胃失司影响胆汁正常疏泄而外溢，故黄疸出现。因热邪较重，故口干、口苦、大便干、小便赤等热象较为突出，初用清热解毒泻热之剂，迅速控制了病情。后来病人大便稀溏，系药味过于寒凉引起，久服则脾胃有伤，要及时舍弃苦寒泻下之药，加入健脾之品以立纠此弊。

案三（阳黄芳化清利退黄案）

王某，男，30岁，1972年7月19日初诊。

主诉：身目黄染1个月。

现病史：患黄疸型肝炎，在本县服中药，注射葡萄糖、维生素C二十多天，黄疸未退，遂来诊。刻下症见：皮肤微黄，巩膜发黄明显，胸脘痞满，时而恶心，食欲不振，厌油，腹胀大，便溏，身困倦，口苦而黏，张口有黏液丝。

舌象：舌质偏红，苔厚腻微黄，脉弦濡。

查体：发育正常，营养良好，肝大，肋缘下二横指，叩、触痛均明显。

辅助检查：黄疸指数28μmol/L，谷丙转氨酶250U/L。

西医诊断：急性黄疸型肝炎。

中医诊断：黄疸－阳黄，证属湿重于热型。

治法：芳香化湿解毒，活瘀清热退黄。

处方：藿香12g，佩兰12g，六一散（冲）12g，白豆蔻9g，生薏苡仁12g，川厚朴9g，黄连9g，金银花15g，茵陈75g，败酱草21g，当归12g，郁金15g，陈皮12g，云茯苓12g，甘草6g，每日1剂，水煎服。

二诊：服上方3剂后，口黏、腹满、恶心均减轻，守方继服。

三诊：服上方3剂后，仍稍恶心、嗳气，腹满痞闷减轻，口中黏丝减少，舌苔同前，上方加白茅根30g、泽泻12g、半夏6g。

四诊：恶心、嗳气、腹满胀消失，舌苔明显好转，仍服上方。

五诊：服上方7剂后，身目发黄消失，痞满恶心腹胀均愈，饮食增加，身感有力，肝区仍不适，肝大，肋缘下一横指半，质软，舌质红，黄疸指数8μmol/L，谷丙转氨酶120U/L。改治则为：疏肝活瘀、凉血解毒。处方：软柴胡15g，当归15g，郁金12g，赤白芍各12g，云茯苓12g，茵陈30g，金银花15g，败酱草15g，太子参30g，陈皮12g，甘草6g，带方回县继续治疗。

9月26日来信称：服上方10余剂，在本县检查肝功能、肝脏大小均正常。

案四（阳黄芳化清利退黄案）

刘某，男，22岁，1972年11月6日初诊。

主诉：身目发黄、尿黄20余天。

现病史：20天前突感疲乏无力，小便黄，继而巩膜及皮肤发黄，食欲缺乏，时而呕吐。经检查，黄疸指数31μmol/L，诊为黄疸型肝炎。曾用葡萄糖、维生素、肝泰乐等药保肝治疗，但黄疸迟迟不退，于1972年11月6日来本科就诊。现仍有头晕，困乏无力，胃脘胀满，大便溏，食欲缺乏，厌油腻，恶心欲吐，右胁微痛，口苦而黏，微发热。

舌脉：舌质淡，苔微黄厚腻，脉濡缓。

查体：发育正常，营养中等，体温37.5℃，皮肤、巩膜轻度黄染。心肺（－），肝大，肋下2.5cm，肝叩击痛明显，质软，脾（－）。

辅助检查：肝功能：谷丙转氨酶402U/L，黄疸指数50μmol/L，脑磷脂胆固醇絮状试验（＋），白细胞9×10⁹/L，超声波：较密微波型，肝上界6肋，下界肋缘下2cm。

西医诊断：急性黄疸型肝炎。

中医诊断：黄疸－阳黄，证属湿重于热型。

治法：芳香化浊，清热利胆。

处方：藿香、佩兰各12g，生薏苡仁15g，泽泻9g，云茯苓12g，茵陈（后下）60g，美人蕉根90g，白豆蔻9g，败酱草30g，金银花、板蓝根各21g，川黄连6g，益元散（冲）12g，每日1剂，水煎服。

二诊：服上方14剂后，身目发黄明显消退，恶心欲吐消失。大便、饮食、腹胀好转，舌苔厚腻已退。仍拟上方继续服用。

三诊：服上药11剂后，黄疸全退，诸症基本消失，饮食增加，肝区仍微痛。宜疏肝理气、益气活瘀，佐以清热。方用：软柴胡12g，杭白芍、川郁金各15g，茵陈（后下）30g，当归12g，美人蕉根45g，太子参30g，广陈皮12g，麦芽21g，茯苓、金银花各15g，大枣5个，生薏苡仁、板蓝根各15g，每日1剂，水煎服。

四诊：上方断续服20余剂，肝区痛、腹胀消失，身感有力，大便正常。谷丙转氨酶 60U/L（正常值 40~80U/L），脑磷脂胆固醇絮状试验（－），黄疸指数 6μmol/L。肝区为较密微波型。

按：《金匮要略》云"黄家所得，从湿得之"，故化湿之法在肝病的治疗中占有重要地位。概括而言，化湿之法有芳香化湿、清热利湿、淡渗利湿、苦温燥湿、通阳化湿等不同方法，案三、案四均为湿重于热之阳黄证，当以芳香化湿之法为主施治，案三佐以活瘀清热，后转以舒肝活瘀、凉血解毒而收功。案四佐以清热利湿，服药 25 剂之后，黄疸全退、症消纳增，以疏肝理气、健脾益气、活瘀清热之法收功。

案五（阳黄芳化清利权变案）

魏某，女，28 岁，1975 年 2 月 15 日初诊。

主诉：全身发黄、腹胀、不能进食 3 月余。

现病史：1974 年 11 月中旬，患者出现食欲缺乏，食后饱胀，右胁疼痛，发冷发热，恶心，呕吐，小便发黄，身目也黄。当地医院诊断为"急性黄疸型肝炎"，曾注射葡萄糖、维生素 C 等，黄疸不退，症状不减，来本科就诊。现有症状：右胁疼痛，疲乏无力，恶心，纳呆，身目皆黄，口苦、口黏、脘腹满胀，大便溏薄，小便发黄。

舌脉：舌质红，苔厚腻微黄，脉弦数。

查体：发育正常，营养中等，皮肤、巩膜轻度黄染，肝大，肋下 3cm，脾未触及。

辅助检查：肝功能：黄疸指数 30μmol/L，谷丙转氨酶 200U/L。

西医诊断：急性黄疸型肝炎。

中医诊断：黄疸－阳黄，证属湿重于热型。

治法：芳香化浊，清热利湿退黄。

处方：藿香、佩兰各 9g，滑石 30g，粉甘草 6g，茵陈（后下）60g，白豆蔻、黄连各 9g，白术、建泽泻、广陈皮各 12g，白茅根 30g，茯苓 20g，每日 1 剂，水煎服。

2 月 27 日二诊：上方服 12 剂后，口苦黏、恶心、腹胀均消失，身目黄、小便黄好转。右胁仍疼痛，舌质较前红，脉弦数，此为湿邪稍去、热邪转重之势，应加重清热药的应用。上方藿香、佩兰改为 4.5g，加粉牡丹皮、赤芍各 9g，金银花 15g、板蓝根 30g，继续服用。

3月12日三诊：上方服12剂，饮食增加，小便不黄，大便正常。肝区仍痛，疲乏无力，肝大，肋下 2cm、较软而薄。此时湿热现象已除，留有肝郁气滞，治宜疏肝活瘀、清热解毒。方用：软柴胡、当归各 15g，川郁金 12g，杭白芍、茵陈各 30g，败酱草 21g，金银花 15g，丹参 21g，板蓝根 30g，广陈皮 15g，生麦芽、太子参各 30g，每日 1 剂，水煎服。

3月30日四诊：上方断续共服18剂，诸症悉除，肝大可触及。黄疸指数 5μmol/L，谷丙转氨酶正常，基本痊愈。

按：本案为急性黄疸型肝炎，湿盛于热，湿热蕴郁不化，湿热症状不消，黄疸不退，转氨酶不降。就诊以来以芳香化浊清利湿热为主，不断权衡湿与热的轻重，随时调整清热与利湿药的用量。方中藿香、佩兰、滑石、白豆蔻芳香化浊，茵陈、黄连、白茅根清热燥湿利胆，牡丹皮、赤芍凉血活瘀。待湿热之象已除、黄疸已退、饮食转佳之后，重点转移到疏肝解郁、益气调中治疗上，以使本例患者治疗善始善终。

案六（阳黄加味茵陈蒿汤案）

郭某，男，15岁，1978年8月22日初诊。

主诉：身困乏力、腹胀纳呆半个月，面目、皮肤发黄3天。

现病史：患儿于15天前感到头晕，疲乏无力，腹部胀痛，恶心，厌油，不能进食，大便干、小便黄。于昨日化验肝功能：黄疸指数 24μmol/L，谷丙转氨酶 360U/L，麝香草酚絮状试验（++），麝香草酚浊度试验 4U，硫酸锌浊度试验 10U，高田试验（+）。

舌脉：舌质红，苔薄黄，脉弦数。

查体：发育正常，营养中等，神志清楚，检查合作，巩膜及全身皮肤黄染甚鲜明。心肺（−），腹部柔软，肝区有明显的叩击痛，肝脾均未触及，腹水（−）。肝功能：黄疸指数 40μmol/L。

西医诊断：急性黄疸性肝炎。

中医诊断：黄疸 – 阳黄，证属热胜于湿型。

治法：清热利胆。

处方：茵陈（后下）90g，栀子 12g，大黄 9g，金银花、败酱草、板蓝根各

30g，川郁金 15g，建泽泻 9g，云茯苓 12g，川黄连 9g，竹茹 21g，粉甘草 6g，每日 1 剂，水煎服。并酌配西药高渗糖、维生素 C 等应用。

8 月 25 日二诊：服上方 3 剂后，皮肤发黄明显消退，小便较前变淡黄，恶心消失，腹胀减轻，饮食增加，身感有力。但大便稀，日 3 次。上方大黄减为 4.5g，竹茹改为 15g。加姜黄 15g，丹参 30g。

9 月 24 日三诊：上方服 30 剂后，一切症状均消失。肝功能：黄疸指数 5μmol/L，谷丙转氨酶 92U/L，麝香草酚浊度试验 4U，麝香草酚絮状试验（−）。因谷丙转氨酶偏高，再拟方疏肝理气、活血化瘀，佐以清热解毒以善其后。方用：茵陈 30g，金银花、败酱草各 15g，白术、建泽泻各 9g，当归、川郁金各 12g，杭白芍 15g，柴胡、制香附各 9g，太子参 21g，茯苓 12g，鸡内金 9g，陈皮 12g，每日 1 剂，水煎服。

10 月 9 日四诊：上方服 15 剂后，黄疸指数 4μmol/L，麝香草酚絮状试验（−），麝香草酚浊度试验 4U，谷丙转氨酶正常，肝功能恢复而愈。

按：本例为较典型的阳黄证，故以茵陈蒿汤加味清热利胆，方中大黄清热利湿、活瘀毒、导邪下行，为退黄要药，但患者服药后大便 1 日 3 次，恐系药量大所致，故减量为 4.5g。肝病大家关幼波曾说道："治黄必治血，血行黄易却。"故在减大黄用量的同时加入姜黄、丹参以行气活瘀退黄，药到症除。唯余谷丙转氨酶未恢复正常，以疏肝理气、活血化瘀佐以清热解毒之药善后，此为紧扣黄疸中医病机立法，非专为"降酶"而投药也。

案七（阳黄重用茵陈治验案）

王某，女，65 岁，1975 年 4 月 26 日初诊。

主诉：身目黄、尿黄 1 个月。

现病史：1 个月前突感疲乏无力，食欲缺乏，脘腹胀痛，时而发热，身目皮肤发黄，大便秘结，小便短赤，在某医院诊断为"急性黄疸型传染性肝炎"。曾用葡萄糖、维生素 C 等治疗，现仍皮肤发痒，发热，食欲缺乏，厌油腻，腹满胀而时痛，极度疲乏无力，口渴，大便秘结，小便短赤。

舌脉：舌质红，苔薄黄，脉弦数。

查体：巩膜、皮肤鲜黄如橘子色。肝上界 6 肋、下界肋下约 2cm，质软。脾未触及。心、肺（−）。

辅助检查：肝功能：黄疸指数 40μmol/L，谷丙转氨酶 255U/L，脑磷脂胆固醇絮状试验（+++），麝香草酚浊度试验 20U，总蛋白 66g/L，白蛋白 53g/L，球蛋白 13g/L。

西医诊断：急性黄疸型肝炎。

中医诊断：黄疸-阳黄，证属热重于湿型。

治法：清热解毒，利胆祛湿。

处方：茵陈（后下）120g，败酱草 45g，板蓝根 30g，栀子、黄连各 9g，郁金、姜黄、金银花各 15g，甘草 9g，丹参 12g，黄柏 9g，滑石 30g，美人蕉根 60g，每日 1 剂，水煎服。

5 月 10 日二诊：服上方 13 剂后，腹胀消失，饮食增加，大便不干，小便较前变淡，精神好，感到有力，面色变红，舌质偏红，舌苔薄黄，脉弦数有力。上方加丹参至 30g。

5 月 24 日三诊：服上方 12 剂，饮食正常，小便清，身目皮肤黄染均消失，脉弦数，舌质红。脉数仍为有热，上方加凉血药和补气药，方用：茵陈（后下）45g，败酱草、板蓝根、金银花、郁金各 15g，黄连 6g，丹参 30g，美人蕉根 45g，陈皮 15g，太子参 30g，甘草 6g，牡丹皮、赤芍各 12g，每日 1 剂，水煎服。

6 月 1 日四诊：服上药 8 剂后，诸症状消失。肝上界在第 6 肋，下界肋缘下可触及，脾未触及。谷丙转氨酶 40U/L，麝香草酚浊度试验 10U，黄疸指数 7μmol/L，总蛋白 72g/L，白蛋白 51g/L，球蛋白 21g/L。超声波：肝区较密微波型。

按：本证是阳黄证，属热盛于湿的急性黄疸型肝炎。湿热相交，蕴于脾胃，熏于肝胆，胆汁外溢而为黄疸。因热盛于湿，热为阳邪，故色黄鲜明。热盛则大便秘，腑气不通则腹部胀满而时痛。湿热过盛耗伤津液，膀胱为湿邪所扰，气化不利，故小便短赤。口渴，身热，脉数，均为热盛之象。首先即以茵陈、黄连、郁金、黄柏、栀子、姜黄、美人蕉根清热利胆；金银花、败酱草、板蓝根清热解毒以控制黄疸。当黄疸基本消退后，因舌质红深、脉弦数有力，属于血分有热，即加用牡丹皮、赤芍等凉血之品，根据衰其大半而止的原则，将清热利胆之品减量，加扶正药品太子参、陈皮，以免祛邪而伤正。

案八（阳黄以尿黄为主症案）

许某，女，34 岁，1975 年 3 月 29 日初诊。

主诉：肝区痛、四肢无力、尿黄 2 个月。

现病史：2 个月前患者感觉疲乏无力，头晕，肝区疼痛，脘腹胀满，厌油，纳差，大便干，小便黄少，查肝功能有明显损伤，在当地医院诊断为"黄疸型肝炎"，曾用肝泰乐、肝精、葡萄糖、维生素 C 等药治疗，效果不佳。现自觉肝区疼痛、脘腹胀满、食欲缺乏、恶心欲吐、疲乏无力、尿黄、头晕等。

舌脉：舌质红，苔薄白，脉弦稍数。

查体：发育良好，营养中等。巩膜黄染，皮肤微黄，心肺（－）。肝大，上界 5 肋，下界肋缘下约 2.5cm，质软。脾未触及。

辅助检查：肝功能：谷丙转氨酶 214U/L，黄疸指数 24μmol/L，麝香草酚絮状试验（+++），麝香草酚浊度试验 10U，超声波：肝密集微波型，脾厚 3cm。

西医诊断：急性黄疸型肝炎。

中医诊断：黄疸－阳黄，证属湿热较轻型。

治法：清热解毒，健脾利湿。

处方：茵陈（后下）45g，败酱草 21g，川郁金 15g，川黄连 6g，金银花、板蓝根各 15g，生白术 12g，茯苓 15g，泽泻 12g，太子参 30g，甘草 6g，陈皮 15g，生麦芽 21g，每日 1 剂，水煎服。

4 月 3 日二诊：服上方 5 剂，腹胀、乏力均好转，食欲增进，恶心欲吐不减。上方加竹茹 15g，继续服用。

4 月 13 日三诊：服上方 10 剂，小便不黄，大便正常，恶心、脘腹胀闷均消失。肝功能：谷丙转氨酶 40U/L，黄疸指数 6μmol/L，麝香草酚絮状试验（+），麝香草酚浊度试验 8U，肝大在肋下 2.5cm，脾未触及。今酶、絮已降，黄疸已消，仍有肝大而软，肝区疼痛，治则改为疏肝活瘀、健脾益气。方用：柴胡 15g，白芍 21g，当归、川郁金各 15g，茵陈 21g，败酱草 15g，陈皮 12g，太子参 30g，鸡内金 9g，白术、茯苓各 12g，甘草 9g，每日 1 剂，水煎服。

5 月 3 日四诊：服上方 10 剂后，诸症悉除，各种检查均在正常范围，基本痊愈。

按：本例属轻型黄疸，巩膜有黄染而皮肤黄染较轻，结合谷丙转氨酶高，肝大，肝区叩击痛，仍属黄疸型肝炎的范畴。《内经》曰："溺黄赤，安卧者，黄疸。"已认识到有小便黄赤，疲乏无力，虽皮肤黄染并不明显者，可以诊为黄疸。湿热郁蒸，中焦失调，胆汁失其常道，故出现黄疸。腑气不通，浊气上逆，故恶心欲吐，脘腹胀满。实际这种类型在临床上并不少见，治用茵陈、黄连、郁金、败酱草清热利胆；金银花、板蓝根清热解毒；茯苓、白术、泽泻健脾利湿；太子参、甘草、陈皮益气扶正。服后很快控制症状，肝功能好转，其后又根据病情，逐步加用疏肝活瘀、益气健脾之品，以收全功。

案九（清热解毒利湿案）

赵某，女，23岁，1978年8月1日初诊。

主诉：疲乏、食欲缺乏1周，伴尿黄赤3天。

现病史：1周前患者突感食欲缺乏，厌油腻，疲乏无力，小便发黄，误认为中暑，未介意。3日前巩膜发黄，小便黄赤，大便干，口干，心烦，纳差。

舌脉：舌质红，苔薄黄，脉弦数。

查体：巩膜明显黄染，皮肤微黄，心肺（－），肝脾未触及，肝区叩击痛明显，尿三胆均（＋）。

西医诊断：急性传染性黄疸型肝炎。

中医诊断：黄疸－阳黄，证属热重于湿型。

治法：清热解毒利湿。

处方：茵陈（后下）60g，败酱草、板蓝根、金银花各30g，黄连、栀子各9g，陈皮12g，大黄9g，每日1剂，水煎服。

二诊：服上方3剂，巩膜黄染明显消退，小便仍黄短少。凡登白试验，直接、间接均（＋＋），黄疸指数30μmol/L，麝香草酚浊度试验8U，谷丙转氨酶440U/L。拟以上处方加泽泻9g，白茅根30g，茯苓15g。

三诊：上方服15剂，巩膜黄染完全消退，皮肤微黄，口干、心中烦热等症消失，饮食增加，小便变清。但服药后腹微痛，大便微溏。舌质淡红，苔薄白，脉弦。化验肝功能：黄疸指数4μmol/L，谷丙转氨酶72U/L，其他均正常，再以上方去大黄，并减清热解毒药量。方用：茵陈（后下）30g，败酱草、板蓝根、金银花各15g，黄连、栀子各6g，陈皮12g，泽泻9g，白茅根30g，茯苓15g，每日1剂，水煎服。

四诊：服上方7剂，黄疸指数4μmol/L，谷丙转氨酶正常，时而腹胀、嗳气，纳差，肝区微痛，舌质淡红，苔薄白，脉弦。根据脉证，湿热毒邪已去，留有肝郁气滞，脾胃不和，再拟疏肝健脾、理气活瘀法而善后。方用：柴胡9g，当归15g，郁金、白芍各12g，茵陈15g，党参20g，陈皮12g，焦三仙各15g，厚朴、白豆蔻、香附、鸡内金各9g，丹参20g，甘草6g，每日1剂，水煎服。

五诊：上方服10剂后，诸症消失而获痊愈。

按：本证为湿热蕴结，迫胆汁外溢，则巩膜、小便发黄。口干、心烦、大便干、舌质红、苔黄、脉数均为热盛于湿之象。治以茵陈、栀子、大黄清热利胆导滞退黄；金银花、板蓝根、败酱草、黄连清热解毒、降酶退黄；茯苓、泽泻、白茅根清热利湿以助退黄，又给以疏肝理气、调理脾胃之品而愈。

案十（黄疸肝郁脾虚治验案）

李某，男，38岁，1974年2月10日初诊。

主诉：右胁疼痛、腹胀、便溏4个月。

现病史：1973年10月感到疲乏无力，食欲缺乏，肝区痛，经某医院检查，肝功能：谷丙转氨酶408U/L，诊断为"无黄疸型肝炎"，多方治疗症状不减，谷丙转氨酶不降，遂来就诊。现仍有右胁疼痛、腹胀满、饮食不振、大便溏、小便发黄、困乏无力、面色暗灰而虚浮等症状。

舌脉：舌质淡红，苔薄白，脉弦缓。

查体：体质一般，营养尚可。肝上界在第6肋，下界在肋缘下1.5cm，剑突下4.5cm，脾未触及。

辅助检查：肝功能：谷丙转氨酶408U/L，超声波：肝波密集微波型。

西医诊断：急性无黄疸型肝炎。

中医诊断：胁痛，证属肝郁脾虚型。

治法：疏肝健脾，活瘀解毒。

处方：软柴胡、当归、川郁金各15g，炒白芍30g，菊花15g，金银花21g，败酱草45g，金线重楼（蚤休）30g，鸡内金9g，茵陈（后下）30g，板蓝根21g，太子参30g，炒山药、广陈皮、龙胆草各15g，大枣3个，每日1剂，水煎服。

3月14日二诊：以上方为基础略有加减服32剂，右胁疼痛明显减轻，大便仍溏，腹胀满有改善，食欲好转，面浮肿消失，舌质偏淡，苔薄白，脉弦细而缓，谷丙转氨酶131U/L，肝大明显回收，剑突下2cm，肋下1cm，治宜疏肝活瘀，健脾利湿。方用：太子参、五味子各15g，共为细面，炼蜜为丸，每丸重9g，每日3次，每次1丸；配合汤剂：软柴胡9g，当归21g，川郁金、茵陈各15g，败酱草30g，生白术、车前子（布包）各15g，炒莱菔子9g，丹参、醋鳖甲各30g，砂仁9g，太子参30g，甘草3g，生山药15g，生薏苡仁30g，陈皮、川楝子、广佛手各15g，每日1剂，水煎服。

4月17日三诊：上方服34剂，右胁疼痛基本消失，身感有力，大便不溏，腹胀消失，胸脘松快，面色红润有光泽。谷丙转氨酶正常，肝大，在剑突下1.5cm，肋下刚触及，脾未触及。病情稳定，临床基本痊愈。

按：本例病例右胁疼痛、腹胀满、饮食不振、大便溏、小便发黄、困乏无力、面色暗灰而虚浮等一派肝郁脾虚之症，说明病位在肝脾，考虑病邪为湿热之邪，湿热毒邪，侵蚀肝脏，肝细胞损伤，谷丙转氨酶升高。肝失疏泄，气机不畅，则右胁疼痛。湿热毒邪阻滞，脉络不通，血流不畅，则肝大。肝木横犯，脾胃气滞，运化受阻，则腹满撑胀、大便稀溏、饮食差。故当以疏肝健脾、清热利湿为治则，以柴胡、当归、郁金、茵陈、龙胆草等疏肝解郁、利湿退黄；以太子参、陈皮、鸡内金、山药等健脾益气；以金银花、败酱草、蚤休、板蓝根、菊花等清热解毒；服药后诸症减轻，但肝脾仍大，增活血化瘀之药以收缩肝脾。本案中金线重楼即蚤休，也叫七叶一枝花、草河车，性苦，微寒，入肝经，清热解毒之力颇强，并入血分，有活血消痈之功，以之治疗湿热所致热邪较盛的急慢性肝炎疗效较好。

案十一（黄疸肝郁脾虚湿热案）

买某，男，35岁，1974年2月18日初诊。

主诉：肝区痛、腹胀3个月。

现病史：于1973年11月突感右胁痛，在某医院检查肝功能提示谷丙转氨酶升高，诊断为"急性无黄疸性肝炎"，中西药治疗3个月，症状不减，谷丙转氨酶不降，故来本科就诊。现仍有右胁疼痛，脘腹满胀，食欲缺乏，大便稀，日3~4次，小便黄少，倦怠乏力，头晕，心烦易怒，失眠多梦。

舌脉：舌质红，苔薄黄，脉弦稍数。

查体：体质较胖，心肺（－）。肝上界在第5肋间，下界在肋缘上，脾未触及。

辅助检查：超声波呈密集微小波。肝功能：谷丙转氨酶260U/L。

西医诊断：急性无黄疸型肝炎。

中医诊断：胁痛，证属肝郁脾虚兼湿热型。

治法：益气健脾，清热解毒，活血化瘀。

处方：炒白术21g，炒薏苡仁30g，生山药15g，茯苓21g，车前子（布包）、佛手各15g，半枝莲、白花蛇舌草各30g，菊花、金银花各15g，茵陈21g，败酱草、太子参各30g，陈皮、郁金各15g，鸡血藤30g，炒莱菔子9g，甘草3g，每日1剂，水煎服。

3月9日二诊：上方服19剂，腹胀减轻，余症同上。按上方加败酱草、太子参各至45g，甘草至15g，以解毒扶正。

4月4日三诊：上方服20剂，腹胀、肝区痛、大便稀均好转。口苦、鼻咽干较著，脉细数，舌质偏红，谷丙转氨酶105U/L，再拟疏肝健脾、养阴清热，佐以益气之法。处方：川楝子、龙胆草各15g，栀子、青皮各9g，陈皮15g，香附、枳壳、炒莱菔子各9g，太子参30g，茯苓、白术各15g，生薏苡仁30g，郁金15g，沙参21g，每日1剂，水煎服。

4月27日四诊：上方服23剂，咽干、口苦好转，余症同前。按上方加白花蛇舌草20g，茵陈15g，板蓝根20g，以清热利湿。

5月14日五诊：上方服17剂，右胁痛、腹胀、乏力消失，大便正常。肝功能：谷丙转氨酶正常。

1978年10月随访，自诉从1974年服中药愈后，肝功能化验3次均正常。

按：本例病机为湿热之邪内袭，致肝郁脾虚、气血阻滞，但本例脾虚湿盛之症明显，如便溏，日3~4次，倦怠乏力等，故治疗上增益气健脾之力，药用太子参、炒白术、炒薏苡仁、生山药、茯苓、车前子等健脾祛湿。三诊后症见口苦、鼻咽干较著，脉细数，舌质偏红，有阴虚之象，此阴虚为湿热之邪伤正所致，故在加入川楝子、沙参养阴的同时，先后用龙胆草、栀子、生薏苡仁、白花蛇舌草、板蓝根、茵陈等药清利湿热。

案十二（清热解毒疏肝案）

张某，男，33岁，1974年2月9日初诊。

主诉：肝区痛、恶心、乏力、大便干2个月。

现病史：于 1973 年 12 月患者出现极度疲乏、腹胀恶心等症状，经某医院检查肝功能提示谷丙转氨酶高，诊断为"急性无黄疸型肝炎"，口服保肝药物 2 个月，效果不佳，谷丙转氨酶不降，故来就诊。现右胁痛，恶心，嗳气，食欲缺乏，乏力，大便干，小便黄。

舌脉：舌质红，苔薄白，弦细稍数。

查体：肝上界在第 6 肋间，肋下刚触及，剑突下 2cm，质软，脾未触及。

辅助检查：肝功能：谷丙转氨酶 361U/L。

西医诊断：急性无黄疸型肝炎。

中医诊断：胁痛，证属肝郁热毒型。

治法：疏肝理气，清热解毒。

处方：菊花 15g，白花蛇舌草、半枝莲各 30g，金银花 15g，龙胆草 12g，柴胡 9g，白芍 30g，当归 15g，川楝子 12g，生麦芽 30g，鸡内金 9g，香附 12g，太子参 20g，每日 1 剂，水煎服。

2 月 15 日二诊：上方服 6 剂，腹胀、右胁痛减轻，仍恶心，纳差，嗳气。上方去半枝莲，加姜竹茹 12g，生代赭石 15g，神曲 12g，陈皮 10g，甘草 3g，以降逆和胃。

2 月 21 日三诊：上方服 6 剂，饮食增加，恶心、嗳气消失，仍有腹胀，大便稀。治宜疏肝活瘀、益气健脾解毒。方用：柴胡 9g，白芍 30g，当归、郁金各 15g，丹参、炒薏苡仁、生山药各 30g，党参 20g，陈皮 15g，白花蛇舌草、半枝莲各 30g，川楝子 15g，延胡索 6g，神曲、车前子（布包）各 12g，莱菔子 30g，每日 1 剂，水煎服。

3 月 1 日四诊：上方服 8 剂，腹胀、大便稀好转，余症同前，治宜疏肝活瘀解毒。方用：柴胡 9g，当归、郁金、茵陈各 15g，金银花、菊花、陈皮、山药、甘草各 15g，败酱草 45g，大枣 7 个，川楝子 15g，延胡索 9g，每日 1 剂，水煎服。

3 月 18 日五诊：腹胀、肝区痛逐渐减轻，谷丙转氨酶降为正常。依 3 月 1 日方去金银花、败酱草、菊花，加丹参、太子参各 30g，白芍、生薏苡仁、佛手各 15g。

3 月 26 日六诊：上方服 8 剂，腹胀消失，肝区仍微痛，乏力，口苦，口干，治宜疏肝理气、止痛清热。处方：柴胡 9g，白芍 30g，龙胆草、陈皮各 15g，川楝子、延胡索、香附各 12g，生薏苡仁 15g，太子参、白花蛇舌草各 30g，郁金、茵陈各 15g，每日 1 剂，水煎服。

5 月 4 日七诊：肝区痛、腹胀消失，饮食正常，肝脾未触及，谷丙转氨酶正常。

1978 年 10 月随访，正常上班，经检查一切正常。

按：肝郁脾虚为急性无黄疸型肝炎的基本病机之一，脾为后天之本、气血生化之源，但其司运化之责有赖于胃的受纳、腐熟水谷功能的配合。本例患者食欲缺乏、呃逆，为胃纳乏力、胃气上递所致，故以鸡内金、神曲、香附、陈皮健胃调中；胃气以降为顺，故以生代赭石、姜竹茹降逆止呕。所谓"胃气强则五脏俱盛、胃气弱则五脏俱衰"，故在肝病的治疗中要密切注意调理并保护胃气。

案十三（腹胀理气当益气案）

马某，女，29 岁，1977 年 2 月 18 日初诊。

主诉：肝区痛、腹胀 2 个月。

现病史：于 1976 年 12 月发现肝区痛，腹胀，某医院检查肝功能提示谷丙转氨酶高，诊断为"急性无黄疸型肝炎"，口服肝泰乐、酵母片、肝宁、肌醇、维生素 B 和维生素 C 及中药等，效果不显，故来就诊。现仍右胁疼痛，腹胀满，午后、饭后更甚，食欲缺乏，倦怠无力，大便溏，每日 2~3 次，小便少。

舌脉：舌质淡，苔薄白，脉弦。

查体：体形较胖，心肺（−），肝脾未触及。

辅助检查：超声波：肝区密集微波型。肝功能：谷丙转氨酶 378U/L。

西医诊断：急性无黄疸型肝炎。

中医诊断：胁痛，证属肝郁脾虚型。

治法：健脾利湿，益气活瘀，佐以解毒。

处方：厚朴 15g，炒薏苡仁 30g，炒白术 20g，茯苓 30g，车前子（布包）15g，生山药 20g，郁金 15g，太子参、鸡血藤各 30g，陈皮 15g，砂仁 9g，半枝莲、白花蛇舌草各 30g，每日 1 剂，水煎服。

2 月 22 日二诊：上方服 4 剂，下午腹胀甚，小便不利，治宜除湿散满、温化膀胱之气。处方：厚朴 15g，炒薏苡仁 30g，砂仁 6g，郁金、白术、泽泻各 15g，桂枝 6g，茯苓 20g，青皮、陈皮各 9g，鸡内金 12g，沉香 3g，茵陈 15g，甘草 3g，每日 1 剂，水煎服。

2 月 27 日三诊：上方服 5 剂，腹满不减。依上方去茵陈，加太子参 15g，香附 12g，乌药 6g。

3 月 15 日四诊：上方服 16 剂，腹胀轻，查肝功能：谷丙转氨酶 166U/L，治宜健脾利湿，佐以解毒。处方：大腹皮 15g，生薏苡仁 20g，生麦芽、莱菔子各 30g，砂仁 9g，车前子（另包）15g，沉香、甘草各 3g，陈皮 15g，川楝子 12g，太子参 20g，白花蛇舌草 30g，茵陈、板蓝根、茯苓、白术各 15g，每日 1 剂，水煎服。

4 月 4 日五诊：上方服 20 剂，腹胀、乏力基本消失，大便正常，肝区仍痛，烦躁易怒，肝脾未触及，治宜疏肝柔肝、益气健脾。处方：柴胡 9g，郁金 15g，川楝子 12g，白芍 15g，白糖参 10g，炒莱菔子 9g，草豆蔻 9g，甘草 3g，车前子（布包）、陈皮、茯苓、山药各 15g，每日 1 剂，水煎服。

4 月 11 日六诊：上方服 7 剂，肝区痛、烦躁易怒均消失，大便时稀，无力，饮食差，治宜益气健脾利湿。处方：党参 20g，茯苓、白术各 15g，山药 20g，生薏苡仁 30g，陈皮、车前子（布包）、大腹皮各 15g，佛手 12g，砂仁 9g，甘草 3g，水煎，冲服沉香 1.5g。

上方服 18 剂后诸症悉除，身感有力，谷丙转氨酶正常。

1978 年 10 月随访，已正常上班，检查一切正常。

按：本例初诊为肝郁脾虚之证，以腹胀为主要表现，以"健脾利湿，益气活瘀，佐以解毒"之法治疗，腹胀加重，结合午后、饭后更甚，食欲缺乏，倦怠无力等，此为"虚胀"，当以温化为原则，遂加桂枝、沉香等品，但腹胀不减，此系正气仍不足，故加太子参以辅助正气，补气行气以除胀。临床处方用药须知凡行气多耗气、活血多耗血、养阴多滋腻、温阳多劫阴，当以平为期，方是王道。

案十四（湿热困脾重症肝炎案）

郑某，男，65 岁，1976 年 9 月 21 日初诊。

主诉：两胁痛、全身发黄、腹水 20 天。

现病史：患者于 1976 年 7 月 4 日突然感到两胁及腰部疼痛，食欲缺乏，经治疗后诸症减轻。1976 年 9 月 3 日开始出现黄疸，纳差，腹胀，继而出现腹水，即来我科治疗，面部皮肤悉黄如橘子色，倦怠无力，两胁疼痛，纳差，腹胀大，小便黄少。

舌脉：舌质暗红，苔黄腻，脉弦数。

查体：发育正常，营养中等，神志清楚，检查合作，全身皮肤、巩膜黄染，色黄如橘子色，叩诊移动性浊音（+），肝脾未触及。

辅助检查：尿检：三胆试验（++）。肝功能：黄疸指数 90 μmol/L，总蛋白 77g/L，白蛋白 38.5g/L，球蛋白 38.5g/L，谷丙转氨酶 527U/L。肝扫描：为肝硬化图形，脾脏有放射积聚。

西医诊断：亚急性肝坏死合并腹水。

中医诊断：黄疸 - 急黄，证属湿热困脾型。

治法：清热解毒利湿，佐以健脾和胃。

处方：美人蕉根 90g，茵陈（后下）120g，败酱草 30g，黄连 9g，郁金 15g，当归 21g，泽泻 15g，大腹皮 21g，白茅根、生薏苡仁、生山药、茯苓、茯苓皮、车前子（布包）各 30g，陈皮 15g，炒麦芽 30g，片姜黄 15g，甘草 9g，金银花 15g，潞党参 30g，白术 15g，每日 1 剂，水煎服。

10 月 7 日二诊：上方共服 16 剂，小便次数增多，腹胀轻，腹水明显消退，但感两胁肋仍疼痛，纳差，舌脉同前。今再拟上方去金银花，改郁金量为 18g，当归为 24g，加生鳖甲 45g。

10 月 16 日三诊：又服上方 9 剂，症状明显减轻，食欲增进，腹胀消失，下肢轻度浮肿，口干不欲饮水，脉弦数，黄疸指数 13 μmol/L，谷丙转氨酶 40U/L（正常值 2~40U/L），总蛋白 81g/L，白蛋白 23.7g/L，球蛋白 57.3g/L，仍以活瘀通脉以提高血浆白蛋白。上方继续服用。

11 月 15 日四诊：服上方 30 剂，腹水完全消退，腹不胀，两胁不痛，食欲明显增进，脉弦缓，舌质暗红，苔白腻。拟下方继续服用：茵陈（后下）30g，败酱草 15g，川黄连 9g，郁金 18g，当归 24g，泽泻 15g，大腹皮 21g，陈皮 15g，炒薏苡仁、茯苓皮、茯苓各 30g，白术 15g，炒麦芽、党参各 30g，炒鳖甲 45g，生山药 30g，甘草 6g，美人蕉根 90g，焦山楂 15g，每日 1 剂，水煎服。

12月20日五诊：服上方45剂后，症状完全消失，黄疸悉退，饮食正常，面色红润，病情稳定。肝功能：黄疸指数3μmol/L，总蛋白70g/L，白蛋白43g/L，球蛋白27g/L，麝香草酚浊度试验6U，谷丙转氨酶正常。肝功能完全恢复，痊愈出院。

按：该患者得病突然，病情变化迅速，病情危笃。为感受湿热之邪所发，蕴结于肝胆，使肝胆疏泄功能失常，胆汁不循常道而溢于肌肤，故见皮肤、巩膜黄染。肝郁气滞，血流不畅则两胁疼痛。肝木横逆脾土，胃失和降，症见腹胀、纳差。湿热蕴脾，运化失司，清浊相混，隧道壅塞，水湿停聚中焦，症见腹水。小便黄少，舌质暗红，脉弦数均为湿热之象。治疗急以清热解毒利湿，佐以健脾和胃，用大量茵陈、美人蕉根、败酱草、金银花、黄连解毒清热；用泽泻、白茅根、生薏苡仁、车前子、茯苓皮、大腹皮健脾利湿，使湿热之邪得以迅速控制，肝胆之郁可解，胆汁疏泄就道，黄疸即退。再佐以益气健脾和胃，使脾的运化功能加强，水湿过盛之象克化，配利水药使其从小便排出，则腹水渐消。

案十五（湿热互结重症肝炎案）

崔某，男，41岁，1973年6月1日初诊。

主诉：全身发黄、腹水、浮肿1月余。

现病史：于1973年3月即感觉腹部胀满，厌油腻，时而发热，大便干，小便黄，肝区胀痛，困乏无力。同年5月间，腹部渐膨大，胀满不能食，下肢浮肿，当地考虑为"胆囊炎，肝硬化合并腹水"，曾用抗生素、维生素、葡萄糖等治疗，病情逐渐恶化。后转郑州，某医院诊断为"亚急性肝坏死合并腹水"。现右胁胀痛，时而上腹痛，口干苦而腻，厌油食，恶心欲吐，腹胀不能食，体温波动于38.5~39℃，疲乏无力，鼻齿渗血，大便秘结，小便短赤。

舌脉：舌质红，苔黄厚而腻，脉弦稍数。

查体：身目发黄，暗而不鲜，面色灰暗，精神萎靡，腹部膨隆，腹水大量，腹围96cm，肝、脾未满意触及，下肢浮肿。

辅助检查：超声波：肝区呈密集微小复波，偶尔见分隔波。腹部有大量液平，肝前有水。肝功能：总蛋白69g/L，白蛋白19g/L，球蛋白50g/L，黄疸指数65μmol/L，谷丙转氨酶360U/L。尿三胆：胆红素（＋），尿胆原（＋＋），尿胆素

（＋）。X线透视：食管未出现静脉曲张。

西医诊断：亚急性肝坏死合并腹水。

中医诊断：黄疸－急黄，证属湿热互结型。

治法：清热利胆，健脾利水。

处方：茯苓、茯苓皮、泽泻、车前子（布包）各30g，冬瓜皮60g，白茅根30g，茵陈（后下）60g，川郁金15g，栀子12g，赤小豆30g，佩兰、益元散（冲）各12g，广陈皮15g，炒二丑、太子参各30g，白术12g，每日1剂，水煎服。

6月11日二诊：服上方10剂后，腹水显消，腹满轻，精神好转，但仍发黄，腹胀满。上方去益元散，加厚朴12g，改茵陈、冬瓜皮为90g。

6月16日三诊：上方服5剂后，腹胀已轻，腹水消其大半，腹围90cm，但并发咳嗽、胸闷气促等症，胸透提示右侧胸腔少量积液，体温38.5℃，白细胞14.6×10^9/L，中性粒细胞0.82，应加泻肺水之药。方用：葶苈子、炒二丑各30g，猪苓、生白术各15g，冬瓜皮120g，车前子（布包）、泽泻各30g，川黄连9g，焦栀子、茵陈各9g，白茅根、太子参各30g，广郁金15g，桑白皮21g，陈皮9g，大腹皮15g，每日1剂，水煎服。

6月23日四诊：服上方7剂，胸闷、咳嗽消失，腹水基本消退，腹围78cm，鼻腔、齿龈出血已停止，体温37℃，小便利，大便畅，身目发黄明显消退，仍有肝区痛，腹微胀，纳食差，拟以健脾益气利水，消积活瘀之法。方用：太子参、茯苓、茯苓皮各30g，砂仁9g，陈皮、佛手各15g，生薏苡仁、生山药各30g，焦三仙各15g，鸡内金9g，生鳖甲30g，川郁金15g，丹参30g，生白术15g，茵陈（后下）30g，每日1剂，水煎服。

7月26日五诊：服上方月余，腹水全消，腹围70cm，身感有力，饮食增加，精神好转，大小便正常，手足心发热，心烦不寐，口干渴欲饮水，舌质深红，脉弦细而数。根据脉、舌象，此为水湿已去，脏腑阴津被耗，应以健脾益气、活血化瘀，佐以养阴之法。方用：广陈皮15g，砂仁9g，生山药30g，生白术12g，茯苓、当归、川郁金、焦三仙各15g，太子参30g，生鳖甲、辽沙参、石斛各30g，怀生地黄、生薏苡仁各15g，茵陈21g，每日1剂，水煎服。

8月1日六诊：服上方6剂后，口干渴、手足心热均好转，但小便减少，腹部稍膨胀，水湿又欲复起。上方加冬瓜皮30g，泽泻15g，改茯苓量为30g。

8月17日七诊：服上方16剂，口干渴、腹胀满、手足心热感均消失，小便利，大便2天一次，睡眠差，舌质仍红，脉弦细数，治宜活瘀益气、养阴清热。方用：太子参30g，白干参6g，辽沙参15g，牡丹皮6g，茵陈、败酱草各15g，生鳖甲30g，龟甲15g，草决明30g，当归、川郁金各15g，夜交藤30g，每日1剂，水煎服。

8月24日八诊：服上方7剂，睡眠好，大便通畅，饮食尚可，但下肢稍有浮肿，仍属脾虚，与血浆白蛋白低有关，治宜健脾益气利湿，佐以活血化瘀。方用：全当归24g，川郁金21g，广陈皮15g，茵陈（后下）30g，败酱草15g，生鳖甲30g，生白术、白干参各9g，茯苓15g，生山药30g，焦三仙、石斛各15g，泽泻9g，甘草3g，每日1剂，水煎服。

9月8日九诊：服上方15剂后，症状基本消失，面色已转红润。肝区较密微波，肝大，肋下约2cm，脾未触及。总蛋白64g/L，白蛋白34g/L，球蛋白30g/L。脑磷脂胆固醇絮状试验（+++），谷丙转氨酶92U/L，黄疸指数3μmol/L。为提高血浆白蛋白，治宜活瘀益气健脾。方用：全当归30g，川郁金24g，炒鳖甲45g，党参30g，茯苓15g，生白术21g，怀山药、生薏苡仁各30g，辽沙参15g，生地黄12g，茵陈、陈皮各15g，泽泻9g，生麦芽21g，鸡内金9g，杭白芍15g，每日1剂，水煎服。

11月10日十诊：断续服上方40余剂，诸症消除，各项检验结果均正常。

按：本证是臌胀实证，湿热互结，水湿内聚，壅塞中焦，则腹部膨隆，胀满不能食。湿热蕴郁，熏蒸肝胆，胆汁不循常道，溢于肌肤则身目发黄。湿热搏击则发热，上蒸则口苦咽干。湿热之邪，阻塞中焦，气机不行，则小便短赤，大便不行。以茵陈、栀子、赤小豆、黄连清热利胆解毒；白术、茯苓皮、泽泻、车前子、冬瓜皮健脾利水；佩兰、益元散芳化利湿；炒二丑利水消肿、消滞除壅。后又发现胸水，加桑白皮、葶苈子泻肺利水消肿；太子参、陈皮益气；当归、丹参、郁金活血化瘀；鳖甲、龟甲、白芍配当归、郁金软坚化瘀、提高蛋白水平。共治疗3个月症状基本消失，腹水消退，肝功能恢复。

案十六（阴黄茵陈术附加味案）

常某，男，40岁，1970年2月26日初诊。

主诉：目黄、小便黄10余天。

现病史：10天前患者疲乏无力，食欲缺乏，右胁胀痛，巩膜明显发黄，小便黄。现右胁微痛，脘腹胀满，食欲缺乏，大便稀溏，小便黄赤，畏寒怕冷，神疲乏力。

舌脉：舌质淡红，苔薄白微腻，脉沉迟。

查体：形体消瘦，巩膜明显发黄，肝上界在第6肋间，下界肋下4.5cm，质软，叩击痛明显，脾厚3cm，肋下未触及。皮肤微黄，心肺正常。

辅助检查：超声波：肝较密微波型。肝功能：谷丙转氨酶180U/L（正常40~80U/L），黄疸指数29μmol/L，脑磷脂胆固醇絮状试验（-）。

西医诊断：黄疸型肝炎。

中医诊断：黄疸-阴黄，证属寒湿阻遏型。

治法：温阳化湿，健脾和胃。

处方：茵陈（后下）45g，川郁金15g，制附子9g，干姜6g，炒白术12g，茯苓15g，泽泻9g，广陈皮、党参各12g，麦芽15g，甘草3g，每日1剂，水煎服。配用维生素C、酵母片、肝泰乐。

3月6日二诊：上方服6剂，黄疸明显消退，小便亦较清，腹胀满、身冷、神疲均好转，身感有力，饮食增加，大便日1~2次，糊状，脉较前有力，苔腻明显消退。根据脉症、舌症，此为阳气稍振，湿邪稍除，上方茵陈减为30g，制附子、干姜各减为4.5g，继续服用。

3月18日三诊：症状继续好转，巩膜已无黄染，小便清，谷丙转氨酶102U/L，黄疸指数6μmol/L，肝大，上界在第6肋间，下界在肋下约4cm，质软，叩击痛轻，此为阳气已复，湿寒之邪已去，治以疏肝活瘀、健脾益气之法。方用：柴胡15g，当归12g，川郁金15g，茵陈、茯苓各21g，炒白术、党参、广陈皮各15g，甘草6g，金银花15g，炒扁豆21g，炒薏苡仁21g，炒山药、砂仁各9g，每日1剂，水煎服。

3月24日四诊：肝区痛消失，大便稀，肠鸣。上方加干姜4.5g，继续服用。

3月30日五诊：上方服6剂，肠鸣消失，大便好转，肝大，下界在肋下约3cm。

按：本例患者平素即大便稀溏，又患肝炎，故证见偏虚、偏寒，表现为阴黄。寒湿结滞，脾胃阳气不宣，肝胆疏泄失常，胆汁外溢，故巩膜皮肤发黄。寒盛湿不化，郁滞脾胃，运化失常，则腹胀满，纳少，大便溏。神疲乏力、畏寒怕冷是脾阳虚、气血不足之故。舌质淡、苔白腻，脉沉迟均为寒湿之象。治以茵陈、郁金、泽泻、茯苓利湿利胆；附子、干姜振奋脾阳；配合党参、白术、甘草、陈皮以补气扶正健脾；以后又加白扁豆、薏苡仁以助健脾功能，服后阳气振奋，湿邪消减，肝功能基本正常。但肝大而软，故用柴胡、当归、郁金等疏肝活瘀之药，使肝脏有所缩小。

案十七（寒湿困脾重症肝炎案）

林某，男，37岁，1978年5月27日初诊。

主诉：全身发黄，恶心，不能饮食3月余。

现病史：患者3个月前发现小便黄赤，腹胀，厌油腻，随即到当地医院诊为"黄疸型肝炎"服中药治疗，症状不减，黄疸加深。于3月5日到县人民医院检查肝功能：黄疸指数100μmol/L，谷丙转氨酶200U/L，脑磷脂胆固醇絮状试验（＋），诊为"急性黄疸型肝炎"，住院1个月，给中药内服及保肝药应用，黄疸减轻出院。10天前，黄疸突然又起，周身发黄，腹胀加重，纳差，并有腹泻便稀等，于1978年5月27日来诊。

舌脉：舌质淡红，苔薄白而腻，脉沉弦而数。

查体：发育正常，营养中等，神志清楚，检查合作，全身皮肤、巩膜黄染，色黄不鲜，胸前有蜘蛛痣，腹部微膨隆，叩之有移动性浊音，两下肢浮肿，肝脾未触及。

辅助检查：肝功能：黄疸指数100μmol/L，总蛋白61g/L，白蛋白40g/L，球蛋白21g/L，麝香草酚絮状试验（－），麝香草酚浊度试验5U，谷丙转氨酶440U/L，澳抗（澳大利亚抗原，即HBsAg）（－）。

西医诊断：亚急性肝坏死合并腹水。

中医诊断：黄疸－急黄，证属寒湿困脾型。

治法：温阳利胆，健脾利水。

处方：茵陈（后下）90g，川黄连9g，川郁金、片姜黄各15g，败酱草21g，金银花、板蓝根各30g，白术15g，茯苓30g，泽泻、车前子（布包）各15g，白茅根30g，广陈皮10g，猪苓12g，西滑石30g，嫩桂枝4.5g，茯苓皮45g，冬瓜皮 60g，每日 1 剂，水煎服。

6 月 7 日二诊：服上方 12 剂后，诸症均减轻，唯大便次数仍多，脉沉弦无力而数，舌质淡红，仍以温阳利胆、健脾利水法治之。方用：茵陈（后下）60g，川黄连 9g，片姜黄、败酱草各 15g，茯苓、白术、车前子（布包）各 30g，建泽泻 15g，茯苓皮 60g，川郁金 12g，干姜 4.5g，大枣 3 个，每日 1 剂，水煎服。

7 月 21 日三诊：上方服 44 剂，并配西药保肝，增加营养等治疗，黄疸基本消退，腹水消失，饮食大量增加，大便好转，日 1~2 次，但仍有下肢浮肿。黄疸指数 20μmol/L，麝香草酚浊度试验 8U，麝香草酚絮状试验（+++），脑磷脂胆固醇絮状试验（+++），谷丙转氨酶正常，再以益气健脾、活瘀利水之法治之。方用：茵陈（后下）、茯苓皮各 45g，川黄连 6g，生白术 21g，片姜黄、当归、川郁金各 15g，生鳖甲 45g，茯苓、冬瓜皮各 30g，生薏苡仁、车前子（布包）各 30g，败酱草、龟甲、泽泻各 15g，潞党参 30g，大腹皮 15g，每日 1 剂，水煎服。

8 月 30 日四诊：上方服 40 剂，全身发黄完全消退，面色发红，饮食增加，大小便正常。肝功能：黄疸指数 8μmol/L，麝香草酚浊度试验 6U，麝香草酚絮状试验（+），谷丙转氨酶正常，基本痊愈。

按：本例属急黄之寒湿困脾的"阴黄"证，黄疸病邪为湿，感染人体之后随患者体质从化为湿热或寒湿，本例化为寒湿之邪，寒湿郁滞肝脾，阳气失宣，影响肝胆疏泄，胆汁外溢，故而出现黄疸。因寒湿郁滞，阳气被遏，故色黄而不鲜明。腹水、饮食不振、腹满撑胀、大便稀、两下肢浮肿均是脾阳不振、湿浊困脾、运化失常的表现。治疗上需要把握仍以健脾利湿为主，酌加温阳的桂枝等通阳气，法遵五苓散辈。黄疸之病位在脾，有一分脾胃之气，方有一分生机，治此"补肾不如补脾通阳"。

第二章　慢性肝炎

一、概　述

慢性肝炎是指因感染肝炎病毒（乙肝、丙肝病毒多见）、长期饮酒、服用肝毒性药物等引起，病程持续 6 个月以上的肝脏疾病。发病日期不明确或虽无肝炎病史，但根据肝组织病理学或根据症状、体征、化验及超声检查综合分析符合慢性肝炎表现者，亦可做出诊断。慢性肝炎常有乏力、食欲减退、恶心、腹胀、肝区不适等症状，可有巩膜或皮肤黄染、肝病面容、肝掌、蜘蛛痣、肝大质硬、脾大等。若不及时治疗，慢性肝炎继续发展，会导致肝脏纤维化，继而引起肝硬化，甚至引发肝癌，危及患者生命。

慢性肝炎在祖国医学中未有记载，但根据主要临床表现，我们将其归入"胁痛""黄疸""虚劳"一类病证。尽管临床见症多样，病情复杂，但可以归结为三大主要症状：撑（即腹胀，气滞的表现），痛（即肝区疼痛，血瘀的表现），没劲（即乏力，脾虚的表现）。临床上肝病病情复杂，有症状的并不一定重，无症状的并不一定轻，如肝区疼痛，不同的患者表现不一致，和病情往往不平行，可能是不同患者对痛阈值不一样，医生临证不可不察，正所谓"显症易见，暗疾难察，尤其肝病，细究勿忘，准确辨证，用药适量，方可奏效"。

二、病机述要

慢性肝炎以病毒性肝炎为主，初期多由湿热毒邪侵袭机体，加之情志抑郁，或暴怒伤肝或劳逸失度，以致肝失条达，疏泄不利，又因湿热留恋不去而成本病。若气滞日久、失治误治或驱邪不利，邪入血分，则渐致气滞血瘀，脏腑功能亏虚，肝脏络脉阻塞。

三、辨证施治

（一）分型施治

治疗慢性肝炎从气血辨证立论，早期以肝郁气滞为主，久病入络，进而出现瘀血内结，故临床上可分为肝郁气滞和气滞血瘀两个基本证型。

1.肝郁气滞型

症状：右胁疼痛或胀闷不适，每遇情志变化或劳累而加重，或伴有脘腹痞满，纳差，口苦，四肢乏力，面色正常或淡黄，苔薄，脉弦。

检查：肝脏触诊正常或肝大而软，脾脏不能触及。实验室检查肝功能轻度异常，蛋白比例多正常。超声提示肝脏轻度弥漫性损伤，包膜光滑，回声致密，肝门静脉内径＜13mm，脾脏不大（长加厚＜160mm）。

治法：疏肝理气，健脾消积。

处方：肝炎气滞基本方（自拟方）。

组成：柴胡 15g　郁金 15g　丹参 30g　茯苓 30g

　　　炒白术 30g　陈皮 12g　砂仁 10g　炒内金 12g

　　　炒麦芽 30g　党参 30g　厚朴 15g　枳壳 15g

　　　当归 15g　佛手 12g

方义：方中以柴胡、郁金、佛手、枳壳、厚朴疏肝理气，当归、丹参活血化瘀，相互配伍使气行血畅；党参、茯苓、白术健脾扶正，陈皮、砂仁、炒内金、炒麦芽和胃消积。本方理气有活瘀之功，健脾有消积之效。

加减：肝区痛甚者重用白芍，加青皮、香附、川楝子、元胡以疏肝行气止痛；若病情较长，疏肝行气效果欠佳者，可加炮山甲通络止痛；若气郁化火，口苦心烦，舌质红，尿黄，可选加茵陈、丹皮、龙胆草、大青叶以清火解毒。

2.气滞血瘀型

症状：两胁疼痛（多先右胁后左胁），少数仅右胁痛，腹胀纳差，四肢倦怠，或有红纹、斑块、蜘蛛痣、肝掌，或有鼻齿衄血，面色淡黄或萎黄不泽，舌质紫暗或有瘀斑，或舌下静脉曲张，脉弦细而涩。

检查：肝脏触诊正常或肝大质中等硬度，脾脏肋下可触及。B超提示肝脏包膜不光滑，回声粗大，肝门静脉内径＞13mm，脾脏增大（长加厚＞160mm）。实验室检查肝功能异常，蛋白比例失调等。

治法：益气活瘀，健脾消积。

处方：肝炎血瘀基本方（自拟方）。

组成：党参 30g　当归 15g　郁金 15g　川芎 15g

　　　炮山甲 6g　延胡索 15g　茯苓 30g　炒白术 30g

　　　陈皮 15g　砂仁 10g　柴胡 12g　厚朴 15g

　　　枳壳 15g　炒内金 15g　焦三仙各 30g

方义：当归、郁金、川芎、炮山甲即活瘀四味，养血、活血、行血、通络兼备，加延胡索增活血化瘀止痛之功；党参益气扶正，使气盛则血易通；柴胡、枳壳、厚朴行气和中，气行则血行；脾胃为气血生化之源，活血辅以健脾，故以茯苓、白术、砂仁、炒内金、焦三仙健脾和胃消积，助气血化生。诸药共奏益气活瘀，健脾消积之功。

加减：若肝脾肿大者加丹参，肿大而坚硬者加土元、牡蛎、醋鳖甲以破血逐瘀软坚；两胁痛不减，选加醋五灵脂（去党参）、元胡、制乳没、凌霄花活瘀止痛；口苦，舌红，牙龈出血，血瘀生热，迫血妄行者选用白茅根、藕节、丹皮、生地、青黛以清热凉血，泻火解毒，其中青黛最佳；若舌质淡，大便溏，气短乏力，鼻齿衄血者多为气虚不能统血，加黄芪、仙鹤草，补气健脾以统血。

（二）兼证施治

在此两型的基础上，我们视脾虚、阳虚、湿热、阴虚之不同进行加减施治。

1. 兼脾虚

肝属木，脾属土，肝为脾之所不胜，今肝失疏泄，必横逆脾土，《金匮要略》云："见肝之病，知肝传脾。"或平素脾胃虚弱，以致脾虚不运，湿浊壅塞，脾胃为水谷之海，五脏六腑之源，脾失斡旋，无权输精微以养机体，也无能载药力达病所以祛邪。因之健脾法在慢性肝炎的治疗中占重要地位，不论何型，有无脾虚表现者，均先健脾；即使脾虚症状不明显，长期大量应用活瘀和清热药，亦应佐苓术以防伤脾，古人有治肝当先实脾之训。脾虚的主要表现为：脘腹胀满，食后胀甚，或饮后水停，大便溏稀，一日数次，或头干后溏，舌体多胖大有齿痕，气滞和血瘀两型均可兼见，常用药物如茯苓、炒白术、陈皮、砂仁等。若出现食少腹胀，四肢倦怠，大便不实，面色淡黄，舌淡，苔白，脉虚弱等属脾气虚弱者，多选加党参、苍术、炒山药、炒扁豆、炒薏苡仁、炒莲子肉、泽泻、大腹皮等健脾益气、化湿止泻。

2. 兼阳虚

若素体阳虚或投寒凉过多，损伤脾阳，出现脘痞腹胀，肠鸣泄泻，畏寒肢冷，舌淡苔白，脉沉细等症状，宜在基础方上加干姜、生姜、大枣以温中祛寒。若出现晨泻、大便次数增多，或完谷不化，畏寒怕冷，腰膝酸软，神疲乏力，舌淡，苔薄白等属脾肾阳虚者，可用补骨脂、煨肉豆蔻温补脾肾，山药、云苓、白术、薏苡仁、党参、砂仁益气健脾和胃。若泄泻日久，大便次数增多，加乌梅炭、煨诃子、炙米壳以涩肠止泻。因肾为先天，脾为后天，只有肾阳旺盛，才能腐熟水谷，脾胃健运，肝脏才能得养而改善。

3. 兼湿热

多因病情迁延，湿热清除不彻，或复感毒邪，湿热留恋，或有烟酒嗜好，平素湿热过盛（气滞和血瘀两型均可兼见）。临床表现：舌苔黄厚而腻或灰厚而腻，舌质多偏红，口苦而黏，张口满嘴黏沫，胸脘痞满，嗳气纳呆，或有恶心欲呕，脉弦滑而数，此乃湿热蕴结中上二焦。

治法：芳香化浊，清热燥湿。

处方：芳化清燥汤（自拟方）。

组成：藿香 10g　　佩兰 12g　　益元散 12g　　白蔻仁 10g

　　　　炒杏仁 10g　生薏仁 30g　厚朴 10g　　　半夏 10g

　　　　橘红 12g　　黄芩 12g　　龙胆草 12g

加减：若苔白厚腻，舌质偏淡，口黏者为湿重于热，重用藿香、佩兰、川厚朴、半夏，并加苍术以芳化燥湿。苔厚黄燥，舌质红，口干苦为热重于湿，加量黄芩、龙胆草，加茵陈、栀子清热利湿。待湿热清退后（舌苔明显消退），再治其气滞或血瘀，或在气滞和血瘀型的基础上加减选用芳香化浊、清热利湿之品亦可。若用芳香化浊、清热利湿法，湿热清退不明显，腹胀满闷，大便溏臭或干结，可选加小量芦荟 1.5g，或用大黄（后下）3g，玄明粉（冲）6g，枳实 12g 以清泄湿热。若舌质红苔裂，根部黄厚腻不退，为肝肾阴伤，兼有湿热残留，用芳化清燥汤加减选用芦根、北沙参、石斛、生地、知母芳香化湿兼以滋阴清热。若舌苔薄黄，舌质红，心烦口苦为郁热，在适用方上加减选用栀子、丹皮、赤芍凉血活血解郁。

4. 兼阴虚（附低热）

过服香燥或利湿之品，或平素阴虚，或湿热久羁，阴精暗耗，以致肝肾阴虚，其临床主要特征：无舌苔或少苔，剥苔，舌质深红或绛红或有裂纹，脉细数，血瘀兼阴虚者多见。在适用方上加减选用生地、北沙参、寸冬以滋阴清热。若兼头晕腰痛，失眠多梦，可选加枸杞子、桑葚、女贞子、旱莲草、蒸首乌以滋养肝肾。

若有低热者，体温多在 37.3~38℃之间，肝病阴虚低热与一般阴虚低热有所不同，因病程较长，均有不同程度的气血两虚和湿热内伏血分，故在适用方上加减选用地骨皮、银柴胡、知母、丹皮、丹参滋阴清热凉血，活瘀透热。青蒿、秦艽、胡黄连、黄柏清热燥湿以去伏邪，或选用犀角 3g 水煎服，或羚羊角 1.5g 冲服，羚羊角为最佳，以清热凉血解毒（现选用其替代品。——编者注）。选用滋阴清热药味的多少与量的大小，必须在保证脾得健运的基础上加减应用，否则不但不能获效，反而败伤脾胃，此乃治肝之大忌。

（三）合病辨治

慢性肝炎合并有胃病、胆囊疾病或伴有肝源性糖尿病、乙肝相关性肾炎者，临床非常常见。在疾病的过程中，这些症状及体征的治疗颇为棘手，我们根据急则治其标，缓则治其本的原则，细分标本缓急，灵活辨治。

1. 合并胃脘痛（胃炎、胃肠溃疡）

慢性肝炎合并胃脘痛，临床颇多见。主要症状：胃脘痞满或痛，嗳气，吐酸烧心或恶心呕吐，泛涎。治疗应在基础方上加减用药，如脘痛连及胸胁，喜热恶冷者加香附 15g、良姜 3g（良附丸）以温中散寒、疏肝行气止痛；或选加炮干姜或川椒以温中散寒。若痛而急者加炒白芍 30g、炙甘草 10g（芍药甘草汤）

柔肝缓急而止痛；痛而烧心加吴茱萸 3g、黄连 6g（左金丸）辛开以解肝郁，苦降以泻火；痛而吐酸者加煅瓦楞子 30g、炙甘草 10g（瓦甘散）或乌贼骨 30g、浙贝母 12g（乌贝散）研末适量冲服，以制酸止痛；有溃疡者加三七粉 3g、白及 10g、浙贝母 12g 以收敛创面；胃脘痞满者加枳实 15g、白术 12g（枳术丸）健脾去湿，下气化滞；心下痞硬，嗳气不除，呕吐泛涎者加刀豆 15g、代赭石 15g、半夏 10g、生姜 3 片、旋覆花（布包）12g 以降逆化痰止呕。

若见胸胁闷胀，咽喉不利，如物梗塞，上下不得，或恶心泛酸者（胃炎合并食道炎、咽炎），多因生闷气而得，乃肝郁克脾，脾虚生湿聚痰，郁结于胸膈咽喉。常用方：柴胡，白芍，半夏，川朴，云苓，生姜，紫苏梗，代赭石，旋覆花。方中柴胡、白芍疏肝柔肝解郁；半夏、茯苓、川朴、生姜、紫苏梗降逆化痰，利气散结；代赭石、旋覆花，加强降逆化痰之力，待症状缓解后改用本型基本方，或在基本方中用柴胡、白芍，加减用代赭石、旋覆花、紫苏梗、半夏亦可。

2. 合并胆囊疾病（胆囊炎、胆囊结石、胆囊息肉）

慢性肝炎合并有胆囊炎者，症见肝区疼痛或向后背放射，证属肝胆湿热者，治宜清肝利胆、通络止痛，选加金钱草、黄芩、金银花、桑寄生、片姜黄、威灵仙、川楝子、延胡索等。合并胆囊结石者，宜选加金钱草、鸡内金、海金沙、郁金、茵陈等清热利胆，化石排石，也可选加硝石矾石散。合并胆囊息肉者，应在疏肝利胆的基础上，选加穿山甲、皂刺、白及、茜草、青皮、生山楂等化瘀透络，酸敛收涩。

3. 合并肝源性糖尿病

肝源性糖尿病或血糖升高者，属肺胃蕴热证者选加桑叶、黄连、生地黄、牡丹皮以清肺胃之热；属气阴两亏证者选加天花粉、知母、葛根、石斛、北沙参、西洋参、枸杞子等滋补肺、胃、肾三脏之阴。

4. 合并乙肝相关性肾炎

合并乙型肝炎病毒相关性肾炎，以蛋白尿为主者，重用黄芪、山药、白术，加水陆二仙丹（金樱子、芡实）、淫羊藿、肉苁蓉、巴戟天以益气扶正、温肾固涩。以尿红细胞为主，证属阴虚或湿热者，选加积雪草、玉米须、白茅根、地榆炭、墨旱莲等以滋补肾阴、清热化浊。

四、临床体悟

在本病治疗过程中，某些突出症状或生化指标的变化，预示着疾病的转归和预后，并影响着病人的心理变化，故改善症状和生化指标在治疗过程中非常重要。

（一）腹胀辨治

腹胀是慢性肝炎的主要自觉症状之一，其病理变化是肝与脾胃功能失调，气血不畅，停瘀积饮所致。丹溪曰："痞满与胀满……盖由阴伏阳蓄，气血不运而成。"万密斋说："阴阳怒伏，荣卫凝滞，三焦不能宣行，脾胃不能传布，胀满之所由生也。"治疗腹胀的根本法即治"气滞"和"血瘀"两型的基本法，因调畅气血，和顺肝脾，或兼清湿热，不治胀而胀自消，同时"气滞"、"血瘀"两型方中，根据病理变化规律配有陈皮、砂仁、厚朴、枳壳、焦三仙、炒内金等消积理气之品。一般来说服适用方后腹胀满会减轻或消失，但致胀的诱因和轻重不同，而腹胀的部位也有不同，因之用药有所侧重，如胸胁闷胀，常随恼怒忧郁等情志改变而时发时止，胁为肝经之分野，气机升降之道路，在适用方上侧重加量选用柴胡、白芍、香附、郁金等疏肝理气之品。上腹胀（胃脘胀），多由肝气犯胃，胃失和降，常见胃脘满胀，不思食，或嗳气不爽，在适用方上加减选用代赭石、旋覆花、半夏、枳实平肝降逆、和胃消胀。少腹胀，多见肝失疏泄，脾气结滞，证见：少腹胀满或膨隆，饭后甚胀。加减选用沉香、砂仁、香附、萝卜种疏肝理气，化滞消积。若病程长，病势较重，肝失升发疏泄之权，脾胃虚弱而失和运，湿浊壅塞中焦，多见全腹胀，午后、饭后胀甚，或饮后水停，在适用方上加量选用炒白术、茯苓、生薏仁、大腹皮、泽泻、车前子、冬瓜皮、焦三仙、鸡内金，减当归、白芍、醋鳖甲量以健脾理湿消积。肠鸣矢气，苔薄白，质淡多寒湿者，加生姜、大枣或干姜温调脾胃而消胀。

（二）虚损辨治

慢性肝炎均有不同程度的虚，因久病体虚，虚应以气虚为主。临床体会：治疗慢性肝炎益气与否是能否达到预期疗效的关键。"肝为刚脏，性喜条达而无补法"，疏泄即是补，但《内经》说肝为"罢极之本"，又说："七八肝气衰，筋不能动。"均说明肝气有不足的表现，既有虚证，就应有补法，气行则血行，气滞则血瘀，今既气虚，血行必然迟滞，不用补气，血瘀何通？《格致余论》说："苟或气怯，不用补法，气何由行，以气为病，痞满壅塞，似难以补，恐增病势，不思正虚者，不能运行，邪至所著而不出，所谓病。"临床常见到肝气虚，以致升发疏泄无权，使肝失条达之用，症见：脘腹胀闷，疲乏无力，不思饮食等。临床常用生晒参、党参、太子参或黄芪补气寓于疏肝理气活瘀之中。至于血虚问题，因血瘀贯穿肝病的始终，瘀血不去，新血不生，时间稍久，都有不同程度的血虚表现，故临床长期用大量当归配川芎以活瘀，因当归配川芎，不但能活血去瘀，更重要的是有补血的作用，此作用是桃仁、红花、三棱、文术所不及的。总之，慢性肝炎病程较长，气血虚损为多，用当归、党参（虚甚加黄芪），益气寓于理气解郁破血逐瘀之中，是治慢性肝炎立于不败之地的正法，若单用疏肝理气或破血逐瘀不顾护正气，只求一时之快，祸害深矣！慎之！慎之！

（三）肝脏生化指标异常辨治

慢性肝炎除了突出症状以外，肝功能损伤，蛋白倒置给患者造成很大的思想压力，往往在肝功能和蛋白倒置纠正以后，患者的突出症状也随着好转或消失。这种情况除药物对机体改善作用外，解除患者的思想压力也是治疗的一个重要方面，所以在辨证论治的基础上，还应针对性地纠正肝功能。临床体会：根据胆红素升高的程度不同，可酌情加减茵陈、赤芍、赤小豆、郁金用量；若大便干结者加大黄利胆通腑，并能缩短退黄的病程；若证属阴黄者，在清热利胆的基础上选加干姜、肉桂、苍术、生姜、大枣以温阳化湿；慢性肝炎的谷丙转氨酶高，多属湿热毒邪不尽，应在适用方上加减，选用清热解毒药物，如金银花、板蓝根、蒲公英、白花蛇舌草、半枝莲、败酱草、龙胆草、蚤休、菊花、黄芩、马鞭草、虎杖等。但在治疗中不能单纯清热解毒，因清热解毒药物多苦寒易伤脾胃。若腹胀便溏，脾虚者必加大健脾淡渗利湿药用量，既保证脾的运化，又起到清热解毒降酶的作用，或虽无脾虚的表现，但需长期大量使用清热解毒法（药）时，亦应佐以茯苓、白术、生姜、大枣以防伤脾。

乙型肝炎表面抗原（HBsAg）转阴的问题，根据临床经验，认为HBsAg仍属一种湿热毒邪，治疗也不能单纯地运用清热解毒法（药），要在整体辨证施治的基础上，调整机体，增强机体抗病能力，尤其在适用方上加大量（40~60g）黄芪，再选加清热解毒之品，如金银花、板蓝根、败酱草、虎杖、黄柏、马鞭草、白花蛇舌草，往往能达到满意的效果。

至于球白比例失调问题，即血清白蛋白与球蛋白的比例失常，亦是慢性肝炎常见的。其病理变化和辨证施治，祖国医学还没有统一的认识，临床纠正也比较困难，即使辨证准确，也需坚持治疗很长时间，短期内看不到明显效果，所以纠正球白比例失调，需要找出它的病理变化规律，正确投药，方能达到预期的疗效。根据临床多年的经验体会，球白比例失调，多由于湿热毒邪不尽，或情志抑郁，气机不畅，血流受阻，久之而致肝肾不足（肝之体弱而用怯），气虚血瘀（肝内脉络瘀阻）。弱怯者，虚也，"弱"，肝之体阴亏损，"怯"，肝之用阳（阳即气）不足，正气不复，久之而瘀加；瘀阻者实也，实者邪气实，邪不去（瘀血不化），正气不复，久之而虚甚。

虚实相互影响，至此，若不采取相应措施，病势逐渐加重，直至腹水，根据"虚则补之""实则泻之"之道理，纠正蛋白倒置之法，应活瘀通络以祛邪，益气补血滋阴以扶正。用鳖甲滋肾阴（肝肾同源，肾水足则肝木得养），配当归以补肝血（肝藏血）以复肝体，用党参补气以强肝用，临床常以当归、鳖甲、党参为主，配郁金、丹参、山甲、川芎加强活瘀；黄芪、白术、茯苓加强益气，诸药合用，攻补兼施，以达球蛋白降低，白蛋白升高之目的。其中鳖甲、当归有双重作用，既能补阴血以复肝体，又能软坚散结，活瘀祛邪。醋鳖甲临床一般都用于肝肿大而坚硬，但不论肝大肝小，凡见白蛋白低，球蛋白高，肝内脉络瘀阻，肝窦内皮细胞增生者，均可应用醋鳖甲。醋鳖甲软坚散结，是软散其瘀阻增生之结节，而无损伤正常组织之弊。

临床体会到，凡是球白比例失常，都要采取益气活瘀，滋肾补肝之法，有脾虚湿盛者，加以健脾利湿；食积者，加以消食积；阴虚甚者，加以滋阴；阳虚者以补阳；湿热者以清热利湿，视其病理变化而用药，但益气活瘀，软坚通络，滋补肝肾之法持之不变，临床上屡用屡效。

五、医案拾萃

案一（软坚活瘀健脾益气案）

肖某，男，44岁，1974年1月7日初诊。

主诉：肝区痛，腹胀满，大便溏3年余。

现病史：3年前患慢性肝炎，常感肝区痛，近年来肝区疼痛加重，并有腹胀、纳呆、嗳气、无力，大便溏，日1~3次。曾服中西药无效，于1974年1月7日就诊。

舌脉：舌质红，苔薄白，微腻，脉弦细而濡。

查体：发育正常，营养中等，神志清楚，面色灰暗，胸壁有散在的蜘蛛痣，心肺（－）。腹壁柔软，平坦。肝上界在第6肋，下界在肋下约1.5cm，质硬，边缘光滑，脾未触及。

辅助检查：超声波：肝密集微小波。脾厚3.5cm，肋下未触及。肝功能：谷丙转氨酶正常，黄疸指数4μmol/L，脑磷脂胆固醇絮状试验（++），总蛋白65g/L，白蛋白36g/L，球蛋白29g/L。

西医诊断：慢性肝炎。

中医诊断：肝着，证属肝郁脾虚型。

治法：疏肝理气，健脾利湿。

处方：柴胡9g，当归12g，川郁金15g，茯苓30g，白术15g，炒山药30g，炒薏苡仁30g，大腹皮12g，党参15g，广陈皮15g，焦三仙各15g，砂仁9g，泽泻9g，炙甘草6g，每日1剂，水煎服。

1月13日二诊：服上方6剂后，腹胀减轻，大便无变化。此因长期腹泻，脾虚下陷，加生黄芪30g以补中益气。

1月25日三诊：服上方12剂后，腹胀消失，大便每日1次，成形，面色稍红，肝大如前，触痛明显，治宜软坚活瘀、健脾益气。方用：当归24g，川郁金18g，炒鳖甲30g，炒穿山甲9g，炒白术24g，茯苓30g，党参21g，生麦芽30g，炒山药30g，生黄芪30g，砂仁9g，泽泻9g，陈皮15g，炒白芍21g，每日1剂，水煎服。

2月1日四诊：服上方6剂后，大便又溏，腹又胀满，可能因当归量大滋润太过引起。上方去白芍，当归减量为 15g，加大腹皮 12g。

3月2日五诊：服上方20剂，腹胀消失，肝区痛大减，大便日1次，成形，舌质偏红，脉弦稍数。胃脘发热，口干，有偏阴虚之象，上方加生地黄 15g，以滋阴补血。

4月10日六诊：服上方30剂，疲乏、腹胀、便溏、胃脘发热、口干均消失，面色变红，饮食转好。肝区微痛，肝上界在第6肋，下界肋下可触及。肝较密微波型，总蛋白74g/L，白蛋白51g/L，球蛋白23g/L，谷丙转氨酶正常。

按：肝气郁滞不畅，则胁肋疼痛。肝气横逆，影响脾胃，运化无力，则胃脘胀满，消化不良，大便溏。气滞血瘀则有蜘蛛痣。脉弦濡，舌苔薄白，均为肝郁脾虚有湿的表现。故治疗初以柴胡、当归、郁金疏肝活瘀，茯苓、白术、山药、薏苡仁、泽泻健脾利湿；党参、甘草、陈皮补气扶正，脾虚现象消失，继以软坚、活瘀和滋阴清热之法，以善其后，终至症状基本消失，肝功能明显改善，肝由略硬变软而愈。

案二（疏肝健脾温肾清热解毒案）

史某，男，43岁，1973年10月初诊。

主诉：间断右胁疼痛10余年。

现病史：于1960年3月开始右胁疼痛，腹胀，查麝香草酚絮状试验（+++），谷丙转氨酶280U/L，住某医院半年好转出院。几年来经常口服保肝药物和疏肝理气、清热解毒中草药，症状时轻时重，谷丙转氨酶迟迟不降，故来就诊。现右胁疼痛，腹满胀，午后胀甚，纳呆，大便溏，日2~3次，小便少，精神困倦，失眠。

舌脉：舌质淡红，苔薄白，脉弦缓。

查体：体质较胖，肝上界在第6肋间，下界在肋下2cm，质薄而软，剑突下触及不满意，脾未触及。

辅助检查：肝功能：谷丙转氨酶433U/L。

西医诊断：慢性肝炎活动期。

中医诊断：肝着，证属肝郁脾虚毒邪未清型。

治法：疏肝健脾，清热解毒。

处方：柴胡15g，郁金15g，当归15g，白术15g，丹参30g，茯苓30g，山药 21g，薏苡仁 30g，神曲 9g，鸡内金 9g，茵陈 15g，败酱草 21g，板蓝根 30g，龙胆草 15g，陈皮 15g，佛手 15g，太子参 45g，砂仁 10g，大枣 7 枚，每日 1 剂，水煎服。

二诊：上方服 17 剂，肝区痛显轻，但两胁胀甚，大便仍溏，日 3~4 次，再换方健脾温阳利湿。即：茯苓 30g，白术 21g，炒薏苡仁 30g，山药 21g，车前子（布包）12g，枳壳 9g，炒莱菔子 6g，神曲 6g，丹参 30g，郁金 15g，上肉桂粉（冲服）1g，太子参 45g，每日 1 剂，水煎服。

三诊：上方断续服 22 剂，大便溏、腹胀未见好转，尤其早起必解大便，治宜益气健脾，佐以温补命门。方用：土炒山药 30g，土炒白术 21g，茯苓 21g，吴茱萸 3g，炒扁豆 30g，炒薏苡仁 30g，车前子（布包）15g，莲子肉 21g，补骨脂 9g，煨肉豆蔻 12g，五味子 9g，生姜 3 片，大枣 10 个，太子参 30g，每日 1 剂，水煎服。

四诊：上方服 11 剂，腹胀轻，大便好转。依上方改太子参为党参，继续服用。

五诊：上方断续服 20 剂，腹胀、乏力消失，饮食正常，大便日一次，成形。肝功能：谷丙转氨酶 339U/L，治宜益气健脾、疏肝解毒。拟方为：黄芪 30g，党参 30g，茯苓 30g，白术 20g，当归 9g，山药 15g，砂仁 9g，鸡内金 9g，大枣 7 个，陈皮 15g，柴胡 9g，败酱草 30g，郁金 15g，茵陈 15g，金银花 15g，菊花 15g，生姜 3 片，每日 1 剂，水煎服。

六诊：上方服 30 余剂，胁疼、腹胀、乏力消失，大便正常，肝脏回收，肋下刚触及。肝功能：谷丙转氨酶正常。

按：本案久服疏肝理气、清热解毒药，脾胃渐伤，命门火受抑，正气虚弱，致毒邪留滞不清，治宜益气健脾、温补命门，佐以清热解毒法。服药 80 余剂，症状消失，肝功能正常。1978 年 10 月随访，除遇劳累过度或生气后右胁微痛外，余无不适，肝脾不大，肝功能均正常。

案三（大剂量柴胡软肝案）

杨某，女，36 岁，1973 年 5 月 21 日初诊。

主诉：肝区痛、腹胀 8 月余。

现病史：8 个月前（孕期）右胁疼痛，疲乏无力，恶心欲吐，腹胀满，经某医院检查诊断为肝炎，因有孕未敢多服药，只加强营养，服保肝药、维生素类等，产后右胁疼痛，腹胀，乏力不减。现右胁疼痛，前后走窜，脘腹胀满，饮食差，烦躁易怒，头晕、耳鸣，困乏无力，心慌气短，出虚汗。

舌脉：舌质红体胖，苔薄白，脉虚弦无力，稍数。

查体：发育正常，营养中等，神志清楚，检查合作，面色发白。皮肤及巩膜无黄染，心肺正常。肝上界在第 6 肋，下界在肋下 4cm，剑突下约 4cm，脾未触及。

辅助检查：超声波：肝较密微波型。肝功能：黄疸指数 5μmol/L，谷丙转氨酶 250U/L（正常值 40~80U/L），脑磷脂胆固醇絮状试验（－）。

西医诊断：迁延性肝炎。

中医诊断：肝着，证属肝郁气滞型。

治法：疏肝柔肝，益气养血，佐以解毒。

处方：柴胡 30g，当归 15g，杭白芍 15g，川郁金 15g，茵陈 15g，太子参 30g，广陈皮 12g，广佛手 15g，远志肉 9g，败酱草 21g，金银花 21g，浮小麦 30g，粉甘草 6g，每日 1 剂，水煎服。

5 月 24 日二诊：服上方 3 剂，自诉情志畅快，右胁窜痛消失，饮食增加，身感有力，仍出虚汗，面色较前红润，心慌好转，脉舌无大变化。去远志肉，加黄芪 18g，柴胡减为 15g。

6 月 9 日三诊：服上方 14 剂后出虚汗轻，气短已除，心慌消失，仍有耳鸣、头晕，肝大在肋下 3cm。仍按上法拟方为：柴胡 9g，当归 12g，杭白芍 12g，川郁金 9g，太子参 30g，生黄芪 15g，广陈皮 9g，茵陈 15g，板蓝根 15g，金银花 15g，杭菊花 9g，每日 1 剂，水煎服。

6 月 18 日四诊：服上方 8 剂后头晕、耳鸣消失，脉弦，较前有力，肝大在肋下又增至 4cm。仍遵上方，将柴胡加为 30g，以回收肝脏。

6 月 23 日五诊：服 5 剂，肝大肋下 3cm，谷丙转氨酶 96U/L，脑磷脂胆固醇絮状试验（－），黄疸指数 5μmol/L。上方将柴胡减为 12g，继续服用。

按：本证属肝郁气滞所致的肝大，肝郁气滞，则右胁疼痛，烦躁易怒，以大量柴胡疏肝理气，收缩肝脏。肝气横逆脾胃，则腹胀纳差。脾胃气滞，运化失常，化源不足，筋肌缺乏充养则疲乏无力。产后气血虚弱，则心慌、气短、出虚汗，脉弦数无力，舌体肥。故以当归、白芍、郁金养血活瘀；太子参、甘草、陈皮补气扶正；金银花、板蓝根、茵陈、败酱草清热解毒降酶。从本例的疗效来看，肝脏肿大的恢复较满意，柴胡似有收缩肝脏之作用，且量必在 15g 以上。此一认识是否妥当，须进一步临床验证。

案四（疏肝健脾活瘀配巴蜡丸案）

宰某，男，43 岁，1975 年 5 月 25 日初诊。

主诉：肝脾大，腹胀 3 年余。

现病史：1971 年 6 月发现肝脾大，腹部午后作胀，当地诊断为"迁延性慢性肝炎"，某医院诊断为"早期肝硬化"，曾用肝精片、维生素 B_{12}、肝泰乐和中药汤剂等无效，时轻时重，迁延不愈。现两胁疼痛，小腹胀满，食欲缺乏，大便稀溏，小便黄少，两腿酸困无力，睡眠不佳。

舌脉：舌质暗红，苔薄黄，脉弦缓。

查体：面色灰暗，心肺正常。肝上界在第 6 肋，下界在肋下 4.5cm，脾肋下 6cm。

辅助检查：超声波：肝密集微小波。肝功能：总蛋白 62g/L，白蛋白 45g/L，球蛋白 17g/L，麝香草酚絮状试验（++），麝香草酚浊度试验 10U，谷丙转氨酶正常。

西医诊断：慢性肝炎。

中医诊断：肝着，证属气滞血瘀型。

治法：疏肝健脾，益气活瘀。

处方：当归 12g，川郁金 15g，茯苓 15g，软柴胡 15g，白术 12g，沉香 6g，砂仁 9g，焦三仙各 15g，生薏苡仁 21g，莱菔子 30g，党参 15g，广陈皮 15g，每日 1 剂，水煎服。

6 月 15 日二诊：服本方 20 剂，症状有好转，但腹胀、两胁痛仍未消失。配服巴蜡丸 10 粒，每日 2 次，早晚空心吞服，温开水冲；有时 30 粒，日 2 次，连续服数个月。

1976 年 2 月 27 日三诊：两胁疼痛减轻，腹胀去其大半，身感有力，面色变红，食欲增进，大便好转。肝大肋下 3cm，脾大肋下 1.5cm。超声波：肝密集微波型，脾厚 4.5cm，肋下 0.5cm。总蛋白 68g/L，白蛋白 56g/L，球蛋白 12g/L，麝香草酚絮状试验（++），麝香草酚浊度试验 10U，黄疸指数 10μmol/L。

经过 8~9 个月汤剂和巴蜡丸的治疗，症状虽有好转，但劳累、饮食不慎、生气后仍有腹胀和胁痛，肝脾仍肿大，黄疸指数和麝香草酚絮状试验还偏高。停服巴蜡丸，拟方为：茯苓 30g，炒白术 15g，砂仁 12g，大腹皮 12g，生山药 30g，生薏苡仁 30g，党参 30g，鸡内金 12g，当归 15g，川郁金 15g，焦三仙各 30g，炮山甲 9g，炒鳖甲 30g，陈皮 15g，茵陈 30g，上方共服百余剂，症状消失。肝上界在第 6 肋，下界平肋缘，剑突下 1cm，脾厚 3.5cm，肋下 0。肝波稀疏至较密微波型。黄疸指数 3μmol/L，总蛋白 76g/L，白蛋白 51g/L，球蛋白 25g/L，麝香草酚絮状试验（-），麝香草酚浊度试验 4U，谷丙转氨酶正常。

按：气血瘀滞，结于胁下，则肝脾肿大，两胁疼痛。肝脾脉络瘀阻，脾气结滞，腑气不通，则腹胀满。脾气虚弱不能分消水湿则小便少，大便溏稀。肢体酸困，神疲无力，乃精微不足濡养机体之故，面色灰暗亦是血瘀表现。本证共治疗 16 个月，取得了满意效果。其中曾服巴蜡丸一段时间，对症状改善起一定作用，但对改善肝功能和缩小肝脾效果不明显。停服巴蜡丸，单服汤剂，以茯苓、炒白术、生山药、生薏苡仁淡渗利湿健脾；党参、陈皮益气扶正；砂仁、大腹皮散寒利湿；当归、川郁金、炮山甲、炒鳖甲、鸡内金活瘀软坚消积，收缩肝脾。因患者症状减轻，自觉有力舒适，一直服了百余剂才来复诊，一切症状消失，各种检查均正常。

案五（利胆活瘀健脾除湿案）

韩某，男，44 岁，1978 年 11 月 3 日初诊。

主诉：间断右胁痛伴腹胀 2 年，加重 3 个月。

现病史：患者上腹疼痛已 2 年，一直按胃病治疗。1978 年 8 月 10 日发现下肢浮肿，腹胀，食欲缺乏，时而恶心，皮肤面目发黄，小便发红，到某医院检查，尿三胆均呈阳性，黄疸指数 20μmol/L，谷丙转氨酶 84U/L，麝香草酚浊度试验 14U，总蛋白 62g/L，白蛋白 29g/L，球蛋白 33g/L，即住院服肝泰乐、B族维生素、维生素 C 及中药治疗 3 个月。现仍肝区疼痛，腹胀满，纳差，四肢倦怠乏力，手足浮肿，大便稀溏，日 2~3 次，口苦，口黏。

舌脉：舌质红，苔厚腻微黄，脉弦数。

查体：发育正常，营养尚好，体质较胖，心肺（-），神志清楚，面色晦暗无华，腹壁厚，肝掌，颈部可见蜘蛛痣。叩诊：肝上界在第5肋，下界在肋缘下可触及，脾未触及。

辅助检查：超声波：较密微波型。肝功能：黄疸指数10μmol/L，谷丙转氨酶正常，麝香草酚浊度试验20U，总蛋白73.5g/L，白蛋白36.8g/L，球蛋白35.7g/L。血象：红细胞3.56×10^{12}/L，白细胞5.3×10^9/L，中性粒细胞0.74，淋巴细胞0.26，血小板740×10^9/L。

西医诊断：慢性肝炎活动期。

中医诊断：肝着，证属血瘀兼湿热型。

治法：益气健脾、清热除湿、活血化瘀。

处方：茵陈（后下）60g，郁金25g，当归25g，泽泻20g，生白术30g，茯苓30g，生薏苡仁32g，生山药32g，车前子（布包）15g，醋鳖甲45g，陈皮18g，黄连9g，姜黄15g，党参30g，焦三仙各15g，龟甲20g，每日1剂，水煎服。

11月18日二诊：上方服12剂后，胁痛腹胀减轻，饮食增加。仍按上方加大腹皮9g，继续服。

12月19日三诊：上方服25剂后，肝区微痛，下肢仍浮肿，脉证同前。肝功能：黄疸指数4μmol/L，麝香草酚浊度试验12U，谷丙转氨酶正常。总蛋白77g/L，白蛋白42g/L，球蛋白35g/L，治宜健脾利湿、益气活瘀，以抑制球蛋白，提高白蛋白。拟方：茵陈15g，郁金25g，当归25g，白术30g，茯苓32g，生薏苡仁32g，山药32g，泽泻20g，车前子（布包）15g，醋鳖甲45g，陈皮18g，党参30g，焦三仙各30g，龟甲20g，大腹皮15g，茯苓皮30g，厚朴9g，冬瓜皮30g，白豆蔻12g，每日1剂，水煎服。

1979年1月4日四诊：上方服18剂，症状逐渐好转，面色微红，身感有力，浮肿减轻，舌苔减退。再拟上方加黄芪15g，继续服。

1月25日五诊：上方服17剂后，其他症状均好转，肝区仍微痛，仍遵上方加川楝子15g、柴胡9g疏肝解郁。

2月18日六诊：上方断续服18剂，肝区微痛、浮肿均消失，面色红润，大便、饮食正常，小便清长，苔白微腻，舌质偏红。麝香草酚浊度试验9U，总蛋白78g/L，白蛋白57g/L，球蛋白21g/L。共服中药90剂，症状基本消失，肝功能正常。

按：本案病机为肝郁不舒，气滞不畅，故右胁疼痛。脾虚不运，不能转输精微，则腹满撑胀、食欲缺乏、大便溏、倦怠乏力。慢性肝炎的三大症"撑、痛、没劲"均具备，舌质红，苔厚腻微黄，口苦而黏，均为湿热蕴结不化的表现。故治疗上以党参、生白术、茯苓、生薏苡仁、生山药、泽泻、陈皮、茵陈、黄连、车前子等益气健脾、清热祛湿，并加焦三仙和胃，以姜黄、郁金理气除胀。病程较久，气血瘀滞，湿浊残留，出现面色晦暗无华、蜘蛛痣、肝掌，以当归、郁金化瘀活血，鳖甲、龟甲软坚散结，后期加入黄芪以增益气扶正之功。

案六（阴黄气血衰败湿浊残留案）

王某，男，40岁，1972年7月25日初诊。

主诉：肝区痛、腹胀、纳差1年余。

现病史：1971年4月开始发热，恶心呕吐，食欲缺乏，乏力，面目、皮肤发黄，小便短赤，当时误认为胃病，曾服牛黄解毒丸。症状逐渐加重，到某医院检查，谷丙转氨酶612U/L，黄疸指数30μmol/L，诊断为"急性黄疸型肝炎"。治疗3个月症状好转，谷丙转氨酶400U/L，黄疸指数10μmol/L，脑磷脂胆固醇絮状试验（+++）。因工作繁忙，未系统治疗，半年后，病情又加重，于1972年7月25日来本院就诊。现有肝区疼痛，腹部膨隆，全身乏力，头晕，行走欲倒，食欲极差，发热，体温38℃，大便先干后溏，小便黄赤短少，四肢瘀胀。

舌脉：舌质红，苔黄而腻，脉弦数。

查体：面色暗灰，身目微黄，胸、背、手有散在蜘蛛痣10余个。肝上界在第6肋，下界在肋缘下2cm，质稍硬，脾未触及，腹部无移动性浊音。

辅助检查：肝功能：谷丙转氨酶420U/L，谷草转氨酶315U/L，脑磷脂胆固醇絮状试验（+++），麝香草酚浊度试验12U，黄疸指数25μmol/L，总蛋白71g/L，白蛋白40g/L，球蛋白31g/L。超声波：密集微波型。

西医诊断：慢性肝炎活动期。

中医诊断：黄疸-阴黄证，证属气血衰败，湿浊残留型。

治法：益气活瘀，清热解毒。

处方：茵陈（后下）60g，败酱草30g，当归21g，川郁金15g，川黄连9g，龙胆草15g，栀子12g，菊花12g，板蓝根30g，生鳖甲30g，太子参30g，广陈皮 15g，鸡内金 12g，生麦芽 30g，泽泻 12g，每日 1 剂，水煎服。

7 月 31 日二诊：服上方 6 剂后，腹胀稍减，饮食增加，睡眠好，仍恶心，脉弦数，苔黄厚腻。此为湿热不去，去栀子、菊花，加芳香化浊之品厚朴 9g、藿香 15g、西滑石 30g。

8 月 21 日三诊：服上方 20 剂后，小便转清，面色转红，全身有力，苔黄已退，湿象大减。上方去藿香、厚朴，继续服用。

8 月 31 日四诊：服上方 10 剂，症状消失，蜘蛛痣变小或消失。总蛋白 67.5g/L，白蛋白 43.3g/L，球蛋白 24.2g/L，脑磷脂胆固醇絮状试验（++），麝香草酚浊度试验 6U，黄疸指数 5μmol/L，谷丙转氨酶 120U/L，舌苔已退，质偏红，脉弦数，有阴虚之象，宜加滋阴之药。调方为：当归 18g，川郁金 15g，生鳖甲 30g，茵陈（后下）30g，太子参 45g，辽沙参 15g，生地黄 15g，白茅根 30g，龟甲 15g，广陈皮 15g，泽泻 12g，茯苓 15g，生白术 12g，大青叶 30g，败酱草 21g，甘草 6g，杭白芍 15g，每日 1 剂，水煎服。

9 月 30 日五诊：服上方 1 个月，诸症全消，肝功能正常。

按：本证由于治疗不及时，黄疸迁延不退，症状屡见而处于慢性肝炎的活动期，中医称之为"阴黄"。本例属气血衰败，湿浊残留不去的阴黄，非寒湿困脾之阴黄，故未用温热助阳之品，而用当归、郁金、鳖甲活瘀通脉。脾胃受损，中焦转输失调，故见小便少、大便不畅、腹胀膨隆、恶心、纳少，苔黄腻、脉弦数、发热是湿热毒邪为患，故以太子参、陈皮益气；茵陈、黄连、败酱草、栀子、泽泻清热利胆去湿；板蓝根、菊花、龙胆草清热解毒；藿香、厚朴、滑石芳香化浊。服药月余，病情大有好转，但后期舌质偏红，为阴虚之象，故宜在方中加入滋阴养肝之药，治疗 1 个月而获全效。

案七（活瘀纠正蛋白倒置案）

孙某，男，26 岁，1977 年 2 月 14 日初诊。

主诉：两胁疼痛，纳差乏力 1 月余。

现病史：近 3 年来患者间断右胁疼痛，疲乏，未介意，于 1976 年 11 月出现巩膜发黄，小便黄，腹胀，纳差，某医院诊断为"急性黄疸型肝炎"，住院 42 天，自觉症状消失，肝功能恢复正常出院。1977 年 1 月因劳累两胁部又疼痛，于 2 月 14 日来诊，现两胁疼痛，右甚于左，纳差，恶心，厌油腻，乏力，小便黄。

舌脉：舌质红，苔微黄腻，脉弦滑。

查体：体质尚好，营养一般，面部浮肿。

辅助检查：超声波：肝上界在第6肋间，横径7.5cm，肋下0.5~1cm，剑突下3cm，脾厚5.5cm，肋下0~4cm。肝波为密集微小波。肝功能：谷丙转氨酶正常，总蛋白67g/L，白蛋白35g/L，球蛋白32g/L。

西医诊断：慢性肝炎。

中医诊断：肝着，证属气滞血瘀兼湿热型。

治法：益气活瘀，通脉软坚，清利湿热。

处方：当归24g，郁金15g，川芎9g，延胡索12g，茵陈15g，败酱草21g，炒鳖甲30g，炮山甲9g，太子参30g，麦芽30g，白术15g，白芍15g，丹参30g，藿香9g，陈皮12g，甘草6g，每日1剂，水煎服。

3月17日二诊：服上方31剂，两胁痛减轻，食欲增进，身感有力，余症同前。肝上界在第6肋，横径6.5cm，肋下平肋缘，剑突下2cm，脾厚3.5cm，肋下0，肝区密集微小波。依上方加姜黄10g，继续服用。

4月4日三诊：服上方17剂，面部浮肿消退，小便清，舌苔黄腻减退，上方加大活血化瘀药的用量，纠正血浆蛋白。方用：当归30g，郁金15g，川芎9g，茵陈15g，败酱草21g，炒鳖甲45g，太子参30g，麦芽30g，白术15g，白芍15g，甘草6g，陈皮12g，藿香9g，丹参15g，炮山甲15g，姜黄15g，每日1剂，水煎服。

4月20日四诊：服上方16剂，两胁痛消失，食欲增进，身感有力，谷丙转氨酶正常，总蛋白61g/L，白蛋白38g/L，球蛋白23g/L。肝上界平第6肋，横径7cm，下界平肋缘，剑突下1cm，脾厚3.5cm，肋下0，肝波为较密集微波型。为巩固疗效，继续服上药。

按：慢性肝病，包括肝硬化、蛋白降低、球白比例倒置是临床常见的问题，西医治疗多为对症输注白蛋白，而中医治疗之法多为辨证与辨病相结合，本例患者辨证属气滞血瘀兼湿热的慢性肝炎，在给予益气活瘀、通脉软坚、清利湿热的方药治疗后，症状减轻，白蛋白稍有增加，效不更方，故仍以活血化瘀之法治之以纠正蛋白，当然病人根据消化功能状况加强营养也是必须的。

案八（湿热兼瘀血案）

宋某，男，57 岁，1978 年 5 月 8 日初诊。

主诉：腹胀、食欲缺乏、恶心厌油 8 月余。

现病史：1977 年 8 月患者出现腹胀，纳差，恶心，厌油，腹泻，在某医院按消化不良治疗，效果不佳。于 1978 年 2 月发现巩膜发黄，该院诊断为"急性黄疸型肝炎"，肝扫描，脾有放射状积聚，肝左叶稍大。黄疸指数 20 μmol/L，谷丙转氨酶 130U/L，麝香草酚浊度试验 18U，硫酸锌浊度试验 20U。总蛋白 59g/L，白蛋白 26g/L，球蛋白 33g/L。经中西药治疗无效，故来本科就诊，现肝区疼痛，脘腹胀满，食欲缺乏，大便稀溏，小便黄少，恶心胸闷，口苦。

舌脉：舌质红，苔黄腻，脉弦数。

查体：体质中等，营养尚好，面色暗红，巩膜皮肤黄染，面部有小血管扩张，肝掌明显，两下肢有轻度浮肿。腹部稍有隆起，无腹水征。肝、脾未触及。

辅助检查：肝功能：黄疸指数 22 μmol/L，谷丙转氨酶 106U/L，麝香草酚浊度试验 12U，碱性磷酸酶 8U/L，总蛋白 93g/L，白蛋白 29g/L，球蛋白 64g/L，红细胞 3.6×10^{12}/L，白细胞 6.8×10^{9}/L，中性粒细胞 0.56，淋巴细胞 0.44，血小板 114×10^{9}/L，甲胎蛋白 100 μg/L（正常值 < 50 μg/L）。尿检：胆红素（－），尿胆素（－），尿胆原（＋）。

西医诊断：慢性肝炎活动期。

中医诊断：肝着，证属湿热兼瘀血型。

治法：清热解毒利胆，益气活瘀通脉。

处方：茵陈（后下）60g，败酱草 30g，板蓝根 30g，金银花 30g，当归 24g，郁金 18g，醋鳖甲 45g，炮山甲 12g，黄连 9g，党参 30g，姜黄 15g，大黄 6g，栀子 9g，陈皮 15g，白术 15g，泽泻 12g，每日 1 剂，水煎服。

5 月 18 日二诊：服上方 6 剂后，出现轻度腹泻，余症好转，再拟上方去党参，减茵陈量为 45g，大黄为 3g，当归、郁金各为 12g。

5 月 26 日三诊：上方服 5 剂，自觉腹围增大，余症同前。再拟上方去大黄，加茯苓 30g、茯苓皮 21g、生薏苡仁 30g，继续服用，以健脾利湿。

6 月 2 日四诊：上方服 5 剂，小便量多，腹内松快，仍恶心，下午低热。

调方为：茵陈（后下）60g，当归 12g，郁金 12g，栀子 9g，醋鳖甲 45g，炮山甲 9g，姜黄 15g，黄连 9g，金银花 30g，败酱草 30g，板蓝根 30g，竹茹 15g，陈皮 15g，白术 15g，泽泻 15g，牡丹皮 9g，茯苓皮 30g，茯苓 30g，生薏苡仁 30g，每日 1 剂，水煎服。

6月28日五诊：上方服 20 剂（其中两服加犀角 3g），腹胀、面目发黄消退，下肢浮肿、恶心、低热消失，饮食增加，大便日 1~2 次。总蛋白 77g/L，白蛋白 35g/L，球蛋白 42g/L，黄疸指数 9μmol/L，麝香草酚浊度试验 14U，谷丙转氨酶正常。上方加党参 15g，去牡丹皮，继续服用。

7月23日六诊：上方服 18 剂，面部小血管扩张现象明显减少，黄疸指数 6μmol/L，麝香草酚浊度试验 12U，谷丙转氨酶正常，总蛋白 75g/L，白蛋白 35g/L，球蛋白 40g/L。拟方为：茵陈（后下）30g，当归 15g，郁金 15g，栀子 6g，鳖甲 45g，穿山甲 6g，黄连 6g，党参 21g，陈皮 15g，白术 15g，泽泻 15g，茯苓皮 21g，茯苓 30g，薏苡仁 30g，每日 1 剂，水煎服。

8月18日七诊：上方服 20 剂，大小便、饮食正常。黄疸指数 6μmol/L，谷丙转氨酶正常，麝香草酚浊度试验 18U，总蛋白 67g/L，白蛋白 36.8g/L，球蛋白 30.2g/L。上方减黄连为 4.5g，加山药、龟甲各 30g，继续服用。

9月22日八诊：上方间断服 21 剂，有肠鸣音，有脾胃败伤之象，酌加温中之品：醋鳖甲 30g，茵陈 15g，当归 12g，郁金 12g，白术 15g，茯苓 30g，山药 30g，薏苡仁 30g，砂仁 12g，党参 30g，龟甲 30g，陈皮 15g，干姜 3g，每日 1 剂，水煎服。

10月15日九诊：上方服 20 剂后，肠鸣音好转，上方中减当归量为 10g，郁金为 10g，加莲子肉 15g，加大枣 10 个。

10月30日十诊：上方服 40 剂，黄疸指数 5μmol/L，麝香草酚浊度试验 5U，谷丙转氨酶正常，总蛋白 79g/L，白蛋白 50g/L，球蛋白 29g/L。

本案服药 155 剂，诸症消失，肝功能恢复正常。

按：慢性肝病有气滞和血瘀之分，然在临床实际中，这两型难以截然分开，多是气滞、血瘀并见，本例即是。湿热毒邪侵袭肝脏，肝失疏泄，气机不畅，则右胁疼痛。湿热蕴郁中焦，胆汁失其常道，溢于肌肤，则巩膜皮肤发黄，小便黄赤。湿热郁结，脾运受阻，则腹满撑胀、大便稀溏、下肢浮肿。面色紫暗，红纹斑块，为血瘀之表现。脉弦稍数，舌苔黄微腻，质红，均为湿热之象，故治疗上以健脾疏肝、理气活瘀、清热利湿为法。治疗过程中先后出现了腹泻、肠鸣等症，系药过寒凉、脾胃受伤之征，分别采取了减少通腑利湿之药、增加扶正温中之品而救弊，也从另一侧面说明了在慢性肝炎的治疗中顾护脾胃的重要性。

案九（守方百剂获效案）

陈某，男，52岁，1976年5月22日初诊。

主诉：肝区痛、脘腹胀满2年。

现病史：1974年5月患有肝区痛、腹胀满、乏力等症，在某医院检查发现肝大，脑磷脂胆固醇絮状试验（++），谷丙转氨酶180U/L，诊断为"慢性肝炎"。曾服中药汤剂及西药肝泰乐、维生素、肝精片、酵母等治疗1年，症状不见改善。腹胀满、两胁痛、食欲缺乏、乏力等时轻时重，肝功能有不同程度的损伤，最近几个月症状有些加重。现两胁疼痛，脘腹胀满，四肢乏力，食欲缺乏，大便不调，小便短赤。

舌脉：舌质暗红，舌边尖紫，苔薄微黄，脉弦涩。

查体：发育正常，营养中等，面色灰暗。肝大在肋下4.5cm，剑突下6cm，脾侧卧可触及，手臂有散在蜘蛛痣。

辅助检查：肝功能：总蛋白94.7g/L，白蛋白61g/L，球蛋白33.7g/L，麝香草酚浊度试验4U，谷丙转氨酶162U/L，黄疸指数3μmol/L。超声波：密集低小微波。脾厚4cm，肋下1.5cm。

西医诊断：慢性肝炎活动期。

中医诊断：肝着，证属气滞血瘀型。

治法：健脾益气，利湿活瘀通脉。

处方：当归30g，广郁金24g，炒鳖甲30g，炮山甲9g，鸡内金12g，陈皮15g，茵陈21g，川芎9g，延胡索15g，茯苓30g，白术15g，大腹皮15g，怀山药30g，生薏苡仁30g，砂仁12g，党参30g，广佛手15g，青皮12g，焦三仙各30g，每日1剂，水煎服。

9月27日二诊：共服上方近百剂，腹胀消失，体力有所恢复，但劳累后两胁稍痛，大便正常，面色较红润。肝大，在肋下2~3cm，脾未触及，手臂散在蜘蛛痣完全消失。总蛋白70.4g/L，白蛋白41.9g/L，球蛋白28.5g/L，麝香草酚浊度试验 2U，谷丙转氨酶 40U/L。肝密集微波型，脾厚 3cm，肋下未触及。

按：本病一方未变，连服近百剂，症状基本消失，蛋白比例正常，脾脏缩小，取得了满意的效果。肝郁日久，气滞血瘀，结于胁下，故见两胁疼痛，肝脾肿大。脉络瘀阻，隧道不畅，中焦升降失调，则脘腹胀满、食欲缺乏、大便不调。蜘蛛痣、脉弦涩、舌边尖紫，均为气滞血瘀之征。方以当归、川芎、广郁金、延胡索、炒鳖甲、炮山甲、鸡内金活血祛瘀通络，收缩肝脾，提高白蛋白；茵陈清肝利胆除湿；茯苓、白术、怀山药、生薏苡仁健脾利湿；党参益气；青皮、陈皮、佛手调气；鸡内金、焦三仙消积，以助健脾；砂仁、大腹皮以理气散满除湿，本方共收活血化瘀、益气健脾之功。

案十（肝郁脾虚挟瘀案）

刘某，男，32 岁，1979 年 2 月 21 日初诊。

主诉：右胁痛、乏力 11 月余。

现病史：患者于 1978 年 3 月，患急性黄疸型肝炎，服西药保肝治疗及中药藏红花、赤芍、桃仁、三棱、莪术、川芎等，用药甚多，症状不减，肝功能损伤逐渐严重，故于 1979 年 2 月 21 日来本科就诊。现在仍有肝区微痛，微胀，饮食尚可，大便溏，小便黄，疲乏无力，面色萎黄。

舌脉：舌质红，苔薄白，脉弦而微数。

查体：肝上界在第 6 肋间，下界平肋缘，剑突下 3cm，脾厚 3.5cm，肋下 0。

辅助检查：肝功能：黄疸指数 9μmol/L，总蛋白 79g/L，白蛋白 43g/L，球蛋白 36g/L。麝香草酚絮状试验（+++），麝香草酚浊度试验 16U，谷丙转氨酶正常。超声波：肝区较密至密集微波型。

西医诊断：迁延性肝炎。

中医诊断：肝着，证属肝郁脾虚型。

治法：清热利胆，健脾利湿，益气活瘀。

处方：茵陈（后下）45g，黄连 9g，败酱草 30g，当归 25g，郁金 20g，鳖甲 45g，陈皮 15g，白术 15g，茯苓 20g，泽泻 15g，车前子（布包）15g，山药 30g，龟甲 30g，党参 30g，板蓝根 30g，金银花 30g，生麦芽 30g，生薏苡仁 30g，每日 1 剂，水煎服。

4 月 11 日二诊：上方服 30 剂，腹胀、胁痛、疲乏无力均消失。肝上界在第 6 肋间，下界平肋缘，剑突下 3cm，脾厚 3.5cm。黄疸指数 5μmol/L，总蛋白 61g/L，白蛋白 42g/L，球蛋白 19g/L，麝香草酚絮状试验（＋），麝香草酚浊度试验 5U，谷丙转氨酶正常。

按：肝失疏泄，气机不畅，故右胁隐痛。肝木横逆，脾虚欠运，故腹胀，大便溏。脾虚不能输送精微则疲乏无力，面色萎黄。湿热不除，蕴结肝胆，迫使胆汁外溢，则黄疸出现。病程较久，脏腑阴亏，故脉数，舌质红。茵陈、黄连、败酱草、郁金清热利胆，配金银花、板蓝根清热解毒；党参、当归、郁金、鳖甲、龟甲益气活瘀养阴、抑制球蛋白、提高白蛋白；茯苓、白术、泽泻、车前子、山药、生薏苡仁健脾利湿，共服 30 剂，症状基本消失，肝功能恢复正常。

案十一（益气活瘀健脾利湿降酶案）

王某，男，51 岁，1976 年 5 月 10 日初诊。

主诉：两胁痛、腹胀满 5 年余。

现病史：1954 年患者因肝区痛、腹胀、无力，被诊断为"慢性肝炎活动期"，至今迁延不愈，症状反复加重，肝功能持续损伤。现疲倦无力，两胁疼痛，腹满撑胀，午后尤甚，食欲缺乏，大便每日 2~3 次，稀而不畅，小便少，鼻齿出血。

舌脉：舌质暗淡，苔薄白，体肥有齿印，脉弦缓。

查体：面色灰暗，面部虚肿，腹壁肥厚，肝上界平第 5 肋，下界平肋缘。

辅助检查：超声波：肝密集微小波，脾厚 4cm，肋下 0~2cm，白细胞 3.6×10^9/L，血小板 700×10^9/L。肝功能：谷丙转氨酶 400U/L，黄疸指数 8μmol/L，麝香草酚絮状试验（+++），总蛋白 69g/L，白蛋白 35g/L，球蛋白 34g/L。

西医诊断：慢性肝炎。

中医诊断：肝着，证属气滞血瘀兼脾虚型。

治法：益气健脾，活瘀降酶。

处方：当归 15g，郁金 15g，炒鳖甲 45g，鸡内金 12g，白术 15g，炒麦芽 30g，茯苓 30g，泽泻 9g，党参 30g，佛手 15g，大腹皮 12g，茵陈 15g，砂仁 12g，炒穿山甲 12g，白花蛇舌草 30g，煅瓦楞子 30g，每日 1 剂，水煎服。

9 月 10 日二诊：上方服三剂后，有恶心感，遂去白花蛇舌草，连续服 82

剂后，腹胀、两肋痛明显好转，大便日 1~2 次，略稀，仍鼻出血，气短无力，上方加黄芪 30g，继续服用。

12 月 23 日三诊：服上方 62 剂，两肋基本不痛，腹满胀、齿鼻出血均消失，精神好，有力气，面色变红润，舌苔薄白，质淡红。超声波较密至密集微波型，肝上界平 6 肋，下界平肋缘，脾厚 3.5cm，谷丙转氨酶正常。麝香草酚絮状试验（－），麝香草酚浊度试验 5U，黄疸指数 5 μmol/L，总蛋白 74g/L，白蛋白 49g/L，球蛋白 25g/L，白细胞 8.6×10^9/L，血小板 110×10^9/L。

按：本案病程较久，导致脾气虚弱，气血瘀滞，肝功能长期不能恢复。肝气郁滞，久则血瘀，故两肋疼痛，舌边暗淡，鼻齿出血。脾虚不运，腑气不通，故腹胀满、食欲缺乏、大便溏、四肢无力。脉弦缓，舌质偏淡，舌体肥胖有齿痕，此为脾气虚象。今用偏温之益气活瘀通络、健脾利湿之剂，使门脉循环改善，肝细胞得以修复，故谷丙转氨酶降为正常、蛋白比例倒置纠正、白细胞上升、血小板下降。这说明降谷丙转氨酶，并非仅用清热解毒之品，本案用此法获取满意效果。

案十二（黄芪、当归益气活瘀案）

沈某，男，38 岁，1977 年 1 月 24 日就诊。

主诉：纳差、乏力 3 年。

现病史：于 1974 年 1 月感觉乏力，食欲差，在当地及北京某医院查肝功能，谷丙转氨酶、麝香草酚浊度试验均增高，诊断为"迁延性肝炎"。口服五味子粉、中药汤剂，注射葡萄糖和三磷腺苷等，纳差、乏力无明显好转，谷丙转氨酶 142U/L。1975 年 4 月症状加重，谷丙转氨酶 500U/L，在某医院口服茯苓汤（茯苓 60g，水煎）、五味子散等，谷丙转氨酶降为正常，但症状加重，故来院就诊。现症见两肋隐痛，口苦，纳差，乏力，鼻齿衄血。

舌脉：舌质红，苔薄黄，脉弦迟。

查体：肝脏肋下未触及，脾大，在肋下 2cm。

辅助检查：肝功能：总蛋白 68g/L，白蛋白 38g/L，球蛋白 30g/L，麝香草酚浊度试验 12U，麝香草酚絮状试验（++），谷丙转氨酶正常，血小板 840×10^9/L。

西医诊断：慢性肝炎。

中医诊断：肝着，证属气滞血瘀挟阴虚型。

治法：益气活瘀，清热养阴。

处方：当归 24g，郁金 15g，川芎 9g，延胡索 9g，炮山甲 6g，焦三仙各 15g，茵陈 15g，陈皮 15g，败酱草 15g，党参 20g，鸡内金 12g，每日 1 剂，水煎服。

2 月 4 日二诊：服上方 10 剂，胁痛显轻，舌质偏红，脉细稍数，仍阴虚之象。拟益气活瘀、养阴清热之方：当归 24g，郁金 15g，川芎 6g，延胡索 12g，党参 30g，焦三仙各 15g，鸡内金 9g，姜黄 15g，陈皮 15g，白术 15g，石斛 15g，茵陈 15g，黄芪 30g，生地黄 15g，每日 1 剂，水煎服。

3 月 12 日三诊：服上方 38 剂，胁痛、乏力、饮食均好转，但仍口干，舌质深红，脉细数。本证原挟有阴虚，加之用黄芪补气，气有余便是火，火盛则阴更伤。仍拟上方加大滋阴凉血、清热之品，即黄芪 30g，生地黄 15g，当归 24g，郁金 15g，党参 30g，白术 15g，姜黄 15g，茵陈 15g，石斛 20g，沙参 15g，败酱草 15g，生鳖甲 45g，龟甲 3g，焦三仙各 15g，每日 1 剂，水煎服。

4 月 18 日四诊：上方服 35 剂，胁痛、纳差、乏力均消失，精神转好。肝上界平第 6 肋，下界肋下未触及，脾未触及。谷丙转氨酶正常，麝香草酚浊度试验 10U，麝香草酚絮状试验（－），总蛋白 74g/L，白蛋白 45g/L，球蛋白 29g/L，血小板 116×10^9/L。

按：本证多年迁延不愈，酶、絮不降，总因气虚血不流畅，湿热毒邪不除之故。治疗以大量黄芪益气，气盛则血易通，改善血液循环，包括肝脏内的微循环，配大量当归活血，川芎、延胡索、郁金、炮山甲化瘀行气通络，气血通畅，结块易除，脾脏回收，湿热毒邪清，酶、絮降；用茵陈、败酱草疏肝清热；龟甲、鳖甲、生地黄、沙参滋补脏腑久耗之阴。共服 83 剂，脾脏回收，酶、絮已降，蛋白纠正。

案十三（过用益气伤阴案）

刘某，男，44 岁，1974 年 3 月 5 日初诊。

主诉：间断胁痛、腹胀、纳差 2 年余。

现病史：于 1972 年 2 月患者感到身困无力，腹胀，纳差，右胁疼痛，头晕，经当地医院检查，黄疸指数 6 μmol/L，谷丙转氨酶 450U/L 以上，诊为"急性无黄疸型肝炎"，住院治疗 3 个多月，病情好转出院。近来因劳累，症状又加重，曾服肝泰乐、酵母片、维生素和中药无效，于1974年3月5日来就诊。现在仍两胁疼痛，腹胀纳差，小便发黄，四肢怠倦。

舌脉：舌质略红，舌苔薄白，脉弦细无力。

查体：精神不振，面色青暗，胸前有明显蜘蛛痣数个。肝大在肋下1.5cm，脾未触及。

辅助检查：肝功能：黄疸指数7μmol/L，总蛋白68g/L，白蛋白37g/L，球蛋白31g/L，麝香草酚絮状试验（++），麝香草酚浊度试验14U，谷丙转氨酶251U/L。

西医诊断：慢性肝炎活动期。

中医诊断：肝着，证属气滞血瘀型。

治法：益气活瘀，清热解毒。

处方：生黄芪30g，潞党参30g，当归24g，川郁金20g，醋鳖甲45g，茵陈15g，败酱草30g，生山药30g，炒白术15g，茯苓15g，川芎10g，陈皮15g，金银花20g，板蓝根30g，生麦芽30g，每日1剂，水煎服。

4月4日二诊：服上方29剂，症状逐渐好转，大便正常，但舌苔微剥，舌质深红，口干，脉细数，头晕，此乃阴虚有热之象，治宜加滋阴清热之品。方用：生黄芪30g，潞党参30g，当归24g，川郁金15g，醋鳖甲45g，茵陈15g，败酱草30g，生山药30g，炒白术15g，茯苓15g，川芎10g，广陈皮12g，金银花15g，板蓝根20g，怀生地黄12g，西枸杞12g，白菊花10g，每日1剂，水煎服。

5月10日三诊：上方服35剂后，阴虚阳热之象消失，面色变红，有光，右胁时微痛，大小便均正常，饮食尚好，舌苔薄微黄，舌质仍偏红。方用：生黄芪30g，党参20g，当归20g，川郁金15g，醋鳖甲30g，茵陈15g，败酱草20g，金银花15g，白花蛇舌草30g，陈皮15g，砂仁10g，白术15g，生山药30g，薏苡仁30g，泽泻10g，西枸杞15g，白菊花12g，每日1剂，水煎服。

5月22日四诊：上方服12剂，症状基本消失。肝功能：黄疸指数5μmol/L，谷丙转氨酶56U/L，麝香草酚絮状试验（+），麝香草酚浊度试验6U，总蛋白71g/L，白蛋白41g/L，球蛋白30g/L，肝大肋下触及。

按：本案病程已2年余，肝病日久，久病必虚，气虚血瘀，血瘀久而化热，热邪不除，肝细胞破坏，则引起肝功能的改变，故治疗必用大量参、芪以益气；当归、郁金、鳖甲等软坚活瘀；佐以金银花、败酱草、板蓝根等清热解毒；补气过盛则易生火，火盛则阴伤，故以地黄、枸杞子、菊花以滋阴补肾、清肝泻火。本例共服药 76 剂，症状基本消失，病情也趋于稳定，肝功能恢复。

案十四（清热解毒利胆活瘀案）

金某，男，43 岁，1973 年 11 月 29 日初诊。

主诉：胁痛、腹胀、黄疸 2 年余。

现病史：于 2 年前右胁疼痛，腹胀满，食欲缺乏，疲乏无力，经当地医院诊断为"慢性肝炎活动期"，口服保肝药物，治疗年余，症状时轻时重。近年来症状加重，腹胀，纳差，巩膜黄染，大便稀溏等，于 1973 年 11 月 29 日来本科就诊。

舌脉：舌质红，苔薄白，脉弦。

查体：形体一般，营养尚可，面色灰暗，巩膜黄染，腹部柔软。肝脏肿大至肋下缘 2cm，剑突下 4.6cm，触之中等硬度，脾大可触及。

辅助检查：超声波：肝区呈密集微小波。肝功能：黄疸指数 13μmol/L，谷丙转氨酶 600U/L，血清总蛋白 74g/L，白蛋白 40g/L，球蛋白 34g/L。

西医诊断：慢性肝炎活动期。

中医诊断：肝着，证属湿热蕴结、气虚血瘀型。

治法：清热利胆解毒，益气活瘀健脾。

处方：太子参45g，当归21g，川郁金15g，延胡索15 g，川芎9g，茵陈（后下）、败酱草、板蓝根各30g，茯苓21g，炒白术15g，炒山药21g，生薏苡仁30g，草河车（蚤休）、焦三仙、广陈皮、广佛手各15g，每日 1 剂，水煎服。

12 月 21 日二诊：服上方 7 剂后，症状减轻。肝功能：黄疸指数 10μmol/L，谷丙转氨酶 235U/L。上方继续服用。

1974 年 1 月 5 日三诊：服上方 14 剂后，精神转佳，面色转红，症状较前减轻，此时宜清热解毒、软坚化瘀、健脾益气之法治之。方用：茵陈（后下）、败酱草、板蓝根各30g，当归21g，川郁金、延胡索各15g，川芎9g，茯苓21g，炒白术11g，生山药21g，生薏苡仁30g，太子参45g，焦三仙、陈皮各15g，醋鳖甲30g，每日 1 剂，水煎服。

4月5日四诊：自诉断续服上方后，诸症全消，身体康复。肝大在肋下缘1cm，剑突下4cm，脾不肿大。总蛋白80g/L，白蛋白51.7g/L，球蛋白28.3g/L，谷丙转氨酶正常，麝香草酚絮状试验（－），麝香草酚浊度试验6U，黄疸指数6μmol/L。病情稳定，趋于健康。

按：本例证亦属肝郁脾虚、气滞血瘀、湿热内蕴。湿热蕴郁，中焦受阻，胆汁外溢故巩膜黄染。由于病程已久，气血虚弱，故面色暗黄，疲乏无力。肝失疏泄，气滞血瘀，结于两胁，故见肝脾肿大，两胁疼痛。故以健脾益气、疏肝解郁、活血化瘀、清热利胆退黄为治，唯案中两味药物的应用，可圈可点。一味为山药，初诊时用炒山药，其后用生山药，何也？《本草求真》云："（山药）入滋阴药中宜生用，入补脾肺药宜炒黄用。"故首诊以炒山药功专健脾，三诊之后以生山药既健脾又清热，一药多功。其二为草河车，即蚤休、金线重楼、七叶一枝花，清热解毒并活血消痛，以之治疗湿热所致、热邪较盛的急慢性肝炎疗效较好。

案十五（益气健脾活瘀软坚案）

张某，女，30岁，1977年4月28日初诊。

主诉：右胁痛4年余，伴腹胀、纳呆、下肢浮肿、消瘦1年余。

现病史：于1973年以来，经常感到右胁疼痛，腹胀，饮食差、疲乏无力，未引起患者注意，亦未检查过肝功能，曾在某医院按贫血、低血压治疗，症状不减。近1年来症状加重，下肢浮肿，肝区疼痛尤为突出，并有头晕、目昏、失眠、纳差、便溏等症，于1977年4月28日来本科就诊。

舌脉：舌质淡，苔薄白，脉沉细。

查体：发育正常，营养较差，面色灰白无华，神志清楚，腹部柔软，肝区叩击痛，肝下界可触及，质硬，脾未触及。

辅助检查：超声波：密集微小波。肝功能：谷丙转氨酶正常，麝香草酚絮状试验（－），总蛋白75g/L，白蛋白33g/L，球蛋白42g/L。

西医诊断：慢性肝炎。

中医诊断：肝着，证属血瘀脾虚型。

治法：益气健脾，活瘀软坚。

处方：当归24g，川郁金18g，白术、茯苓各15g，怀山药、生薏苡仁、潞党参、焦三仙各 30g，鸡内金 12g，草豆蔻 12g，醋鳖甲 45g，炮山甲 12g，每日 1 剂，水煎服。

5 月 12 日二诊：服上方 14 剂后，大便成形，饮食增加，全身较前有力，余症同前。上方加生黄芪、夜交藤各 30g，大腹皮 12 g，继续服用。

5 月 30 日三诊：服上方 14 剂后，右胁疼痛、疲乏无力、腹胀满、大便溏、下肢浮肿、头晕、目昏均明显减轻，面色变红有光。脉弦细有力，舌苔薄白，质淡红，说明仍有虚热之象，上方加生地黄 15g，继续服用。

10 月 5 日四诊：上方略有加减，服后诸症悉除。黄疸指数 4μmol/L，总蛋白 63g/L，白蛋白 36g/L，球蛋白 27g/L，麝香草酚絮状试验（－），麝香草酚浊度试验 4U，谷丙转氨酶正常。

按：本例为肝郁日久的慢性肝炎，由于血流失畅，瘀结胁下，则右胁疼痛。肝气失疏，横乘脾胃，则腹满撑胀、大便稀溏、食欲缺乏。治疗以当归、郁金、鳖甲、穿山甲活瘀、软坚通络；党参、白术、茯苓、山药、薏苡仁、大腹皮益气健脾利湿；鸡内金、焦三仙、豆蔻理气消积，诸药互济，益气活瘀，则胁痛自消，健脾利湿，浮肿自除。

案十六（健脾利湿清热解毒活瘀案）

胡某，男，31 岁，农民，1978 年 4 月 5 日就诊。

主诉：乏力、腹胀、纳差 1 年余。

现病史：于 1977 年 7 月，感到全身疲乏无力，头晕，右胁痛，腹胀满，大便溏，食欲缺乏，口苦，多梦，经当地医院诊为"无黄疸型肝炎"，经中西药治疗，症状不减。近来症状加重，于 1978 年 4 月 5 日来院就诊。

舌脉：舌质红，苔白，脉弦数。

检查：体质较胖，心肺（－），肝脾触及不满意。

辅助检查：肝功能：黄疸指数 4μmol/L，麝香草酚絮状试验（－），麝香草酚浊度试验 10U，谷丙转氨酶 600U/L 以上。

西医诊断：慢性肝炎活动期。

中医诊断：肝着，证属肝郁脾虚证。

治法：健脾利湿，清热解毒，佐以益气活瘀。

处方：茯苓 30g，炒白术 15g，生薏苡仁 30g，砂仁 9g，泽泻、大腹皮各

15g，茵陈 15g，广陈皮 15g，板蓝根、金银花、败酱草各 30g，生麦芽 30g，当归、郁金、白芍各 15g，甘草 3g，柴胡 9g，每日 1 剂，水煎服。

5月 11 日二诊：上方服 30 剂后，右胁痛、疲乏、腹胀均消失，大小便正常。谷丙转氨酶正常，总蛋白 57g/L，白蛋白 41g/L，球蛋白 16g/L。拟上方加丹参 15g、鳖甲 30g 继续服用，以善其后。

按：本例慢性肝炎病情较轻，证属肝郁脾虚、气滞血瘀、湿热内盛。肝气郁结则胁痛；肝木横逆，脾胃气滞，运化无权，湿气壅盛，则腹满胀大，便溏；口苦、多梦、脉弦为湿热内盛之征。服药 30 剂，诸症均消，疗效显著。

第三章　肝硬化

一、概　述

肝硬化是指各种病因所致的弥漫性肝脏纤维化伴肝小叶结构破坏及假小叶形成。它不是一个独立的疾病，而是许多慢性肝病的共同结局，在临床上主要表现为肝细胞功能障碍（如血清白蛋白降低、胆红素升高、凝血酶原时间延长）及门脉高压症（如食管胃底静脉曲张、脾大及脾功能亢进），晚期则可出现食管胃底静脉曲张破裂出血、肝性脑病、腹水、自发性腹膜炎及肝肾综合征、肝肺综合征等，部分病人可发生原发性肝细胞癌。肝硬化的病因多样，包括慢性病毒性肝炎、化学性肝损伤（酒精性、药物性及其他化学毒物所致）、自身免疫性、胆汁淤积性、遗传代谢性等。我国肝硬化的最主要病因为慢性乙型和丙型肝炎病毒感染，随着人们生活水平的提高，酒精性肝硬化的发病率也有明显增高趋势。

祖国医学无肝硬化之病名，根据其临床表现，隶属中医"积聚"范畴，积聚之名，首见于《灵枢·五变》："人之善病肠中积聚者……皮肤薄而不泽，肉不坚而淖泽。如此，则肠胃恶，恶则邪气留止，积聚乃伤。"《难经·五十五难》明确了积与聚在病理及临床表现上的区别，指出："积者五脏所生，聚者六腑所成。"《诸病源候论·积聚病诸候》对积聚的病因病机有较详细的论述，书中云："积聚者，由阴阳不和，脏腑虚弱，受于风邪，搏于脏腑之气所为也。"并认为积聚一般有一个渐积成病的过程，"诸脏受邪，初未能为积聚，留滞不去，乃成积聚"。在治疗方面，《素问·至真要大论》提出的"坚者削之""结者散之，留者攻之"等原则，具有一般的指导作用。《金匮要略·疟病脉证并治》将疟疾引起的癥瘕（积聚）称为疟母，并以鳖甲煎丸治之。《景岳全书·积聚》认为积聚治疗"总其要不过四法，曰攻曰消曰散曰补，四者而已"，并创制化铁丹、理阴煎等方剂。诸多医家的论述为后世治疗本病奠定了理论基础。

二、病机述要

肝硬化是在慢性肝炎的基础上发生和进展而来，其诱因包括外感邪毒、内伤酒食、劳倦、七情等方面。患者久病不愈，气血已虚，防御能力低下，四时之邪乘虚而入，引起感冒，导致病情加重；饮酒无度或过食膏粱厚味，使脾胃受伤，运化失职，升降失司，酿湿生热，壅塞中焦，土壅木郁，肝失疏泄而使病情加重；有门静脉高压伴食道静脉曲张者，过饥、过饱、吃粗硬食物，损伤食道静脉，往往引起大出血，甚至导致死亡；过度劳累可使代偿期的肝病负担加重，进一步损伤肝脏；精神因素对本病的影响很大，患者往往认为慢性肝病难以治愈，思虑过度，精神抑郁，因肝为藏血之脏，性喜条达，若情志抑郁，肝气郁结，气机不利，则血行不畅，以致肝络瘀阻而发本病。

本病的病位初起在肝、脾，日久累及肾脏，肝脾血瘀贯穿疾病的始终，正气亏虚是其发生发展的根本，尤以脾胃气虚为关键。湿热清除不彻，残留于肝是肝硬化的发病基础，亦是其进展的重要病理因素，肝病日久或过用辛燥药物，则易损津液，劫伤肝阴，使肝络失养，久而累及于肾，而致肾阴、肾阳的亏损。

三、辨证施治

肝脾血瘀证是肝硬化患者之基本证型，由于个体差异、发病诱因及病理阶段的不同而导致临床表现为脾虚、湿热、阴虚不同的证型，在活血化瘀法基础上，分别采用益气健脾、化湿清热、滋补肝肾等诸法，临床疗效显著。

（一）分型施治

1. 肝脾血瘀型

症状：右胁或两胁刺痛、胀满不适，纳呆，腹胀，四肢乏力，面色晦暗黧黑，胁下癥块，面、颈、胸壁等处可见红点赤缕，手掌赤痕，小腿肌肤甲错，舌质紫暗，或有瘀斑，脉弦细涩。

治法：益气活瘀软坚，健脾和胃消积。

处方：益气活瘀方（自拟方）。

组成：党参 30g　　当归 15g　　郁金 15g　　川芎 15g

　　　炮山甲 10g　醋鳖甲 30g　生牡蛎 30g　延胡索 15g

　　　茯苓 30g　　炒白术 30g　陈皮 12g　　砂仁 10g

　　　厚朴 12g　　枳壳 12g　　佛手 12g　　焦三仙各 15g

　　　鸡内金 12g

注：根据病症差异，党参 30g 可用生晒参 12g 或红力参 8g 代替，炮山甲可用烫水蛭 6~12g、土元 10~15g、炒王不留行 15~30g 或皂角刺 15~30g 代替。

方义：方中当归配伍郁金，不仅养血、活血，而且能理血中之气；同伍川芎，活血、养血、行血并举，润燥相济，当归之润可制川芎辛燥，川芎辛燥又防当归之腻，祛瘀而不伤血，养血而不壅滞。三味与辛香走窜之炮山甲同用，通透络脉，直达病所。活瘀必益气，气盛血易通，故在运用活瘀四味之同时，必配伍党参或生晒参、红力参、太子参等补气药以加强活血活瘀之力。醋鳖甲、生牡蛎味咸，性平，软坚散结，且能滋养肝阴，加延胡索增活血化瘀止痛之功。"见肝之病，知肝传脾，当先实脾"，故佐以厚朴、枳壳、佛手疏肝理气，茯苓、白术、陈皮、砂仁、焦三仙、鸡内金健脾和胃消积，后天之本得健，则肝体得养。

加减：肝硬化再生结节者重用醋鳖甲、生牡蛎，加石见穿、三棱、莪术以软坚通络散结，异型增生结节者加半枝莲、猫爪草、山慈菇、重楼以清热解毒散结，并注重扶助患者正气，加用灵芝、黄芪、松花粉以提高机体免疫力；胁痛甚者加柴胡、瓜蒌、红花、丝瓜络以疏肝通络止痛；脾功能亢进，血小板减少者，选用旱莲草、仙鹤草、生地、阿胶、三七粉、白及、血余炭等药；蜘蛛痣、肝掌、红丝血缕者加用赤芍、丹皮、茜草以凉血消缕；乳房硬结者重用当归、郁金，加炒王不留行、丝瓜络、橘核以通络散结；转氨酶升高者加金银花、连翘、鸡骨草、垂盆草以清热解毒降酶；胆红素升高者加茵陈、赤芍、白茅根以利胆退黄；蛋白倒置者重用当归、郁金、醋鳖甲、炒白术，加黄芪、胎盘粉（紫河车）以改善肝功能，提高血浆白蛋白含量。

2. 血瘀脾虚型

症状：胁肋胀痛，食后腹胀，倦怠乏力，纳少，肠鸣，便溏，面色淡黄或萎黄，舌质淡，舌体胖大，边有齿痕，苔白腻，脉沉弦或弦细。

治法：益气活瘀，健脾温中。

处方：益气活瘀健脾方（自拟方）。

组成：红参 8g　丹参 15g　郁金 15g　川芎 15g

炮山甲 6g　茯苓 30g　炒白术 30g　陈皮 12g

砂仁 6g　炒山药 30g　炒薏仁 30g　苍术 15g

干姜 6g　泽泻 15g　大腹皮 15g　柴胡 12g

厚朴 12g　枳壳 12g

方义：本方由益气活瘀方化裁而来，易油腻滑肠之当归为丹参，去滋腻、咸寒之醋鳖甲、生牡蛎以免碍脾；脾虚无力运化，则水湿停聚，故再用红参易党参，合干姜、苍术、炒山药、炒薏苡仁、泽泻、大腹皮健脾益气、温中燥湿。

加减：运用本方治疗后，大便仍溏泻，疗效不著时，尊"健脾不如运脾，运脾不如燥湿"之法，常以藿香正气散加味化湿燥湿，改善肠道水肿状态，药选藿香、白芷、紫苏梗、清半夏、厚朴、苍术、大腹皮、泽泻、车前子等。对于脾为湿困、阳气下陷者，以补中益气汤化裁，选加黄芪、柴胡、升麻升阳止泻。若伴五更泻、腰膝酸软、畏寒肢冷等偏脾肾阳虚者，选用加味二神丸，不用四神者，虑其吴茱萸辛烈，五味子酸涩，换用干姜、肉桂，四味联用，温补脾肾，固涩阳气，功专力宏。若久泻缠绵不愈，减去丹参、郁金等凉血活瘀药物，加用蜜罂粟壳、乌梅炭、诃子肉等收涩之品以涩肠止泻，也可选用桃花汤。

3. 血瘀湿热型

症状：胁满或痛，脘痞腹满，烦热口苦，渴不欲饮，纳差，或有面目肌肤发黄，小便短赤，大便秘结或溏滞不爽，舌红，苔厚浊或黄腻，脉弦滑数。

治法：芳香化湿，益气活瘀。

处方：益气活瘀化湿方（自拟方）。

组成：藿香 10g　佩兰 12g　白豆蔻 12g　生薏仁 30g

益元散 12g　太子参 30g　丹参 30g　郁金 15g

川芎 15g　炮山甲 6g　茯苓 30g　炒白术 15g

泽泻 15g　大腹皮 15g　陈皮 12g　　厚朴 12g

枳壳 12g　佛手 12g　　炒内金 15g　炒麦芽 30g

方义：本证基本病机为血瘀兼有湿热，湿热不去则变症丛生，故本证治疗的关键在于清除湿热，减去益气活瘀方中滋腻之当归、甘补之党参，增太子参、丹参，益气活瘀之功犹在而无增湿热之弊，并合芳化清燥汤加减（自拟方）以芳香化湿，待湿热得去，再以益气活瘀、健脾软坚为法。

加减：若舌质红，苔黄厚而腻，口干，口苦热甚者加黄芩、龙胆草、茵陈、栀子、草果仁、冬瓜仁、芦根等以清热利湿燥湿。若大便溏臭或干结，可选加芦荟 1.5g，或用大黄（后下）3g、玄明粉（冲）6g、枳实 12g 以清泄湿热。若低热者，加柴胡、黄芩、葛根、青蒿以和解枢机、解肌退热。

4. 肝肾阴虚型

症状：胁肋隐痛或不适，面色晦暗，口干舌燥，五心烦热，头晕耳鸣，体倦乏力，腰膝酸软，牙龈出血，时或鼻衄，舌红绛少津，少苔或无苔，脉弦细数。

治法：滋阴补肾，凉血活瘀。

处方：滋阴补肾活瘀方（自拟方）。

组成：生地 24g　　山萸肉 12g　生山药 30g　丹皮 12g

赤芍 12g　　白芍 12g　　北沙参 15g　麦冬 15g

女贞子 20g　旱莲草 20g　当归 15g　　郁金 15g

丹参 30g　　醋鳖甲 30g　枳壳 12g　　太子参 30g

西洋参 6g

方义：本方以六味地黄丸、二至丸、一贯煎三方合用加血肉有情之品化裁而来，重在滋肾水以涵养肝木，肝体得养，则肝用如常。易活瘀四味中辛燥之川芎、炮山甲为丹参、醋鳖甲，更增凉血补肾之功，太子参、西洋参益气而无耗阴之弊。

加减：若鼻齿衄血者加白茅根、藕节、青黛以清热凉血止血，尤以青黛为佳。若腰腿酸软者加枸杞子、川牛膝、刘寄奴、龟板、菟丝子以滋阴强肾。若手脚心热、低热者加青蒿、白薇、地骨皮以养阴退热除蒸。若失眠重者加莲子心、生百合、竹叶以清心宁志安神。

（二）合病施治

1. 肝硬化门脉高压性胃病辨治

肝硬化失代偿期合并门脉高压所引起的胃黏膜病变称为门脉高压性胃病，内镜下可见胃黏膜及黏膜下血管扭曲甚至破裂出血，由于病变程度轻重不同，轻者可无明显症状，重者可见呕血、黑便等。其形成的原因有：门脉高压时胃黏膜和黏膜下的毛细血管扩张，扭曲，内膜局灶性增厚，胃血管动静脉短路开放，血流瘀滞，黏膜有效血流量减少，微循环发生障碍，黏膜缺血、缺氧、代谢紊乱；肠道细菌产生的内毒素不能经肝脏灭活进入体循环，可使胃黏膜发生急性糜烂，造成胃肠道出血；同时血管活性物质的变化，幽门螺旋杆菌感染及硬化剂治疗后可加重胃黏膜损害。临床治疗选用活血化瘀药物的同时多运用化瘀止血药物，如三七粉、儿茶、白及、海螵蛸、茜草炭、蒲黄炭、藕节炭等，慎用大量化瘀破瘀之品。同时根据胃镜下胃黏膜病变灵活选药，如胃黏膜红白相间以红为主，或呈樱桃红样改变，多选加大黄炭、藕节炭、牡丹皮、蒲公英等凉血止血；如黏膜水肿明显，加苍术、生薏苡仁、茯苓等健脾利湿；如黏膜苍白明显者，选加炮干姜、黄芪、炒白术等温阳健脾；胃黏膜发生糜烂者，选加三七粉、儿茶、白及、海螵蛸收敛止血。

2. 肝硬化门静脉血栓辨治

门静脉血栓形成可分为急性和慢性、原发和继发及部分性和完全性血栓。肝硬化后门静脉血栓是肝硬化的重要并发症之一，以门脉高压症多见，脾切除术后和上消化道出血后增加了其发病率，其栓塞部位多位于门静脉主干。其形成机制有：门静脉壁破坏和局限性增厚；肝内血管阻力增高导致门脉血流缓慢、阻滞或反流；肝硬化患者蛋白合成功能降低致使血液黏稠度增高；脾切除术中血管内膜损伤致胶原纤维暴露，血流速度减慢，术后血小板破坏减少而致血小板数量急剧增加，血小板功能异常；临床过多使用促血小板聚集、促血栓形成的止血药物，则可能医源性促成血栓形成。门静脉血栓形成后可诱发上消化道出血，进一步加重肝脏坏死，导致肠道功能紊乱，促进腹水形成或加重腹水，故改善或消除门静脉血栓是本病治疗之关键环节。对急性门静脉血栓，尤其是伴肠系膜血栓要采用中西医结合治疗；对慢性门静脉血栓，以活血养血、化瘀通络为大法，药选三七粉、当归、丹参、红花、赤芍、炮山甲、水蛭、土鳖虫等。对脾切除术后和上消化道出血后形成的血栓，临床上分为三期治疗，早期治疗选用三七粉、儿茶、明矾化瘀止血，并可防止血栓形成。明矾收湿气而化瘀腐，与儿茶配伍可加强收敛止血之功，但两药内服宜少量，并慎用性味猛烈破瘀之品，以免诱发出血。中期选三七粉、丹参、红花、当归、赤芍活血养血，软化栓灶。晚期对于血栓形成时间较久者，宜在活血化瘀基础上加用通络之品，自拟"山甲田蛭散"（三七粉、炮山甲、水蛭，按3∶2∶1比例研粉），每日3~6g，冲服。三七甘而微苦，温通而入血分，功善止血，又善化瘀，具有止血而不留瘀之长；穿山甲性善走窜，能直达病所而行血分瘀滞；水蛭味咸，功善破血逐瘀，通经消癥，三味配伍，相得益彰。

四、临床体悟

肝硬化的治疗，就治法而言，我们认为当以活血化瘀、健脾扶正、解毒祛邪及补肾为大法。

（一）活血化瘀为主，养、通、散结合

1. 活血化瘀

肝炎后肝硬化多发生在慢性病毒性肝炎的基础上，肝脾血瘀是其病机关键，正如唐容川所言"瘀血在经络脏腑之间，则结为癥瘕"；清代王清任亦指出："肚腹结块，必有形之血。"留者行之，常以活血化瘀为主，药选丹参、郁金、川芎、赤芍、桃仁、红花等，体质肥胖者酌加三棱、莪术等以破瘀散结，瘀血化除则气血畅通，肝气条达而疾病向愈。

2. 化瘀注重养血

单用活血化瘀药易耗血伤血，使血虚更甚，脉络滞塞而不利瘀血祛除。肝体阴而用阳，肝脏阴血充盈，则坚自消而柔润，功能始能恢复。临床应注重选用活血养血之品，药选丹参、当归、炒白芍、鸡血藤等，与化瘀药之桃仁、红花、川芎、赤芍等配伍，润燥相济，化瘀而不伤血，养血而不致瘀。

3. 化瘀配以通络散结

肝硬化属有形之块，肝脾脉络瘀滞是肝硬化之重要病理状态，"坚者消之，结者散之"，对于病程日久肝脏质地坚硬者，必选血肉有情之品，用炮山甲、水蛭、土鳖虫等以通其络，鳖甲、龟甲、牡蛎以软坚而散其结。穿山甲味淡性平，其走窜之性，无微不至，能宣通脏腑，贯彻经络，透达关窍，凡血凝血聚为病，皆能开之；水蛭味苦咸性平，功擅破血逐瘀，通经消癥；鳖甲，味咸气平，善能攻坚，又不损气，有痞滞不除者，皆宜用之。三味研末冲服，通络散结之力更著，活血化瘀配以通络散结，相辅相成，相得益彰。现代医学所讲的肝硬化结节是在肝硬化基础上，肝细胞和周围间质增生形成的肝细胞结节，从再生结节－异型增生灶－异型增生结节－肝细胞癌经历了一个较长的多步骤癌变过程，因此重视肝硬化结节对于预防肝硬化癌变及诊断肝癌有重要意义。运用中药治疗肝硬化结节时，根据肝体阴而用阳的生理特点，要养、活结合，活血化瘀、通络散结的同时注重养血，养肝体以助肝用，一方面再生结节重用醋鳖甲、石见穿、三棱、莪术，异型增生结节则加半枝莲、猫爪草、山慈菇、重楼以清热解毒散结，预防癌变；另一方面又应扶助患者正气，可加用灵芝、黄芪、松花粉以提高机体免疫力，促使结节消退。

4. 化瘀必先益气

由气虚而致血滞血瘀是本病形成的重要病理过程，加之活血化瘀药易损耗人体正气，临证要重视补气药的运用。化瘀必益气，气盛而血易通，常选党参（或生晒参、红力参）、黄芪等以加强活血化瘀之力。气为血之帅，血的运行和瘀血的祛除均依赖气的畅达，在益气化瘀的同时酌加理气之品，如柴胡、厚朴、枳壳、陈皮、佛手、八月札等条达肝气，使补气而不致壅滞。

5. 活瘀须分轻重

肝硬化不同阶段时，化瘀法应灵活运用。如代偿期肝硬化食管胃底静脉曲张不著且体质壮实者，可短期大量运用化瘀药；失代偿期食管胃底静脉重度曲张或有出血征者化瘀药宜减味减量，慎用性味猛烈破瘀之品，以免加重出血风险。对于上消化道出血后患者，药选三七粉、白及、茜草、仙鹤草、儿茶、白矾、大黄炭等以收敛止血，酌加适量化瘀之品。其中，三七粉甘而微苦，温通而入血分，功善止血，又善化瘀，具有止血而不留瘀之长。

（二）健脾扶正，贯穿始终

1. 健脾扶正

正气不足是肝硬化发生发展的根本，尤以脾胃气虚为关键。缪希雍曰："盖积聚癥瘕必由元气不足，不能运化流行致之，欲其消也，必藉脾胃气旺，能渐渐消磨开散，以收平缓之功，如只一味专用克消，则脾胃之气愈弱，后天之气益亏。"张仲景亦云："见肝之病，知肝传脾，当先实脾。"治疗上将健脾扶正法贯穿于肝硬化治疗始终，健脾多选茯苓、炒白术、炒山药、炒薏苡仁等，脾气健运，则气血生化有源，气血充沛，肝体始能得养。补气扶正多选黄芪、红力参（或西洋参、生晒参、党参）等，其中黄芪宜重用，气阴两虚者可予西洋参顿服。

2. 和胃消积

脾以升清为健，胃以降浊为用，共主气化升降，胃中积滞不消，则脾气难升。故临证务必重视和胃消积，药选鸡内金、焦三仙、谷芽、莱菔子等，胃和积消，则脾运更健，脾胃升降有序，纳运正常。

（三）解毒驱邪，谨守法度

1. 清热解毒

肝炎病毒多属中医学湿热疫毒，湿热毒邪残留于肝是肝硬化的发病基础，亦是其疾病进展的重要病理因素，故清热解毒法是肝硬化治疗的重要方法之一。临床表现为血清转氨酶和病毒载量升高，常选金银花、板蓝根、黄芩、大青叶、鸡骨草、田基黄、焦栀子、连翘、蒲公英等清热解毒降酶；叶下珠、苦参、白花蛇舌草、龙葵、虎杖等清热解毒，抑制病毒。但是降低转氨酶的方法，不能局限于一方一药，要根据各个不同的类型，随着病理机转的不同阶段因势利导，进行降酶，这样才能取得较为满意的效果。若转氨酶升高伴见口干舌燥，五心烦热，头晕耳鸣，体倦乏力，腰膝酸软，舌红少苔，脉细数等症，偏肝肾阴虚的，可用旱莲草、女贞子、五味子滋阴补肾，酸敛解毒降酶；若伴见口黏痰多，大便溏，体胖合并脂肪肝者，系湿痰胶结，药选泽泻、荷叶、生薏苡仁、车前子、土茯苓等以利湿化痰，解毒降酶；舌苔白厚腻浊，舌质淡红，腹胀、便溏、酶高者，以芳香化浊解毒法，用藿香、佩兰化浊利湿降酶。

2. 化湿清热

脾喜燥而恶湿，爱暖而喜芳香。湿热胶结，缠绵难去，致使本病迁延难愈，故化湿清热解毒是本病的重要治则之一，临床常用清热利湿、芳香化湿、苦温燥湿、淡渗利湿、宣肺化湿和通阳化湿六法。其中舌苔的厚薄、黄白、津液多少及舌质色泽是辨别湿重、热重之关键，湿重者选藿朴夏苓汤、三仁汤化裁；热重者选龙胆泻肝汤、甘露消毒饮、茵陈蒿汤加减。如舌苔黄厚而腻或干燥缺津，质淡红或暗红，宜在芳化的基础上，加用清热利湿法，多选黄芩、龙胆草、栀子、茵陈、益元散；舌苔白厚而腻，津多，质淡，治宜芳香化湿或苦温燥湿法，芳香化湿多选藿香、佩兰、白豆蔻、石菖蒲，苦温燥湿多选苍术、厚朴、草果；舌苔白腻，津多，质淡，治宜淡渗利湿或宣肺化湿，淡渗利湿多选茯苓、猪苓、生薏苡仁、泽泻、车前子等，宣肺化湿多选桔梗、炒苦杏仁、枳壳等；若久湿不去，舌苔白滑而腻或稍厚，质淡，用通阳化湿法，多选通草、桂枝等。六法之中，可一法独用，或多法合用，应根据湿热偏重不同，灵活变通。

3. 利胆通腑

六腑以通为用，胆腑通畅可加速肝内毒邪清除。胆腑郁热可加速疾病进展，临床表现为高胆红素血症、胆囊炎、胆石症等，可见身目小便黄染、皮肤瘙痒、大便干结，药选茵陈、栀子、制大黄、金钱草、虎杖、枳壳、厚朴等以利胆通腑，同时需配伍凉血活血化瘀之品牡丹皮、赤芍、郁金等。临床常根据胆红素高低，茵陈可用至40~120g，赤芍可用至15~60g。

4. 用药有度谨防损伤脾胃

清热解毒药多性味苦寒，临床在运用解毒药物时可佐以茯苓、白术、陈皮、砂仁、大枣等健脾护胃，且应把握用药比例，以免过用苦寒而伤及脾胃。另外，芳香化浊之品易化燥伤阴，不可久用，以防伤阴耗气。

（四）治肝补肾，宜分阴阳

1. 滋补肝肾

肾主水，藏五脏六腑之精，脏腑组织的生长发育或再生修复和功能维持均有赖于肾所藏"脏腑之精"的滋养。肝肾同源，水旺能滋养肝木，从肾论治乃是肝病的治本之法。若肝病日久或过用辛燥，则易损阴液，劫伤肝阴，使肝络失养，日久累及于肾，可见面色黧黑，咽干口燥，五心烦热，头晕耳鸣，体倦乏力，腰膝酸软，舌质红绛少津，苔少或光剥无苔，脉弦细而数，治宜滋补肝肾，多选血肉有情之品醋鳖甲、龟甲，配合六味地黄丸、二至丸、一贯煎，药选生地、丹皮、山茱萸、女贞子、旱莲草、麦冬、枸杞子等。阴液不足，则虚热内生，若见腰膝酸软，眩晕耳鸣，男子阳强易举，遗精，女子经少经闭等症，热在肾，加知母、黄柏以滋阴泻火；若见头晕耳鸣，两目干涩，胁肋灼痛，心烦，急躁，失眠等症，热在肝，加焦栀子、夏枯草以泻肝火。但是养阴药多甘寒滋腻，易损伤脾胃，应灵活加减。

2. 温补肾阳

肾阳为一身阳气之根本，脏腑组织的功能活动全赖于肾阳的温煦。若病程日久或过用苦寒，则阳气易折，肾阳失于温煦，可见面色白，怯寒肢冷，阳痿滑精，舌质淡，苔白，脉沉等，治疗可选用淫羊藿、仙茅、肉苁蓉、巴戟天及血肉有情之品紫河车、鹿茸等温补肾阳。大便次数增多者以二神丸加干姜、肉桂化裁以补火助阳，酌加煨诃子、炙罂粟壳、乌梅炭涩肠止泻。"补肾生髓成肝"，实验研究亦表明，至少可通过影响神经－内分泌－免疫网络、骨髓干细胞转化为肝脏细胞和肝内环境（包括调控肝再生的细胞因子、肝内干/祖细胞）等多个途径或机制调控肝再生。

（五）药食同补，扶正固本

肝硬化患者，尤其是经济条件差的患者，大多病久体质羸瘦，正气不足。有条件的患者，我们常建议在服用中药的同时自备羊奶。《中药大辞典》记载：羊乳，性甘温，温润补虚，治虚劳羸弱、消渴、反胃、呃逆、口疮等；牛乳，甘，微寒，归心肺胃经，补虚损，益肺胃，养血，生津润燥，解毒，主治虚弱劳损，反胃噎膈，消渴，血虚便秘，气虚下痢，黄疸。可见，羊奶性甘温，较性甘微寒的牛奶，更适合正气虚损的肝硬化患者服用。许多患者在药食同补之后可以达到提高脾胃运化功能、改善或增强体质、提高血浆白蛋白的作用。

对于没条件喝羊奶的，我们也常嘱患者吃鸡蛋、喝牛奶加强营养，提高抵抗力。在食物调补方面，临床上常嘱患者平时可以在煮粥时放入怀山药、薏苡仁、枸杞子、黄芪、当归、人参等食用以调理脾胃，扶助正气，或服用乌龟、甲鱼、泥鳅、鲫鱼、紫河车等血肉有情之品以达维护肝阴的目的。

总之，肝炎后肝硬化是临床难治病症，应以活血化瘀为主线，健脾扶正贯穿始终，尤应重视补肾治肝之法，解毒驱邪尚需谨守法度，临床常多法合用，抑或有所侧重，应灵活变通，同时要加强营养，提高抵抗力。此外密切随访患者非常重要，一旦发现有结节增大超过 1cm，需复查增强 MRI 或 CT，检测肿瘤标志物，必要时行肝穿刺活组织检查等，有助于早期诊断肝癌。

五、医案拾萃

案一（自拟方散剂治疗早期肝硬化案）

张某，男，14 岁，1976 年 7 月 10 日初诊。

主诉：乏力、腹胀 9 月余。

现病史：9 个月前患者因出现恶寒发热，咽喉干痛，食欲缺乏，腹泻等症状到某医院住院，经过体检发现肝脏肿大，肝剑突下约 4.5cm、肋缘下约 1cm，质中等硬度，脾大，肋下约 7cm，肝脾均有压痛，诊断为"肝硬化"，住院治疗后发热已愈，但肝硬化门诊治疗 8 个月无效，病情逐渐加重。现症见脘腹撑胀，咽干口苦，食欲缺乏，全身无力，两胁疼痛，时有鼻衄，大便干结，小便黄少。

舌脉：舌质红，苔薄白，脉弦细而数。

体征：面色灰暗，两侧乳房增大，硬结如核桃大。肝大，在肋缘下 4.5cm，脾大，在肋下 7cm。

辅助检查：超声波：肝密集微波型，可见分隔波。白细胞 3.5×10^9/L，血小板 450×10^9/L。

西医诊断：早期肝硬化。

中医诊断：积聚，证属肝脾血瘀。

治法：益气活瘀，理气消积。

处方：当归 12g，郁金 12g，川芎 9g，延胡索 9g，醋鳖甲 30g，炮山甲 6g，大腹皮 12g，焦三仙各 21g，炒内金 6g，泽泻 9g，党参 24g，砂仁 12g，陈皮 12g，每日 1 剂，水煎服。

7月28日二诊：服上方18剂，腹胀、鼻衄稍好，食欲增进。用三枝汤每日1剂，配合三甲散45g，和肝散、清热解毒散各30g，一日3次，10天服完。

10月23日三诊：共服上方41天，双侧乳房硬结消失，食欲增进，大便不干，脾肋下3cm，脉弦细，舌苔薄白，质淡红。继续服用上药。

11月8日四诊：患者无特殊不适。肝上界在第6肋，下界在肋下0.5cm，剑突下2cm，质软。超声显示，肝区较密至密集微波型，脾厚3.5cm，在肋下0~2cm。谷丙转氨酶正常，麝香草酚絮状试验（–），麝香草酚浊度试验5U，总蛋白60g/L，白蛋白31g/L，球蛋白29g/L，血小板110×10^9/L，白细胞6.4×10^9/L。仍服上药。

12月20日五诊：症状消失，单用散剂巩固疗效。

按：本例患者两胁疼痛，面色灰暗，双侧乳房硬结为肝郁不疏，气滞血瘀之征象。肝失疏泄，脾胃结滞则脘腹胀满，食欲缺乏，疲乏无力。脉弦数，舌质红，大便干，小便黄，咽干口苦均为内热之象。故先以益气活瘀方加减，再以三枝汤清热解毒，三甲散、和肝散等软坚活瘀，收效颇佳。

三枝汤（自拟方）：嫩柳枝带叶1把，嫩小叶杨树枝、嫩核桃枝和嫩尖叶各30g，加水1000mL，煎余500mL，加蜂蜜或白糖调味，每日2次，每次3~4汤匙。

加味三甲散（自拟方）：醋鳖甲30g，炮山甲30g，炒内金30g，炒槟榔片30片，砂仁12g，番泻叶3g，研成细末。

清热解毒散（自拟方）：薄荷6g，防风9g，连翘9g，栀子9g，生大黄6g，金银花6g，紫花地丁6g，蒲公英9g，研成细末。

加味和肝散：全瓜蒌6g，片姜黄15g，广郁金15g，神曲15g，研成细末。

案二（肝肾阴虚兼血瘀案）

董某，男，40岁，1972年3月5日初诊。

主诉：间断两胁疼痛1年余。

现病史：患者于1964年患无黄疸型肝炎，反复不愈。1年前患者出现两胁疼痛，自感身热，腹胀纳呆，口渴，便干，头晕失眠，噩梦繁多等症，久治不愈。

舌脉：舌质暗红，无苔，脉弦细而数。

查体：发育正常，营养中等，神志清楚，检查合作，巩膜皮肤无黄染。胸前、手、臂、面部有蜘蛛痣。腹部平坦，腹壁柔软。肝大在肋下 2cm，质硬，边缘光滑而钝，脾大在肋下 1.5cm。

辅助检查：肝功能：总蛋白 66g/L，白蛋白 33g/L，球蛋白 33g/L，脑磷脂胆固醇絮状试验（+++），谷丙转氨酶 490U/L（正常值 40~80U/L）。超声波：密集微小复波，偶尔见分隔波。

西医诊断：早期肝硬化。

中医诊断：积聚，证属肝肾阴虚兼血瘀型。

治法：滋补肝肾，兼以益气活瘀。

处方：辽沙参 30g，寸麦冬 15g，怀生地黄 24g，西枸杞 21g，川楝子 12g，怀山药 30g，当归 15g，川郁金 15g，醋鳖甲 30g，茵陈 15g，败酱草 21g，潞党参 21g，甘草 3g，广陈皮 12g，夜交藤 30g，每日 1 剂，水煎服。

3 月 25 日二诊：服上方 18 剂后，头晕、多梦消失，胁痛纳呆好转，腹胀加重。上方加广砂仁 9g，炒莱菔子 21g，继续服用。

4 月 7 日三诊：服上方 10 剂，腹胀消失，肝脾大小同前，舌质淡红，苔薄白。此时应以软坚活瘀为主，兼以养阴解毒。方用：当归 21g，杭白芍 30g，炒鳖甲 45g，川芎 3g，郁金 21g，延胡索 15g，茵陈 21g，败酱草 30g，阿胶（烊化）9g，女贞子 21g，旱莲草 21g，泽兰 12g，太子参 30g，怀生地黄 15g，广陈皮 15g，鸡内金 12g，粉甘草 6g，每日 1 剂，水煎服。

6 月 5 日四诊：上方共服 50 剂，诸症已去，舌质转淡红，脉弦细有力。肝在肋下 1cm，脾侧卧触及。总蛋白 68g/L，白蛋白 46g/L，球蛋白 22g/L，脑磷脂胆固醇絮状试验（-），谷丙转氨酶 104U/L。肝波为较密至密集微波。

按：本例以辽沙参、寸麦冬、怀生地黄、枸杞子、白芍、鳖甲滋养肝肾之阴；党参益气；当归、郁金软坚活瘀通络；阴虚生内热，故以茵陈、败酱草清肝泄热；待阴虚稍复，再以活瘀为先，滋阴为本，肝肾同补，三诊后肝功能稳定，蛋白正常，肝脾回收。

案三（芳化清热利湿退热案）

任某，男，27 岁，1971 年 1 月 15 日初诊。

主诉：两胁痛、腹满撑胀 2 个月。

现病史：2个月前患者出现头痛发热，不思饮食，疲乏无力，按感冒治疗月余无效，又在当地医院检查肝功能，发现肝脏有明显损伤，诊断为"肝炎"。又到某医院检查肝功能：谷丙转氨酶 400U/L 以上（正常 40~80U/L），肝在肋下 5cm，脾在肋下 1cm，质中硬，诊断为"肝硬化活动期"，治疗不效。于 1971 年 1 月 15 日来本院治疗，现仍有两胁疼痛，胸脘痞闷，恶心、嗳气，口苦、口黏，食欲极差，四肢无力，小便发黄。

舌脉：舌质红，苔黄厚而腻，脉弦细而数。

查体：发育正常，营养一般，面色微黄。心肺（−），肝大在肋下 5cm，脾大在肋下 1cm，体温 37.8℃。

辅助检查：肝功能：谷丙转氨酶 410U/L，谷草转氨酶 300U/L，脑磷脂胆固醇絮状试验（++++），总蛋白 68g/L，白蛋白 34g/L，球蛋白 34g/L。

西医诊断：肝硬化活动期。

中医诊断：积聚，证属湿热蕴结型。

治法：芳香化浊，清热利湿。

方药：藿香 9g，佩兰 12g，白豆蔻 12g，厚朴 9g，滑石 30g，黄芩 9g，龙胆草 15g，茵陈 15g，金银花 12g，板蓝根 30g，败酱草 30g，生代赭石 15g，旋覆花（包煎）9g，半夏 9g，竹茹 15g，每日 1 剂，水煎服。

1 月 21 日二诊：上方服 6 剂，恶心、口苦口黏、胸脘痞闷消失，黄苔明显消退，低热好转，饮食增加，湿热现象渐去，宜益气活瘀、软坚、清热解毒之法。方用：当归 15g，郁金 15g，鳖甲 30g，延胡索 15g，川芎 9g，金银花 24g，茵陈 15g，败酱草 30g，板蓝根 30g，太子参 30g，陈皮 15g，软柴胡 12g，白芍 21g，焦三仙各 15g，每日 1 剂，水煎服。

2 月 26 日三诊：上方服 22 剂，上述症状好转，出现大便稀，日 2 次。谷丙转氨酶 70U/L，谷草转氨酶 60U/L，脑磷脂胆固醇絮状试验（++），总蛋白 66g/L，白蛋白 36g/L，球蛋白 30g/L。宜益气健脾、软坚活瘀之法，方用：黄芪 30g，党参 30g，茯苓 15g，白术 15g，山药 15g，鳖甲 30g，当归 21g，郁金 15g，川芎 6g，延胡索 15g，陈皮 15g，焦三仙各 12g，茵陈 15g，甘草 3g，每日 1 剂，水煎服。

3 月 26 日四诊：上方服 26 剂，两胁疼痛、腹胀满均解除，疲乏好转，大便正常，面色变红，但有口干烦渴，脉弦稍数，舌质薄少，质红。此为阴虚内热之象，宜益气活瘀、滋补肝肾之法，方用：黄芪15g，党参30g，当归15g，鳖甲30g，龟甲15g，川芎6g，白术12g，茯苓15g，山药15g，枸杞子15g，何首乌15g，沙参18g，生地黄21g，陈皮15g，菊花12g，焦三仙各12g，每日1剂，水煎服。

4月28日五诊：上方服28剂，一切症状消失，肝肋下可触及，脾肋下侧卧可触及。黄疸指数4μmol/L，谷丙转氨酶20U/L，谷草转氨酶30U/L，脑磷脂胆固醇絮状试验（+），总蛋白66g/L，白蛋白44g/L，球蛋白22g/L，白细胞7.1×10^9/L。

按：本案肝硬化活动期，为湿热蕴结兼血瘀所致。初治以清热化湿为主，故用佩兰、白豆蔻芳香化浊；茵陈、败酱草、龙胆草、黄芩、金银花、板蓝根清热解毒；旋覆花、代赭石、半夏、竹茹降逆止呕，待湿热现象消失，即可改用益气软坚、活血化瘀，佐以清热解毒之品，以改善肝功能，纠正蛋白比例，缩小肝脾肿大。在后一阶段患者曾出现口干、口渴、舌质红等虚热之象，将治则调为益气健脾、活瘀软坚、滋阴清热，加入生地黄、沙参等药，使阴虚已复，虚热尽除。本案四步分治，早期湿热为患，急则治标，清化湿热；湿热待尽，益气活瘀为本，佐以清热，防湿热死灰复燃；湿热尽除，补虚之力加大，注意化火伤津，后以活血滋阴收工。

案四（血瘀脾虚案）

王某，女，39岁，2011年3月15日初诊。

主诉：发现HBV感染20年，伴两胁疼痛乏力15天。

现病史：患者20年前体检发现HBV感染，4年前产后查肝功能示谷丙转氨酶轻度升高，未予治疗。1年前复查谷丙转氨酶仍高，乙肝五项检查示HBsAg、HBeAg、HBcAb阳性，HBV–DNA 7.43×10^6U/mL，予干扰素治疗4个月，因不能耐受药物不良反应而自行停药，后间断口服护肝药物。近半个月来因两胁疼痛，乏力，故来求诊，现症：两胁疼痛，纳差腹胀，大便稀溏，3~4次/天，小便正常，四肢乏力，面色淡黄无光泽，情绪低落，形体较瘦。

舌脉：舌苔薄白，舌质淡暗，脉弦涩。

辅助检查：肝功能示：谷丙转氨酶（ALT）133U/L，谷草转氨酶（AST）

100U/L，总胆红素（TBIL）17.3μmol/L。乙肝五项示 HBsAg、HBeAg、HBcAg 阳性，HBV-DNA 7.35×10^{6}U/mL。血常规示白细胞（WBC）3.5×10^9/L，血小板（PLT）86×10^9/L，血红蛋白（HGB）142g/L。腹部彩超示：肝硬化，慢性胆囊炎，脾厚53mm，长134mm，门静脉内径13.2mm。

西医诊断：乙型肝炎后肝硬化。

中医诊断：肝积，证属血瘀脾虚型。

治法：活血化瘀，益气健脾。

方药：当归 15g，郁金 15g，川芎 15g，炮山甲 6g，党参 30g，茯苓 30g，炒白术 30g，陈皮 15g，砂仁 10g，烫水蛭 10g，厚朴 15g，枳壳 15g，佛手 15g，炒山药 30g，苍术 15g，炒薏仁 30g，柴胡 12g，每日 1 剂，水煎服。

西药给予抗病毒药物阿德福韦酯 10mg/ 次，1 次 / 天，口服。

3 月 22 日二诊：服上方 7 剂后，患者精神好转，两胁痛稍轻，大便稀溏无改善。守原方加延胡索 20g，藿香 12g，白芷 8g，苏梗 12g，半夏 9g。

4 月 1 日三诊：继服 7 剂，患者胁痛减轻，大便次数减少，日一次，仍溏，舌苔薄白，质淡，效不更方。

6 月 18 日四诊：守方服用 2 个多月，患者精神明显好转，面有光泽，两胁痛消失，大便正常，体重增加 2kg。查肝功能、血常规正常。乙肝五项：HBsAg、HBeAb、HBcAb 阳性，HBV-DNA 阴性。腹部彩超：肝实质轻度弥漫性回声改变，门静脉内径 11mm，脾脏厚 44mm，长 126mm。中西药继前服用。

8 月 25 日五诊：患者无明显不适，守上方加用黄芪、香附、丝瓜络、王不留行。

10 月 26 日六诊：患者无不适，复查肝功能稳定，乙肝五项示 HBsAg、HBeAb、HBcAb 阳性，HBV-DNA 阴性。腹部彩超：肝脏轻度弥漫性损伤，脾脏厚 34mm，长 119mm。嘱守上方间断服药，阿德福韦酯 10mg/ 次，1 次 / 天，继服。

按：肝硬化、门静脉高压、脾大可归属于中医学的"肝积"范畴。"肝积"一词最早见于《难经》"肝之积，名曰肥气"。王叔和《脉经》云："诊得肝积，脉弦而细，两胁下痛，邪走心下……"乙型肝炎后肝硬化病机多为湿热毒邪清除不彻，正虚邪恋，脉络阻塞，肝脾血瘀，日久结为积块，病位在肝，累及脾肾，治宜益气扶正、活血化瘀为大法，自拟"活瘀健脾理气方"。其方组成为当归、郁金、川芎、炮山甲、醋鳖甲、水蛭、党参、茯苓、炒白术、陈皮、砂仁、厚朴、枳壳、佛手、鸡内金、炒麦芽。此方之妙在于使用活血化瘀药物同时，体现了"活血注重养血，活血注重散结通络，活血注重益气，健脾注重理气消积"的辨治理念。本案肝病日久，肝病传脾，脾虚湿盛，故见大便稀溏，形体消瘦，初用活血化瘀药配伍党参、云茯苓、山药、薏苡仁、白术健脾益气，患者大便稀溏改善不明显，加用藿香正气散后大便明显好转，恰合"健脾不如运脾，运脾不如燥湿"之法。肝硬化并门静脉高压时，肠道充血水肿，用藿香正气散健脾燥湿常显奇效，对于大便次数过多者，可加用乌梅炭、煨诃子、炙米壳等涩肠止泻。本案辨证准确，用药精当，配伍核苷（酸）类似物抗病毒治疗，脾脏明显回缩，肝纤维化得以改善，取得了较好疗效。

案五（血瘀湿热案）

何某，男，57岁，2007年7月31日初诊。

主诉：两胁疼痛伴食欲不振1年余。

现病史：患者有乙肝家族史，1年前患者饮酒后出现食欲不振，纳差，两胁疼痛，乏力，检查发现HBV感染，肝转氨酶升高，脾脏肿大，当地给予口服中药治疗（具体用药不详）1年后转氨酶降至正常，停药1个月后复查肝转氨酶再次升高，故来门诊治疗。现症：面色淡黄，口苦，口黏，两胁及后背疼痛，齿衄，四肢困倦，食欲不振，小便黄，大便不畅。

舌脉：舌质暗，苔黄厚腻，脉弦滑。

辅助检查：肝功能示：总胆红素（TBIL）27.8μmol/L，直接胆红素（DBIL）9.3μmol/L，总蛋白（TP）78.2g/L，白蛋白（ALB）32.3g/L，谷丙转氨酶（ALT）158U/L，谷草转氨酶（AST）180U/L，碱性磷酸酶（ALP）118U/L，谷氨酰转肽酶（GGT）128U/L，甲胎蛋白（AFP）26.3ng/mL。乙肝五项示HBsAg、HBeAb、HBcAb阳性，HBV-DNA 7.85×10^4 U/mL。腹部彩超示：肝硬化伴多发小结节，脾脏厚46.2mm，长132mm，门静脉内径12.7mm，胆囊99mm×45mm。

西医诊断：乙型肝炎后肝硬化。

中医诊断：肝积，证属血瘀兼湿热型。

治法：活血化瘀，益气健脾，芳香化湿，清热利胆。

处方：藿香 12g，佩兰 15g，白蔻仁 10g，生薏仁 30g，黄芩 12g，茵陈 30g，白茅根 30g，柴胡 15g，丹参 30g，郁金 15g，川芎 15g，炮山甲 10g，茯苓 30g，炒白术 30g，陈皮 15g，泽泻 15g，大腹皮 15g，厚朴 15g，枳壳 15g，香橼 12g，桑寄生 30g，党参 30g，7 剂，水煎服，每日 1 剂。

西药给以阿德福韦酯胶囊 10 mg/次，1 次/天，口服抗病毒。

8 月 7 日二诊：服上方 7 剂后，患者诉口苦口黏减轻，饮食有所增加，精神好转，两胁疼痛减轻，大便仍溏，舌苔厚腻稍减。守上方加金钱草 30g，苍术 15g 继服。

9 月 1 日三诊：又服 20 余剂，患者口苦口黏消失，饮食正常，两胁疼痛明显减轻，大便仍不成形，舌苔薄白，舌质淡红，脉弦滑。守原方去藿香、佩兰、黄芩、白蔻仁，加砂仁 10g，苍术 20g，金钱草 30g，鸡内金 12g，当归 20g，生姜 3 片，大枣 5 枚，继服。

10 月 27 日四诊：守方服用 60 余剂后复诊，患者口苦口黏消失，两胁隐痛，复查肝功能：TBIL 11.5 μmol/L，DBIL 4.6 μmol/L，TP 85g/L，ALB 46g/L，ALT 34U/L，AST 45U/L，GGT 58U/L。乙肝五项：HBsAg、HBeAg、HBcAb 阳性。腹部彩超：脾脏厚 36mm，长 107mm，肝内回声粗大，未发现小结节，门静脉内径 12mm。守上方加用鳖甲、水蛭、炒山药、葛根等，继服。

2008 年 1 月 25 日五诊：间断服上方 15 剂后，患者无不适，精神好转，面有光泽，胁痛、后背痛基本消失，饮食如常，舌苔薄白，舌质淡红。复查肝功能正常。乙肝五项：HBsAg、HBeAg、HBcAb 阳性，HBV–DNA 转阴。腹部彩超：肝实质弥漫性回声改变，胆囊壁毛糙，脾脏厚 30mm，长 90mm，门静脉内径 12mm。中药改间断口服，加服扶正化瘀胶囊，无不适症状，继予阿德福韦酯巩固治疗。

2 年后再次复诊，病情稳定。

按：《金匮要略·黄疸病脉证并治》曰："黄家所得，从湿得之。"《张氏医通》指出："诸黄虽多湿热，然经脉久病，不无瘀血阻滞也。"乙型肝炎后肝硬化，肝脾血瘀是病机关键，湿热毒邪留于肝络是发病基础，同时也是重要的致病因素，故在运用活血化瘀、健脾理气药物治疗的同时，宜配伍清热解毒利湿、利胆通腑之品。我们在研读薛生白《湿热病篇》的基础上，结合自身的临证经验，归纳出"清热利湿、芳香化湿、苦温燥湿、淡渗利湿、宣肺化湿和通阳化湿"六种化湿法，临床常一法独用或诸法并使。本案患者感邪日久，久病入络，气滞血瘀，加之饮酒，湿热蕴结，故在活血化瘀治法基础上加用芳香化湿、清热利湿之品，然清热利湿药物味苦性寒，易伤及脾胃，芳香化湿药味辛性温，易耗伤阴液，故应中病即止。方选藿香、佩兰、白蔻仁、生薏苡仁芳香化湿，茵陈、黄芩清热利湿，茯苓、白术、陈皮、砂仁、泽泻、大腹皮、厚朴、枳壳、香橼理气健脾化湿，湿去则热无所附。取金钱草利胆通腑泻热，白茅根微散其热而不致伤及脾胃且疗齿衄。待湿热消退后重用当归、醋鳖甲、丹参、郁金、川芎、穿山甲、水蛭以活血化瘀、软坚散结。当归味甘性辛而温，质润，故湿热不退不可选用，鳖甲滋腻，腻脾碍胃，可助湿敛邪，宜待湿热消退后方可选用。

案六（血瘀阴虚案）

范某，女，52 岁，2007 年 3 月 15 日初诊。

主诉：两胁隐痛伴齿鼻衄血半年余。

现病史：患者既往有慢性胃炎、胃溃疡病史多年，20 年前发现 HBV 感染，肝功能时有波动，曾服中西药保肝治疗，病情一度好转。近半年来，患者自觉两胁疼痛逐渐加重，齿鼻衄血，故来求诊。现症：精神萎靡不振，乏力，两胁隐痛，时有反酸、烧心，口干、口渴，胃脘胀满，齿鼻衄血，大便不畅，小便黄。

舌脉：舌质红绛，苔少有裂纹，脉弦细而涩。

查体：面颈部可见赤丝红缕，可见肝掌、蜘蛛痣。

辅助检查：肝功能示：总胆红素（TBIL）27.5 μmol/L，直接胆红素（DBIL）6.7 μmol/L，总蛋白（TP）78g/L，白蛋白（ALB）32g/L，球蛋白（GLO）46g/L，谷丙转氨酶（ALT）67U/L，谷草转氨酶（AST）54U/L，碱性磷酸酶（ALP）127U/L，谷氨酰转肽酶（GGT）56U/L。乙肝五项：HBsAg、HBeAg、HBcAb 阳性，HBV-DNA 1.43×10^5 U/mL。自免肝全套检查阴性。腹部彩超：肝硬化伴多发结节，脾脏厚 46mm，长 131mm，肝源性胆囊炎。

西医诊断：乙型肝炎后肝硬化。

中医诊断：肝积，证属肝肾阴虚、肝胃不和型。

治法：益气活血养阴，和胃制酸。

处方：当归15g，郁金15g，炮山甲6g，吴茱萸3g，黄连6g，半夏9g，瓦楞子30g，甘草6g，石斛20g，麦冬20g，女贞子15g，墨旱莲15g，白茅根30g，藕节30g，党参30g，醋鳖甲15g，枳壳15g，水蛭10g，厚朴15g，青黛12g，每日1剂，水煎服。

西药给予阿德福韦酯10mg/次，1次/天，口服。

3月22日二诊：服药7剂后，患者吐酸、烧心及鼻衄症状减轻，口干缓解不明显，胃脘隐痛，守上方去女贞子、墨旱莲，加香附15g，高良姜3g，陈皮10g，砂仁6g，茯苓30g，白术30g，天花粉12g。

4月13日三诊：服药20剂后，患者精神好转，反酸、烧心及胃脘痛消失，口干不明显，鼻衄减少，两胁痛减轻，小便色淡，面部红丝减少，肝掌减轻。方用：当归15g，郁金15g，川芎10g，炮山甲6g，醋鳖甲15g，龟甲15g，女贞子15g，墨旱莲15g，枸杞子15g，党参30g，茯苓30g，炒白术30g，陈皮10g，砂仁6g，炒内金12g，炒麦芽30g，枳壳15g，厚朴15g，麦冬20g，石斛20g，继服，其间曾加用丝瓜络、王不留行、延胡索、藕节等药。

5月25日复诊：守上方服30余剂后，诉两胁痛及鼻衄消失，面部血缕、耳背胸颈蜘蛛痣色泽变淡，数量减少，精神如常，纳食可，二便调。复查肝功正常，HBV-DNA阴性。腹部彩超：肝内结节消失，脾脏厚38mm，长112mm。效不更方。

9月20日复诊：守方继服6月余，患者无不适，复查肝功能正常，腹部彩超示肝内弥漫性损伤，脾脏大小正常。予改用扶正化瘀胶囊联合阿德福韦酯巩固治疗。

1年后随访病情稳定。

按：本案患者具有乙型肝炎病史多年，湿热之邪清除不彻，伏于肝络，营血煎熬成瘀，肝络失养，日久累及于肾，导致肝肾阴虚，故见咽干口燥，舌红，苔少有裂纹，治疗上应以滋补肝肾为大法，兼以凉血止血、活瘀通络。肝肾同源，水能涵木，临证要"补肝不忘滋肾"，用药可在一贯煎基础上，配伍二至九加减变化，并配以龟甲、鳖甲等血肉有情之品，因龟甲通心入肾以滋阴，鳖甲走肝益肾以除热，使肝肾得养，虚热得清，而阴津自复。患者素有胃疾，初诊用药后胃脘隐痛，虑其养阴药性味寒凉，易伤及脾胃，故复诊时去女贞子、墨旱莲，加用香附、高良姜、陈皮、砂仁等温中健脾、散寒止痛。待脾胃功能恢复后，再投以养阴滋补肝肾之品，避免寒凉太过而伤及胃阳。本例兼见鼻齿衄血，此系血热未清、瘀血阻络而致，临床选用白茅根、藕节、青黛3味联用常获奇效。待肝肾阴虚得补，脾胃功能恢复，继予活血化瘀、益气健脾药物，肝内瘀血结块逐渐消除。

案七（肝硬化合并上消化道出血案）

李某，男，52岁，2018年9月20日初诊。

患者有乙肝肝硬化失代偿期病史8年，4年前曾出现轻度肝昏迷，平素口服恩替卡韦抗病毒药物治疗。2018年7月因黑便伴右胁不适、腹胀、乏力、头晕等症状，住院于某三甲医院，查血常规：血白细胞（WBC）2.7×10^9/L，血红细胞（RBC）2.65×10^{12}/L，血红蛋白（Hb）57g/L，血小板（PLT）71×10^9/L；肝功能：总胆红素（TBIL）11.4μmol/L，直接胆红素（DBIL）3.6μmol/L，总蛋白（TP）49g/L，白蛋白（ALB）26.7g/L，谷丙转氨酶（ALT）11.7 U/L，谷草转氨酶（AST）16.9 U/L；凝血功能：凝血酶原时间（PT）13.6s；腹部彩超提示：肝硬化，脾大，腹水；胃镜示：食管静脉曲张（重度，Lm，F3，CB，RC++，E-），胃底静脉曲张，门脉高压性胃病（胃体黏膜糜烂，余黏膜水肿充血，十二指肠降段以下可见鲜红色血水）；胃、十二指肠、肠系膜上下动脉造影联合灌注术示：血管造影充血可，血管走行可，未见异常血管分支血管团影，未见造影剂溢出。西医诊断为"乙肝肝硬化失代偿期；脾大并脾亢；上消化道出血并重度失血性贫血"，给予基础抗病毒及保肝治疗预防肝硬化进一步发展，质子泵抑制药（PPI）类药物抑酸护胃，生长抑素类药物联合口服β-受体阻滞药降低门静脉压力，抗生素预防感染，间断配合止血药物及输血治疗。内科规范治疗50余天，持续性黑便症状未见改善。患者肝功能Child-Pugh分级为B级，既往有肝性脑病病史，现胃部黏膜呈广泛糜烂性改变，经会诊，不支持内镜下硬化及套扎治疗，经颈静脉肝内门-体静脉支架分流术（TIPS）及外科脾切除-断流手术风险大且预后差，于2018年9月转至本院消化科住院治疗，继续西医内科规范治疗，同时中医以益气健脾、养血止血为治则，方用归脾汤加减。处方：黄芪15g，陈皮15g，炒白术30g，茯苓30g，炒麦芽30g，小蓟30g，仙鹤草 30g，鸡内金 20g，海螵蛸 20g，当归 10g，阿胶 10g，砂仁 10g，厚朴 10g，枳壳 10g，白及 12g，儿茶 2g，三七粉（冲服）3g，每日 1 剂，水煎服。治疗 2 周，疗效不佳，遂请我会诊。

诊见：患者神志清，精神差，面色萎黄无光泽，右胁不适，脘腹胀满，疲乏无力，头晕，纳差，眠可，大便色黑呈柏油样，成形质稀，每天 1 次，小便可。

舌脉：舌质淡红，苔白厚腻，脉弦细。

查体：腹部膨隆，形体消瘦，腹部叩诊移动性浊音阳性，肝浊音界缩小，脾大平脐，下肢轻度浮肿。

中医诊断：血证，肝积，臌胀，属气虚血溢型。

治法：收敛止血，益气健脾。

处方：炭剂合四君子汤加减。

茜草炭 18g，海螵蛸 30g，荆芥炭 12g，地榆炭 10g，大黄炭 10g，煅花蕊石 10g，陈皮 10g，白及 15g，仙鹤草 15g，党参 15g，茯苓 15g，炒白术 15g，三七粉（冲）3g，每日 1 剂，水煎服。

9 月 27 日二诊：诉服药 2 剂后大便即转黄，现服药 7 剂毕，精神明显好转，纳眠可，舌脉同前。效不更方。

10 月 4 日三诊：大便未再转黑，面色淡黄，右胁不适、乏力、头晕减轻，仍有腹胀，苔白厚腻，脉同前，出院至门诊继续中西医结合治疗。中药加强健脾化湿之效，原方加佩兰 10g、薏苡仁 30g、山药 15g、枳壳 6g，联合口服恩替卡韦分散片抗病毒、埃索美拉唑抑制胃酸、盐酸普萘洛尔片降低门静脉高压、螺内酯和呋塞米片利尿。

11 月 4 日四诊：神志清，精神可，余症减轻，仍腹胀，纳眠可，二便调。舌质淡，苔白腻，脉弦细。复查血常规：WBC 3.8×10^9/L，RBC 3.97×10^{12}/L，Hb 112g/L，PLT 98×10^9/L；肝功能：TBIL 11.4μmol/L，DBIL 3.6μmol/L，TP 69.4g/L，ALB 40.1g/L，ALT 12.8U/L，AST 22.8U/L。患者出血症状已控制，仍有腹水，守上方去荆芥炭，加人参 5g，泽泻 15g，车前子（包煎）30g，大腹皮 30g，茯苓皮 30g，以增强健脾利水之功，西药停服埃索美拉唑。

后定期至门诊调整用药，中药逐渐减大黄炭、地榆炭、茜草炭，加健脾化湿、行气利水的药物，如白豆蔻 6g、厚朴 9g、冬瓜皮 30g 等，随访至今，病情稳定。

按：乙肝肝硬化合并的上消化道出血可分为急性和慢性，急性出血以呕血为主要临床表现，多由血管破裂导致；慢性出血以黑便为主，多由血管扩张和（或）胃肠道黏膜糜烂性渗血导致。本案患者发病机制为肝硬化失代偿期门静脉压力显著升高，使胃黏膜充血、水肿，导致黏膜缺血缺氧，黏液生成和分泌受损，黏膜屏障作用被破坏后易受到各种攻击因子破坏胃黏膜，进而造成黏膜糜烂性渗血，也称为门脉高压性胃病。西医治疗主要包括药物治疗（基础抗病毒及保肝、PPI 类药物抑酸护胃、生长抑素类药物联合口服 β 受体阻滞药降低门静脉压力、抗生素预防感染）、内镜治疗（内镜下曲张静脉套扎术、硬化剂注射治疗）、介入治疗（经颈静脉肝内门 - 体静脉分流术）、外科手术（脾切除 - 断流、肝移植）等。本患者经西医内科规范治疗无效，又难以应用其他治疗手段。

本案属中医血证、便血等范畴，患者面色萎黄无光，腹胀乏力，纳少，辨为脾胃虚弱证，舌淡苔白厚腻，一派脾虚湿盛之象，久病体虚伤及正气，加之长期慢性失血，以致气血不足。"脾为后天之本，气血生化之源"，故前方中予陈皮、砂仁、厚朴、枳壳、鸡内金、炒麦芽等健运脾胃；黄芪、白术补脾益气；当归、阿胶滋阴养血；联合止血药物。辨证准确，然患者服药 2 周，不效，何也？我们认为当以"急则治标，缓则治本"为原则，采用"塞因塞用"之法，以炭为涩，以补为开。方中先以大量炭剂，服用后广泛"涩"于黏膜的表面，形成一层保护膜，有助于糜烂面的愈合；且荆芥炭凉血，地榆炭解毒，大黄炭通腑，茜草炭通经，四炭合用，凉血解毒以消炎，疏经通腑以防淤塞。同时运用大量止血药，白及、仙鹤草、海螵蛸、煅花蕊石收敛止血，白及还可消肿生肌，仙鹤草可补虚，海螵蛸还可制酸，煅花蕊石还可化瘀，配合化瘀止血之三七粉，以达"止血不留瘀，化瘀不伤正"之效。再以四君子汤为底补益脾胃之气，推动气血生化的同时，还可"托"运药物充分行于体内，药尽用而效自达，又加单味陈皮以理气健脾燥湿，药轻量微，既可达到基本健脾化湿之效，又不至补气理气太过。患者肝积日久，体内湿、热、瘀邪阻滞，以致腑气不通，腹水停滞，然长期处于出血状态，胃肠道黏膜较脆弱，推动太过恐加重出血，故不宜急健以利水，不宜峻理以通腑，不宜大补以温阳。所以治疗先以止血为上，后以徐徐健脾方为上策。现代研究证明，炭药止血的作用机制是多方面的：炭素表面粗糙，与血液接触后，可使血浆中凝血因子增多，促进血液凝固，还可引起血管收缩，有助于止血；制炭还可使药物中的有效止血成分发生变化，如植物中含有的鞣质，能与蛋白质结合形成大分子物质，在血管破损处形成硬块阻止血液外流，还能收缩微血管。有研究证实，槐米、茜草、荆芥等药物经制炭后鞣质含量明显高于制炭前，大黄素甲醚、大黄酚、儿茶素、没食子酸、黄酮等具有止血作用的成分，经制炭后含量均较前增加；制炭后产生的可溶性钙离子也能促进血液凝固，缩短凝血时间，产生止血效果；在高温制炭下还可改变微量元素存在的状态，使药材组织部分破坏，易于溶出，增强了止血功能。故在二诊守方巩固止血，待出血控制后，四诊开始逐渐在原方基础上减少炭剂，并加强健脾化湿、行气利水用药，以改善体质。患者脾虚湿盛为本，出血为标，在急性出血期，运用大量炭剂及止血药，以求短期内控制出血，辅以少量补气药，推动气血生化的同时，使药物充分吸收，切不可大量使用理气通腑药物，以免促进胃肠道蠕动太过，加重出血。待止血后，逐渐加用健脾化湿药物，促进脾胃运化以扶正，而后再健脾行气利水以祛邪，充分体现了"急则治标，缓则治本"的治疗原则。标本兼治，步步为营，卓有成效。

案八（肝硬化合并门脉高压性胃病案）

患者，女，53 岁，2020 年 12 月 30 日初诊。

主诉：间断右胁不适 5 年余，加重 1 个月。

现病史：患者乙肝肝硬化、糜烂性胃炎、反流性食管炎病史，5 年前因上消化道出血行脾脏切除术，此后间断右胁不适，伴后背疼痛，1 个月前患者自觉症状加重，故来求诊。现症见：右胁不适，后背疼痛，饮食不当时胃脘部疼痛，痞满，恶心，泛酸烧心，纳可，眠差，入睡困难，多梦易醒，晨起口干、口苦、口黏，平素大便干结，3~4 日一行。

舌脉：舌质暗红，苔黄厚浊，脉沉弦。

辅助检查：血常规：WBC 2.9×10^9/L，RBC 4.08×10^{12}/L，HGB 111g/L，PLT 113×10^9/L；尿常规：白细胞（±），肝功能：ALB 38.9g/L，余无异常；乙肝五项：HBsAb、HBeAb、HBcAb 阳性，HBV-DNA 无异常，AFP：3.1ng/mL；

肝胆脾胰彩超提示：①肝硬化；②胆囊壁毛糙。

西医诊断：①乙肝肝硬化；②脾切术后；③糜烂性胃炎；④反流性食管炎。

中医诊断：肝积，胃痞，证属血瘀兼湿浊、肝胃不和型。

治法：益气活瘀健脾，化湿和胃制酸。

处方：吴茱萸 3g，黄连 6g，香附 20g，高良姜 3g，白及 6g，浙贝母 9g，煅瓦楞子 30g，甘草 6g，陈皮 12g，清半夏 12g，茯苓 30g，炒白术 30g，竹茹 20g，泽泻 15g，大腹皮 12g，生薏仁 30g，白豆蔻 9g，三七粉（冲服）3g，丹参 20g，郁金 6g，川芎 12g，烫水蛭 6g，生晒参 5g，党参 10g，炒内金 12g，合欢皮 15g，首乌藤 30g，炒枣仁 15g，桑寄生 30g，每日 1 剂，水煎服。

二诊：服上方 14 剂后，右胁不适消失，烧心、泛酸减轻，偶有口苦，胃脘疼痛消失，痞满减轻，饥饿时心慌、出汗，大便正常，精神好转，仍有后背不适，恶心，舌苔白，舌质淡，脉弦细。守标方加生晒参为 8g。

三诊：服上方 20 剂，诸症减轻，胃痞满消失，睡眠明显好转，偶见烧心，恶心，无口干口苦，视物模糊，偶有心慌，大便正常，饮食正常，颈部僵硬不适，舌淡暗苔白厚，脉弦细。复查血常规：WBC 3.9×10^9/L，RBC 4.22×10^{12}/L，HGB 116g/L，PLT 134×10^9/L；尿常规：隐血（+）；肝功能：TBIL 16.8 μmol/L，DBIL 3.9 μmol/L，TP 70.5g/L，ALB 38.4g/L，ALT 17.9U/L，AST 31.1U/L；AFP 3.2ng/mL；复查彩超提示：①肝实质回声弥漫性改变；②门静脉海绵样变；③胆囊壁毛糙。守上方去炒酸枣仁、首乌藤，改生薏苡仁为炒薏苡仁 30g，加葛根 15g，炒山药 30g，20 剂水煎服。

随访患者病情稳定，无明显自觉症状，间断服用中药巩固治疗。

按：本案系肝硬化合并门脉高压性胃病，肝硬化失代偿期合并门脉高压所引起的胃黏膜病变称为门脉高压性胃病，患者上消化道出血后行脾脏切除术，故化瘀药应减味减量，慎用性味猛烈破瘀之品，药选三七粉、白及、丹参、郁金、川芎、水蛭以收敛止血、化瘀通络，其中三七粉、白及又可修复糜烂的胃黏膜。化瘀必益气，气盛血易通，故配伍生晒参、党参补气健脾，以加强活血化瘀之力。初诊时患者胃脘疼痛，泛酸，烧心，恶心，口苦、口黏，舌苔黄厚浊，属肝胃不和兼湿浊之证，故以香附、高良姜行气温胃止痛，吴茱萸、黄连、煅瓦楞子、炙甘草和胃制酸，陈皮、半夏、茯苓、竹茹、白术、泽泻、大腹皮、白豆蔻、生薏苡仁健脾和胃化湿祛浊，辨证准确，病机合拍，故复诊时诸症减轻，后随症加减用药，取得良好疗效。

案九（肝硬化合并门静脉血栓案）

曹某，男，42 岁，2006 年 10 月 26 日初诊。

主诉：腹胀伴低热不退 15 天。

现病史：患者乙肝病毒感染 18 年，1 年前因饮食不慎出现呕血、黑便，住院诊断为"肝硬化伴脾功能亢进、门静脉高压、上消化道出血"，经对症治疗病情稳定后出院。1 个月前查胃镜显示：食道静脉重度曲张，胃体、胃窦部轻度糜烂，血常规示血小板白细胞降低，住院行"脾切除术"。术后两周因腹胀、低热不退，来门诊求治，症见：腹部膨隆，胃脘隐痛，低热（37.2~37.6℃），午后为甚，纳食减少，泛酸，烧心，嗳气，小便不利，形体消瘦，面色晦黯。

舌脉：舌质黯红，有瘀斑，脉弦细涩。

查体：腹水征（＋），肝脏肋下未触及，下肢轻度浮肿。

辅助检查；彩超示：肝硬化伴少量腹水，门静脉高压，门静脉主干血栓形成。

西医诊断：乙肝肝硬化合并腹水（失代偿期），脾切除术后，门静脉血栓形成。

中医诊断：积聚，臌胀，证属肝脾血瘀型。

治法：化瘀止血，健脾利水，和胃止酸，和解枢机。

处方：红力参 12g，三七粉（冲服）10g，儿茶 2g，明矾 15g，茯苓 30g，炒白术 30g，陈皮 15g，砂仁 12g，乌贼骨 20g，白及 10g，延胡索 15g，清半夏 12g，柴胡 15g，黄芩 12g，羚羊角粉（冲服）3g，葛根 20g，猪苓 30g，泽泻 15g，车前子（包煎）30g，大腹皮 30g，厚朴 15g，枳实 15g，上沉香（冲服）3g，每日 1 剂，水煎服。

治疗经过：服上方 12 剂后，低热消退，脘腹胀痛减轻，饮食增加，精神好转，上方去柴胡、黄芩、羚羊角粉、葛根，选加丹参、郁金、红花、赤芍、泽兰、山甲、水蛭，服至 60 余剂时，腹水消退，下肢浮肿、泛酸、烧心、嗳气消失，饮食如常，面有光泽，复查彩超门静脉血栓明显改善。后巩固治疗 3 个月，无自觉不适，彩超示门静脉血栓消失，随访至今，病情稳定。

　　按：患者术后发热，朝轻暮重，多为瘀热互结、少阳枢机不利所致，常用小柴胡汤化裁，临床多选柴胡、黄芩、羚羊角粉、葛根四味以和解枢机、清解瘀热，效如桴鼓。门静脉血栓是肝硬化的并发症之一，分为急性血栓和慢性血栓，临床观察肝硬化脾切除术后或上消化道出血后血栓更为多见，现代医学对其病理机制仍不十分清楚，一般认为与患者高凝状态或血栓倾向和门静脉局部因素有关。门静脉血栓形成后可进展为门静脉高压，且进一步加重肝脏坏死，导致肠道功能紊乱，促进腹水形成或加重腹水，故改善或消除门静脉血栓是治疗本病之关键。上消化道出血后伴门静脉血栓应分三期论治，早期宜选三七粉、儿茶、明矾以化瘀止血，取明矾收湿气而化瘀腐，与儿茶配伍可加强收敛止血之功，此两味药内服时宜少量运用，注意此期应慎用性味猛烈破瘀之品，以免诱发出血。中期宜选用三七粉、丹参、红花、当归、赤芍活血养血，软化栓灶。对于血栓形成时间较长者，即第三期，宜在活血化瘀的基础上加用通络之品，自拟"山甲田蛭散"（三七粉、炮山甲、水蛭按 3 ：2 ：1 比例混合研粉)，每日 3~6g 冲服，有较好疗效。选田三七粉甘而微苦，温通而入血分，功善止血，又善化瘀，具止血而不留瘀之长；山甲性善走窜，能直达病所而行血分瘀滞；水蛭味咸，功擅破血逐瘀，通经消癥，三味配伍，相得益彰。

第四章　肝硬化腹水

一、概　述

肝硬化腹水是一种常见的慢性进行性、弥漫性肝病终末期阶段的并发症，可由病毒性肝炎、酒精性肝炎、代谢相关性脂肪性肝病、药物或毒物损伤、胆汁淤积、肝脏血液循环障碍、遗传或代谢疾病、自身免疫性肝病、血吸虫感染及心源性疾病引起。本病患者多有慢性肝病史，常有乏力、腹胀及食欲不振等消化道症状，查体可见肝掌、蜘蛛痣、脾大等，移动性浊音阳性，严重患者可伴有黄疸、出血及肝性脑病等表现。在我国，临床以慢性乙型或丙型病毒性肝炎后肝硬化腹水最为常见，酒精性肝硬化腹水发病率呈上升趋势。

本病属中医学"臌胀"范畴。臌胀病名最早见于《内经》，《素问·腹中论》中云："有病心腹满，旦食则不能暮食，此为何病？岐伯对曰：名为臌胀。"《灵枢·水胀》中云："臌胀何如？岐伯曰：腹胀，身皆大，大与肤胀等也，色苍黄，腹筋起，此其候也。"对其症状进行了精确描述。《景岳全书·气分诸胀论治》亦指出："单腹胀者，名为鼓胀。以外虽坚满而中空无物，其象如鼓，故名鼓胀。又或以血气结聚，不可解散，其毒如蛊，亦名蛊胀，且肢体无恙，胀惟在腹，故又名为单腹胀"。有关本病的病因病机，《素问·阴阳应象大论》认为是"浊气在上"。《诸病源候论·水蛊候》认为本病发病与感受"水毒"有关，并提出臌胀的病机是"经络痞涩，水气停聚，在于腹内"。后世医家续有阐发，如明代李中梓《医宗必读·水肿胀满》说："在病名有臌胀与蛊胀之殊。臌胀者，中空无物，腹皮绷急，多属气也。蛊胀者，中实有物，腹形充大，非虫即血也。"《丹溪心法·臌胀》指出："七情内伤，六淫外侵，饮食不节，房劳致虚……清浊相混，隧道壅塞，郁而为热，热留为湿，湿热相生，遂成胀满。"又如《医门法律》言："胀病亦不外水裹、气结、血凝。"明代医家李梴在其所著《医学入门·臌胀》提出本病的治疗法则，书中说："凡胀初起是气，久则成水……治胀必补中行湿，兼以消积，更断盐酱。"历代医家丰富的论述为后世本病的治疗提供了法则与方向。

二、病机述要

虫毒感染、酒食不节、黄疸、胁痛、积聚失治等是臌胀的主要病因，情志所伤、劳欲过度常是本病诱发和加重的因素。本病病位在肝，涉及脾肾，其发生多由于机体正气虚弱，病毒侵袭，日久肝脾血瘀，脉络滞塞，肝失疏泄，横逆乘脾，脾虚则不能化生气血，输布精微以濡养脏腑，土败失于运化，斡旋无力，水湿停聚腹中；肝瘀血日久，血行不利，化而为水，清浊相混，停聚中焦，乃成臌胀；脾病及肾，肾火虚衰，不但无力温助脾阳，蒸化水湿，且肾失开阖，水道不利，则臌胀愈甚；若久病伤阴、利水无度，或湿热内盛、过服辛燥之品，耗伤阴津，则肝肾之阴亏损，肾阴既损，阳无以化，则水津失布，聚于腹中。本病总属本虚标实、虚实错杂之病证，肝脾肾亏虚为本，气血水搏结为标。"气虚血瘀，脾土衰败"是其基本病机，"始则病气，继则病血，再则病水，气、血、水相因为患"为其基本病理变化过程。

三、辨证施治

"肝脾肾亏损、气血水搏结"是肝硬化腹水形成的基本病机，根据气滞、血瘀、水裹之偏重，治疗上各有差异，气臌者偏于理气消胀，血臌者以活血养血为要，水臌者重在健脾温肾。但由于形成肝硬化的病因不同，疾病的转归亦有不同，尤其自身免疫性肝病，肝硬化失代偿阶段以肝肾阴虚型较为多见。

（一）分型施治

1. 基本型

症状：腹部胀大，右胁或两胁刺痛、胀满不适，疲倦无力，纳差，小便短少，面色晦暗黧黑，胁下癥块，面、颈、胸壁等处可见红点赤缕，手掌赤痕，舌质淡，苔白，脉沉弦。叩诊移动性浊音阳性。

治法：益气化瘀，健脾利水，理气消胀。

处方：培本利水汤（自拟方）。

方药：生晒参 15g　　当归 15g　　郁金 15g　　川芎 15g
　　　炮山甲 10g　　茯苓 30g　　炒白术 30g　　陈皮 15g
　　　砂仁 12g　　茯苓皮 40g　冬瓜皮 40g　猪苓 30g
　　　泽泻 15g　　车前子 30g　大腹皮 30g　厚朴 15g
　　　枳实 15g　　上沉香 3g　　焦三仙各 15g 鸡内金 12g

方义：本方由"益气活瘀汤""春泽汤""五皮饮"三方加减而成，方中生晒参大补元气，尤善补中；当归、郁金、川芎、穿山甲 4 味联用，活血养血，化瘀通络；茯苓、白术、陈皮、砂仁、鸡内金、焦三仙益气健脾，顾护脾胃；茯苓皮、冬瓜皮、猪苓、泽泻、车前子、大腹皮利水渗湿；厚朴、枳实、上沉香理气消胀。

随证加减：我们在辨治本病时，强调化瘀必益气，利水需化瘀；健脾利水湿，气行水湿祛，以基本方为基础灵活变化。

（1）肝郁气滞、水浊不运证：肝硬化腹水初期气多于水，症见腹大不坚，腹壁皮皱不变，叩之如鼓，胁下胀满或疼痛，疲倦无力，嗳气不爽，舌质红，苔白腻，脉弦，治宜疏肝理气消胀为主，基本方中利水药减量，选加柴胡、香附、佛手、木香、醋青皮、地骷髅等，其中以地骷髅最为有效。

（2）湿热蕴结、水浊潴留证：若症见腹大坚满，胸脘痞满，目黄身黄，纳食不馨，口苦、口干而黏，小便黄赤量少，大便秘结或溏滞不爽，舌质红，苔黄腻或兼灰黑，脉弦数，宜根据湿热之轻重从茵陈蒿汤、藿朴夏苓汤、三仁汤、甘露消毒丹化裁，选加藿香、佩兰、白豆蔻、炒杏仁、生薏苡仁、茵陈、黄连、黄芩、龙胆草、半夏等芳香化湿、清热利胆之品。

（3）脾气虚衰、脾肾阳虚证：若症见大便稀、少气懒言、四肢乏力等，证属脾气虚者，基本方加炒山药、炒扁豆、炒薏苡仁、苍术等健脾益气利湿。若症见腹大胀满、形似蛙腹，腹痛肠鸣、畏寒等，证属脾阳不振者，基本方加干姜、桂枝、生姜、大枣以振奋中州，温阳化气；伴气虚下陷者，加黄芪、升麻、柴胡以升阳举陷；脾虚湿困、大便溏泻者，选加藿香正气散芳香化湿、燥湿运脾。若症见腹胀肠鸣、晨起即泻、腰膝酸软等，证属脾肾阳虚者，基本方加煨肉豆蔻、补骨脂、干姜、上肉桂以温补脾肾之阳；久泻不止、大便次数增多者，基本方加蜜罂粟壳、乌梅炭、煨诃子以涩肠止泻。

2. 阴虚型

症状：腹大如鼓或青筋暴露，面色晦滞，唇紫，咽干口燥，五心烦热，失眠，头目眩晕，时或齿鼻衄血，舌质红绛少津或光剥无苔，脉弦细数。

治法：滋补肝肾，养阴利水。

处方：滋阴活瘀利水汤（自拟方）。

方药：

生地 24g	山萸肉 12g	山药 30g	丹皮 12g
女贞子 15g	旱莲草 15g	醋鳖甲 30g	当归 15g
郁金 15g	川芎 15g	炮山甲 6g	冬瓜皮 40g
白茅根 30g	猪苓 30g	茯苓 30g	炒白术 30g
茯苓皮 40g	泽泻 15g	大腹皮 15g	车前子 30g
炒内金 15g	炒麦芽 30g		

方义：水为阴邪，得阳则化，阳虚患者使用温阳利水药物，腹水较易消退。若是阴虚型臌胀，温阳易伤阴，滋阴又助湿，治疗颇为棘手。本方由"六味地黄丸""二至丸""春泽汤"为基础加活瘀四味而成，方中六味地黄丸、二至丸合用滋补肝肾之阴以激发肾气，更加醋鳖甲等血肉有情之品以滋阴潜阳；配春泽汤去桂枝以健脾利水消肿，因桂枝辛温，易耗伤阴津，故弃而不用；选用冬瓜皮、白茅根、猪苓、茯苓、泽泻等甘寒淡湿之品，以达到滋阴生津而不黏腻助湿的效果，其中冬瓜皮质轻走表，味甘淡平，性微寒而不伤脾胃，利水而不伤阴，白茅根清热凉血利水之效强，二药均可重用至 40~120g；当归、郁金、川芎、穿山甲 4 味联用以活血养血、化瘀通络治其肝脾瘀血之本；鸡内金、炒麦芽和胃消积，以防滋腻碍脾。

随证加减：阴虚分五脏，每脏有偏重，肾阴为一身阴气之源，阴虚鼓胀常会引起心、肺、胃等脏腑阴虚。如心阴不足，虚热扰神而心烦不安，可加牡丹皮、栀子、竹叶清热除烦；肺阴亏虚，失于清肃，出现干咳、痰少难咯、声音嘶哑等，可加百合、北沙参、川贝母养阴润肺；胃阴不足，口燥咽干，可加天花粉、石斛养阴生津。

3. 加减变化

本病病机复杂，症状丛生，变证多端，在治疗过程中，改善变证或纠正异常生化指标尤为重要，且能减轻患者的心理负担和精神压力。

（1）如伴下肢浮肿者，可选用《金匮要略》防己茯苓汤，其中黄芪、汉防己用量须 30g 以上，并加桂枝、茯苓、川牛膝，共奏补气通阳、利水消肿之功。

（2）合并上消化道出血或套扎术后、硬化或脾脏切除术后者，选用三七粉（包煎）10g 配以儿茶、明矾、白及、大黄炭收敛止血，同时减基本方活瘀药用量。

（3）若腹大坚满，大便偏干者可加炒牵牛子 15~30g 煎服，或 6g 研末冲服，腹胀严重者加沉香、莱菔根三药联用以行气通腑除胀。

（4）若腹水顽固，腹大坚满，体质壮实者，可用逐水法，选禹功散 1~3g 以姜汁冲服，原书中本方牵牛子、小茴香用量为 4：1，其中牵牛子辛烈，能达右肾命门，走精髓，行水泄湿；小茴香辛热温散，能暖丹田，去小肠冷气；二药相须以奏逐水消肿之功，十枣汤、舟车丸等逐水峻剂亦可随证选用。运用逐水法时以大便每日不超过 3 次为度，待衰其大半而止，对门静脉高压、有出血倾向者则慎用。

（5）如胆红素升高，证属阳黄者，选加茵陈、黄连、赤芍、赤小豆、白茅根以清热利胆；属阴黄者，在清热利胆的基础上选加干姜、肉桂、苍术、生姜、大枣以温阳利胆。

（6）伴乙型肝炎病毒相关性肾炎，以蛋白尿为主者，重用黄芪、山药、白术，加水陆二仙丹（金樱子、芡实）、淫羊藿、肉苁蓉、巴戟天以益气扶正、温肾固涩；以尿红细胞为主，证属阴虚或湿热者，选加积雪草、玉米须、白茅根、地榆炭、旱莲草等以滋补肾阴、清热化浊。

（二）合病施治

1. 肝硬化合并胸水辨治

肝性胸水又称肝性胸腔积液，是肝硬化失代偿期常见的一种并发症，并除外潜在的原发性心肺疾病，其发病率占肝硬化病例的 5%~10%，常在大量腹水的基础上发生，也有腹水消退后胸水依然存在，以右侧多见，或见于双侧，左侧少见。肝性胸水发生的机制可能由于腹压增高，膈肌腱索部变薄，形成胸腹间通道，由于胸腔负压，腹水由孔道进入胸腔；也可能与低蛋白血症引起胸膜毛细血管胶体渗透压降低，胸腔积液滤出增加，吸收降低以及奇静脉、半奇静脉压力增高、肝淋巴回流液增加，导致胸膜淋巴管扩张、淤积、破坏、淋巴液外溢形成胸腔积液有关。

根据肝性胸水的症状，属中医学"支饮""悬饮""臌胀"等范畴，多由黄疸、积聚发展而来。病源在肝，其本属虚，其标为实。始由肝脾血瘀，脉络阻滞，肝失疏泄，气机不畅，气滞血结使血瘀益甚，瘀血不去化而为水；肝病及脾，脾虚失运，水湿不化，停聚于中焦；脾气虚弱，不能散精，水谷不从正化而为饮邪干肺，使肺失宣降，上焦水道不通；脾虚日久，累及于肾，肾阳不足，气化失司，开合不利，水湿停聚；终致气滞、血瘀、水饮相互为患，壅滞三焦水道，水饮停于胸腹而成本病。总之本病不仅是肝脾肾三脏功能虚损，同时气血水相互搏结于肺，水湿弥漫三焦。

胸水的传统治疗，一般采用葶苈大枣泻肺汤、十枣汤、控涎丹，对体质壮实者可谓治标之法，但取效也少。肝性胸水是肝硬化之严重阶段，多伴有门脉高压、食管胃底静脉曲张，葶苈大枣泻肺汤、十枣汤、控涎丹属攻逐利水之剂，对胃肠道黏膜有刺激，易引起恶心、腹泻、上消化道出血等诸多变症，临床宜谨慎用之。

因肝性胸水病机复杂，治疗时，我们依据《内经》"间者并行"的治疗原则，提出胸腹水同治的观点，若单治腹水而不治胸水则胸水难消，单治胸水而忽略腹水则胸水难以退尽。《伤寒论》云："伤寒心下有水气，咳而微喘，发热不渴，服汤已渴者，此寒去欲解也，小青龙汤主之。"《金匮要略·痰饮咳嗽病脉证并治》中记载"咳逆倚息不得卧，小青龙汤主之。"仲景所论述的小青龙汤主症与肝性胸水临床表现基本一致，故用小青龙汤宣发肺气、温阳化饮，再合春泽汤、五皮饮健脾益气、淡渗利湿、疏利三焦，自拟为青泽汤，药物如下：炙麻黄 3g，桂枝 3g，炒白芍 10g，干姜 3g，细辛 3g，清半夏 3g，五味子 10g，甘草 6g，生晒参 12g，茯苓 30g，泽泻 15g，炒白术 30g，猪苓 30g，车前子（包煎）30g，大腹皮 30g，茯苓皮 30g，丹参 30g，郁金 15g，厚朴 15g，枳实 15g，上沉香（冲服）3g。

本病虽无表证，所用小青龙意在宣肺而不在发汗，故取轻剂小青龙汤以宣降肺气，温化寒饮以通上焦水道。方用麻黄宣发肺气兼以利水，配桂枝可增强宣散寒邪、通畅阳气之力；干姜伍半夏温化中焦水寒之邪；细辛温散上、中、下三焦水寒之邪，炙甘草守中扶正；芍药、五味子不仅能制麻、桂、辛燥烈之性，且有护肝肾阴津之效。春泽汤在《世医得效方》中乃是治疗水湿内停兼气虚证之方，其组成为五苓散加人参，为气虚水停而设。白术、茯苓益气健脾利湿；泽泻、猪苓、桂枝温阳化气、化瘀通络；车前子、大腹皮、茯苓皮利水渗湿；川厚朴、枳实、沉香行气消胀，不仅有加强利水之功，且能除人参壅中之弊。纵观全方，宣肺化饮、益气健脾、利水渗湿、化瘀通络、理气消胀诸法并进，标本兼治，使三焦水道通畅，肝、脾、肾、肺功能得以恢复，水液代谢正常。

该组方的剂量特征为小青龙汤用小量，宣肺畅阳；并佐以大量生晒参或红参以防辛散耗气，根据病人体质可用 12~15g，配有厚朴、枳实、沉香等理气之品，而无壅中之弊。

使用时需要注意的是：本方属肝肾阴虚证者慎用，并且小青龙汤有发越下焦阳气，劫伤肾气之虞，不可久用，应遵《素问·六元正纪大论》"衰其大半而止"的原则。若发热加柴胡、黄芩、水牛角等，必要时还要辅以利尿、护肝等西药治疗。

2. 肝硬化合并自发性细菌性腹膜炎辨治

自发性细菌性腹膜炎指在没有明确腹内感染灶的情况下，而发生的急性或亚急性腹膜感染，是肝硬化腹水患者常见而严重的并发症。现代医学认为，其发生主要与肠道局部免疫防御功能下降、小肠细菌过度生长、小肠黏膜屏障受损、机体免疫功能低下及腹水免疫防御改变有关。典型临床表现为发热、腹痛、腹胀和腹部压痛，部分患者临床症状不甚典型，及早诊断和合理使用抗生素可有效改善预后，降低病死率。但本病治愈后极易复发，因此早期中医干预，配合西医治疗能够缩短病程和防止复发。

肠腑热毒蕴结是本病主要病理机制，六腑以通为用，治疗以通腑泻热、凉血解毒为大法，方选大黄牡丹皮汤、小承气汤、薏苡附子败酱散加减。如大便干结者，选加大黄、槟榔、炒牵牛子、蒲公英、败酱草、生薏苡仁、赤芍、牡丹皮等；大便稀溏者，选加熟大黄或大黄炭、金银花、乌梅炭等。现代药理研究亦证明，通腑泻热法有促进胃肠蠕动，清除肠道病原微生物及提高机体免疫作用。

四、临床体悟

（一）腹水消退后的调护

（1）腹水消退仍需坚持利水的过程：肝硬化腹水通过中药健脾利水配合西药利尿剂治疗后，腹水逐渐消退，此时应适当减量直至停用西药利尿药。待西药停用，腹水未起后，再视患者肝功能和白蛋白情况逐渐减少利水的中药，加大健脾益气、活瘀扶正药。若过早停用利水中药，腹水往往再起，如此反复，脾土渐衰，利水更难，水湿困脾，水谷之精微不能输布，脏腑失养，形成恶性循环。

（2）益气健脾活瘀消癥以治其根本：肝硬化腹水病在水而源在血，肝脾肾亏虚是其本，瘀血阻滞是基本矛盾，贯穿于疾病的始终，治疗上选用益气健脾、活血化瘀、软坚散结的药物可以消除肝脾肿大，改善肝脏功能，有效防止腹水再起。软坚散结之品多选醋鳖甲、煅牡蛎、龟甲等血肉有情之品以滋肝体、复肝用。

（3）在日常生活中，患者应注意调护，感冒、过食寒凉、辛辣刺激之品导致腹泻或因饮食过于油腻导致胆囊炎则极易诱发腹腔感染，再次引起腹水，不可忽视。

（二）阴虚型腹水的治疗难点

阴虚型肝硬化腹水是临床比较难治的一型，阴虚与水湿互为矛盾，利水无度，势必损耗肝肾阴津，加重阴虚；养阴不当，妨碍脾胃运化，则水湿难去，加重腹水。因此适时利水、适时养阴是治疗本病的基本原则，把握好养阴与利水的度是取效的关键。引起阴虚型肝硬化腹水的原因主要有两个方面，一是由于肝病日久，或过用辛燥药物，耗伤阴津，则肝肾阴虚，这是本病的病理基础；二是水湿停聚腹中，妨碍脾胃运化，脾不升清，津液不能上承，无以濡养肝肾，这是本病加重的病理因素。在治疗的过程中，口渴与否和舌质的变化是辨证的要点，如果患者口干缓解，舌质开始由绛红或红转淡，舌质裂纹仍可能存在，证型由肝肾阴虚证转为气阴两亏证，治疗原则由滋阴利水变为益气养阴利水，在阴虚型腹水的基本方上减少生地、山茱萸、女贞子、旱莲草等滋腻的养阴药用量，加大健脾益气以及冬瓜皮、白茅根、猪苓等甘寒利水药物的用量，以加强益气利水的作用。待腹水完全消退后，再把滋补肝肾、软坚散结、益气健脾作为本证型的基本治疗原则。

（三）腹水鉴别，对因治疗

临床上引起腹水的原因众多，除肝硬化外，导致腹水的一些其他病因也要鉴别清楚，如充血性心衰、缩窄性心包炎、原发性限制性心肌病等导致的心源性腹水，治疗原则多有不同。若是肝脏血管性疾病如布加综合征导致的腹水，应及时请外科会诊，适合手术者，择期手术并配合中药巩固治疗。若是腹水反复发生，治疗效果不佳，患者出现发热、盗汗等症状，要考虑结核性腹膜炎导致的腹水。如果腹水患者持续消瘦，腹部触诊有不明原因的包块，应警惕腹腔肿瘤。其他如铁、铜代谢类疾病，肾源性、营养不良性、结缔组织病等也都是引起腹水的原因，应明确诊断，对症治疗。

五、医案拾萃

案一（活瘀健脾利水案）

郑某，男，43岁，1978年4月22日初诊。

主诉：两胁胀痛，腹部胀大，下肢肿2月余。

现病史：2个月前无明显诱因患者出现纳差、腹胀、胁痛、闷气等症状，曾在当地医院治疗无效，化验肝功能有明显损伤，并发现颈、胸部有蜘蛛痣，即诊断为"慢性肝炎"，口服保肝药物，腹胀仍不减。半月后下肢浮肿、腹胀加重，腹部隆起，经检查腹内有水，口服利尿药，腹水很快消失，但停药后腹水又起。因腹水不退，腹胀不减，下肢浮肿，大便溏泻，于1978年4月22日来本科就诊。

舌脉：舌质暗紫，苔薄白，脉沉弦。

查体：腹部胀大，叩之有明显移动性浊音，腹水（++），面部前额、两颊、皮肤有扩张的小血管，胸前及两上肢有散在蜘蛛痣，肝脏肿大，肋缘下约3cm，脾未触及，腹围92cm。

西医诊断：肝硬化合并腹水。

中医诊断：臌胀，证属肝脾血瘀型。

治法：活血化瘀，健脾利水。

处方：当归15g，川郁金15g，土鳖虫15g，茯苓30g，炒白术15g，泽泻15g，猪苓15g，茯苓皮45g，冬瓜皮60g，车前子（包煎）30g，生鳖甲30g，大腹皮15g，广陈皮15g，每日1剂，水煎服。

5月3日二诊：上方服10剂，小便增多，色由红转黄，腹胀、下肢浮肿减轻，两胁疼痛基本消失，饮食增加，但食后仍有腹胀，余症同上。再拟上方加党参30g，继续服用。

5月27日三诊：上方服20剂，饮食、大小便均正常，腹胀消失，腹部柔软，腹围72cm，腹水（－），身感有力，舌苔薄白，质微暗，面色微红有光泽。为了巩固疗效，仍按上方继续服用。

6月29日四诊：上方断续服18剂，腹水未起，诸症消失，面部、皮肤小血管扩张现象消失，蜘蛛痣数目减少变小，颜色变浅。

按：本例肝硬化腹水是本虚标实，虚中挟实之证。患者肝气不舒，气滞血瘀，则见两胁疼痛。脾气虚弱，运化失职，水湿停聚中焦，故腹胀大有水。治宜破中有补，虚实兼顾。方用当归、郁金、土鳖虫、鳖甲活血化瘀、破癥消积；茯苓、白术、泽泻、车前子、猪苓、茯苓皮、冬瓜皮、大腹皮健脾利水；党参、陈皮益气扶正，共起扶正祛邪之效。

案二（疏肝健脾利湿活瘀案）

于某，女，35岁，1977年4月26日初诊。

主诉：肝区疼痛，腹胀纳差，身困乏力，低热已半年余。

现病史：患者半年前出现不规则发热，未在意，继而肝区疼痛明显，腹胀，纳差，伴身困乏力，口苦、咽干，时而恶心，呕吐，牙龈出血，身目不黄，二便正常，当地医院诊断为肝病，经保肝治疗不见好转，于1977年4月26日来诊。

舌脉：舌质暗红，苔白，脉弦数。

查体：体温37.8℃，脉搏88次/分，血压90/60mmHg。发育正常，营养欠佳，精神不振，神志尚清，面色暗晦无华，皮肤无出血点，表浅淋巴结不肿大，心肺（−），腹部膨隆，腹壁静脉怒张，肝上界在第5肋间，下界在肋下约2cm，有触痛和叩击痛，脾触诊欠满意，腹部有移动性浊音。

辅助检查：肝功能：黄疸指数8μmol/L，脑磷脂絮状试验（+++），总蛋白77.5g/L，白蛋白34.5g/L，球蛋白43g/L。超声波：肝上界在第3肋间，肋下1cm，剑下1.6cm，肝横径5.5cm，脾厚6cm，肋下0.5cm，肝区显示不典型分隔波，腹部有液平段。

西医诊断：肝硬化腹水。

中医诊断：臌胀，证属肝气郁滞、湿浊不运型。

治法：疏肝解郁，健脾利湿。

处方：当归15g，丹参30g，茯苓45g，白术20g，生薏仁30g，山药30g，大腹皮30g，车前子（包煎）30g，泽泻15g，冬瓜皮15g，白豆蔻12g，焦三仙各30g，地骷髅15g，茵陈15g，石斛12g，太子参30g，葶苈子15g，大枣10个，每日1剂，水煎服。

6月2日二诊：以上方为基础调整个别药味，加炒鳖甲、鸡内金、佛手等，连服 29 剂，病人一般症状消失，腹水消退，说明辨证正确，用药合理。黄疸指数 3U，脑磷脂胆固醇絮状试验（−），麝香草酚浊度试验 6U，总蛋白 76g/L，白蛋白 36g/L，球蛋白 40g/L，谷丙转氨酶正常。病人精神好，基本恢复健康，唯白蛋白、球蛋白比例仍倒置，今后治疗应减少利尿药物，着重益气、活瘀健脾，以提高白蛋白的含量。方用：当归 18g，白术 15g，生鳖甲 45g，郁金 15g，茯苓 30g，党参 30g，鸡内金 9g，砂仁 12g，焦三仙各 15g，茵陈 15g，陈皮 12g，泽泻 9g，生薏仁 30g，广佛手 15g，车前子（包煎）9g，每日 1 剂，水煎服。

8 月 27 日三诊；上方又服 40 剂，病人无症状。黄疸指数 4 μmol/L，脑磷脂胆固醇絮状试验（−），麝香草酚浊度试验 2U，总蛋白 64g/L，白蛋白 35g/L，球蛋白 29g/L，谷丙转氨酶正常。肝上界在第 5 肋间，剑下 2cm，肝横径 6.5cm；脾厚 3.5cm，肋下 0，肝波较密集微波。为巩固疗效，方用：当归 9g，炒鳖甲 30g，白术 15g，生薏仁 30g，泽泻 9g，陈皮 12g，茵陈 15g，党参 30g，广佛手 15g，郁金 15g，茯苓 30g，鸡内金 9g，砂仁 12g，车前子（包煎）9g，焦三仙各 9g，生黄芪 30g，每日 1 剂，水煎服。

按：本案患者因生闷气，情志不舒，久之致使肝气郁滞，横逆脾胃，脾失健运，胃失和降，故见纳差、腹胀、恶心、呕吐。肝气郁结，久而化火，故见口苦、咽干、低热。胁部为肝脉循行部位，肝气郁滞则胁肋作痛。肝为藏血之脏，脾胃为气血生化之源，后天之本。肝脾受损，肝功能失其代偿，故见血浆蛋白低下，水盐代谢失常，水湿内停不化，故呈现正虚标实之腹水。故以当归、丹参、川郁金、鳖甲养血活血，提高血浆蛋白；党参、生黄芪以补气，茯苓、白术、泽泻、薏苡仁、山药、大腹皮、车前子、冬瓜皮健脾利水；砂仁、陈皮、佛手以理气；焦三仙、鸡内金消积。共治疗 4 个多月，服药 96 剂，症状消退，肝功能基本恢复，病情稳定，已能参加部分劳动。

案三（清热利胆健脾利水益气活瘀权衡案）

张某，男，60 岁，1976 年 5 月 29 日初诊。

主诉：腹大、浮肿 1 月余。

现病史：1976 年 2 月间患者发生肝区疼痛，腹胀满，食欲缺乏等，身体渐渐虚弱，到某医院检查发现肝大，症状也逐渐加重。4 月又到某医院诊断为肝硬化，经服保肝药物，效果仍不佳。现身、目、皮肤发黄，腹胀而坚满，食欲不佳，大便干，小便短赤，全身乏力，心烦闷，口干苦，精神不振。

舌脉：舌质红，苔黄腻，有龟裂，脉弦数。

查体：面色灰暗，精神萎靡，巩膜皮肤黄染，腹部胀大隆起，腹水（+++），腹围94cm，因大量腹水，肝脾触及不满意。

辅助检查：肝功能：总蛋白68g/L，白蛋白37g/L，球蛋白31g/L，黄疸指数40μmol/L，谷丙转氨酶168U/L，麝香草酚浊度试验10U，麝香草酚絮状试验（++）。超声波：腹部有液平，肝密集微小波，偶尔见分隔波，脾厚4.5cm，肋下见边。

西医诊断：肝硬化合并腹水。

中医诊断：臌胀，黄疸，证属湿热蕴结型。

治法：清热利胆，健脾利水。

处方：茵陈60g，黄连9g，郁金15g，姜黄12g，焦栀子9g，败酱草15g，茯苓30g，白术15g，茯苓皮30g，大腹皮21g，泽泻15g，车前子（包煎）30g，陈皮15g，党参15g，当归12g，生薏苡仁30g，炒麦芽30g，每日1剂，水煎服。

6月13日二诊：配西药双氢克尿塞服4天，并服中药后，腹水全消，腹围70cm，腹已不胀，食欲增进，身感有力，舌质红，苔黄明显消退，心中仍烦热。因热象较盛，上方加羚羊角粉（冲）1.5g，鳖甲30g，以清肝胆之热，党参为30g以补气扶正。停服西药。

7月9日三诊：服上方26剂（前6剂中增加羚羊角粉1.5g，后即去掉），巩膜仍明显黄染。查体：肝大，剑突下4.5cm。上方加大茵陈量为120g（后下），以清热利胆，加当归为24g，郁金为18g以活瘀通脉。

8月30日四诊：服20余剂后，黄疸消退，面色红润，精神亦佳，食欲、大小便均正常，腹水全消，腹围70cm。为巩固疗效，拟方为：当归15g，郁金15g，生薏苡仁30g，茯苓15g，茵陈15g，败酱草15g，陈皮15g，党参15g，白术12g，泽泻9g，甘草6g，焦栀子9g，鳖甲30g，鸡内金9g，焦三仙各15g，每日1剂，水煎服。

9月12日五诊：诸症全消。总蛋白64g/L，白蛋白43g/L，球蛋白21g/L，麝香草酚絮状试验（−），麝香草酚浊度试验4U，谷丙转氨酶正常，黄疸指数7μmol/L。肝波密集微波型，脾厚3.5cm，肋下0。

按：患者平素嗜酒，酒为湿热之物，湿热互结，聚而不散，水湿逗留，停滞中焦，故见腹大坚满，脘腹胀急。湿热上蒸，则口干而苦，心烦闷热。湿热过盛，则脉弦数，舌黄腻而质红。湿热蕴于中焦，胆汁不能宣泄，外溢肌肤，故身、目发黄，大便秘结，小便短赤，终成黄疸腹水之证。治疗之初以茵陈、黄连、郁金、姜黄、败酱草、栀子以清热利胆；茯苓皮、白术、大腹皮、车前子健脾利水；陈皮、党参健脾益气；鳖甲、当归、郁金活瘀通脉、软坚。待黄退水消，为巩固疗效，须重点转为活瘀、健脾益气。本证治疗十几天，腹水即消退，但中药利水之品决不能骤然停用，停了利水药物，腹水往往再起。反复几次，脾气衰极，利水更难，在治疗过程中，逐渐减少利水药物，加大健脾益气、活瘀扶正药，脾气健固，水湿自能分消时，始可停利水药。肝病合并腹水，是虚中挟实之证，则腹水是主要矛盾，在用利水药的基础上，要根据机体的阴阳盛衰，随时调整机体的平衡也是重要的。待腹水消退后，培补脾气又是主要矛盾，利水渗湿也是健脾措施的一部分，治湿不利小便则非其所治，湿去则脾健。至于活瘀之法，为后期治疗的重要措施，活瘀助健脾，脾健促活瘀，脾胃之游溢精气，散精于肝，主要依赖血脉经络为运载工具，肝气郁结不疏，久则气滞血瘀，肝脾脉络瘀阻，脾气运化即受影响。本案在健脾中加重活瘀通脉药，使气血通畅，肝脾自健。

案四（血瘀兼湿热案）

李某，男，48岁，1976年9月21日初诊。

主诉：腹胀半月余。

现病史：于1973年10月患"急性黄疸型肝炎"，当时黄疸指数40 μmol/L，谷丙转氨酶500U/L，在某医院住院2个月好转后出院。1976年7月出现腹胀、纳差，谷丙转氨酶又升高，近10天出现腹部胀大、腹水等，于1976年9月21日来本科就诊。现腹部胀满，不能饮食，大便不畅，小便黄少，疲乏无力，有时低热37.2℃。

舌脉：舌质淡红，苔微黄，脉弦微数。

查体：精神萎靡不振，面色苍黄，体质消瘦，腹部膨隆，叩之有移动性浊音。肝大肋缘下4.5cm，脾大肋下可触及。

辅助检查：超声波：密集微小波，腹部有液平。肝功能：总蛋白74g/L，白蛋白 36g/L，球蛋白 38g/L，谷丙转氨酶 326U/L，黄疸指数 30μmol/L。

西医诊断：肝硬化腹水。

中医诊断：臌胀，证属血瘀兼湿热型。

治法：清热利胆，健脾利水，益气活瘀。

处方：茵陈（后下）30g，黄连 9g，郁金 15g，败酱草 15g，当归 12g，茯苓皮 30g，大腹皮 30g，茯苓 30g，白术 21g，陈皮 21g，白豆蔻 12g，泽泻 15g，砂仁 12g，党参 21g，炒鳖甲 30g，鸡内金 12g，焦三仙各 30g，每日 1 剂，水煎服。

10 月 5 日二诊：服上方 13 剂，精神、饮食、大便好转，小便通顺，腹水消其大半，但目仍黄。为增强清热利胆之力，加美人蕉根等，拟方为：茵陈（后下）30g，当归 15g，郁金 15g，败酱草 15g，黄连 9g，茯苓 30g，白术 15g，大腹皮 30g，焦三仙各 21g，茯苓皮 30g，砂仁 12g，陈皮 12g，生山药 30g，生薏苡仁 30g，党参 30g，炒鳖甲 45g，鸡内金 12g，泽泻 21g，冬瓜皮 30g，美人蕉根 45g，每日 1 剂，水煎服。

10 月 28 日三诊：上方服 20 剂，小便利，腹水完全消退，大便正常，饮食好，面色变红。仍拟上方，去美人蕉根、泽泻，加生黄芪 30g 以补气。

11 月 5 日四诊：上方服 5 剂，腹满胀甚，有热感，拟上方去黄芪，继续服用。

12 月 11 日五诊：上方服 31 剂，诸症全消。超声波：腹部未见液平，肝为密集微波型，脾厚 3.5cm，肋缘下（−）。复查肝功能：谷丙转氨酶正常，黄疸指数 4μmol/L，麝香草酚浊度试验 9U，总蛋白 66g/L，白蛋白 40g/L，球蛋白 26g/L。

1978 年 2 月 22 日随访，腹水消退后已 13 个月，情况很好，自诉近来化验肝功能和蛋白均在正常范围内，现已正常工作。

按：本案用茵陈、黄连、美人蕉根、败酱草、郁金清热利胆降酶；当归、鳖甲、郁金活瘀通门脉循环，提高白蛋白；白术、茯苓、泽泻、茯苓皮、冬瓜皮、大腹皮健脾利水；焦三仙、鸡内金消积；砂仁、豆蔻、陈皮理气。共服药 60 余剂，腹水控制，肝功恢复，病情稳定，取得满意效果。

案五（脾肾阳虚案）

刘某，女，42岁，1974年12月20日初诊。

主诉：乏力、腹满胀大、纳差2年，加重3月余。

现病史：1972年以来患者经常疲乏无力，腹胀，纳差，肝区痛，曾按肝病治疗，于1973年在当地诊断为胃病，服中、西药症状不好转。1974年9月间腹部隆起，腹胀加重，不愿饮食，当地医院诊断为"肝硬化腹水"，于1974年12月来郑州就医。现症见：腹部胀满，不能进食，四肢不温，全身畏寒，大便清稀，小便不利。

舌脉：舌质淡，苔白薄，脉弦细。

查体：发育正常，营养欠佳，面色㿠白，心肺（－），腹部隆起，腹水（+++），因大量腹水，肝脾未满意触及，腹壁静脉怒张，下肢浮肿。

辅助检查：超声波：肝上界在第4肋间，下界平肋缘，脾厚5cm，肋下2cm，肝波呈密集微小复波及分隔波。肝功能：谷丙转氨酶正常，麝香草酚絮状试验（++），麝香草酚浊度试验15U，总蛋白5.4g/L，白蛋白2.1g/L，球蛋白3.3g/L。

西医诊断：肝硬化合并腹水。

中医诊断：臌胀，证属脾肾阳虚型。

治法：益气健脾，温阳利水。

处方：党参30g，大腹皮30g，茯苓30g，车前子（包煎）30g，建泽泻15g，猪苓15g，茯苓皮60g，陈皮21g，草果仁12g，炒白术15g，桂枝9g，制附子9g，干姜6g，焦三仙各15g，每日1剂，水煎服。配必要的西药利尿。

1975年1月15日二诊：服上方25剂，小便通畅，大便日2次，已成形，腹胀减轻，饮食增加，腹水消去大半，畏寒肢冷有所好转。再按上方减附子为3g，干姜为2g，继续服用。停西药。

2月15日三诊：服上方30剂，腹水完全消失，腹胀、乏力好转，饮食正常，面色变红。触诊：脾大，在肋下3cm；肝大，在肋下1.5cm，质硬。脉弦细稍数，舌苔薄微黄，质偏红。此为阳气已复，并有阴虚内热象，治宜益气健脾、活瘀利水，稍佐以滋补肝肾之品。方用：党参30g，大腹皮21g，茯苓30g，茯苓皮45g，泽泻15g，猪苓15g，车前子（包煎）30g，广陈皮15g，草果仁12g，炒白术 15g，焦三仙各 15g，当归 15g，川郁金 12g，生鳖甲 30g，西枸杞 12g，怀生地 12g，杭白芍 15g，每日 1 剂，水煎服。

3 月 5 日四诊：服上方 15 剂，腹水未起，舌苔薄白，质变淡，但仍感腹微胀。阴虚现象已消失，滋腻之品不宜再用，上方去生地黄、枸杞，加厚朴 6g，继续服用。

3 月 15 日五诊：服上方 10 剂，腹胀消失，其他无大变化。调方为：党参 15g，白术 15g，茯苓 15g，砂仁 9g，炒山药 30g，生薏苡仁 30g，大腹皮 15g，泽泻 15g，车前子（包煎）15g，粉甘草 3g，焦三仙各 15g，当归 15g，川郁金 15g，鳖甲 30g，大枣 10 个，生姜 3 片，每日 1 剂，水煎服。

3 月 25 日六诊：服上方 10 剂后，诸症全消，大小便、饮食正常，面色微红，肝未触及，脾大肋下可触及，无腹水，总蛋白 64g/L，白蛋白 34g/L，球蛋白 30g/L。

按：本证为脾肾阳虚型的肝硬化腹水，治疗以桂枝、附子、草果仁、干姜温阳；党参、白术、茯苓、茯苓皮、泽泻等健脾益气利水；焦三仙、陈皮理气消积，使其阳气徐复。若出现阴虚内热之象，即时去附子、干姜等，以免燥热耗津，若有阴虚阳浮之象，加生地黄、枸杞养阴清热。阴虚现象消除，则滋腻之品不可久用，以免腹胀发生和腹水复发。益气健脾活瘀软坚，是后期治疗的重要措施。

案六（先以温阳培补脾肾活瘀善后案）

贾某，男，46 岁，1976 年 10 月 2 日初诊。

主诉：腹部胀满 1 月余。

现病史：患者原有肝病，近 1 个月来感到腹部胀满，食欲缺乏，精神萎靡，疲乏懒动，大便溏，小便少，全身畏寒肢冷，下肢浮肿等。

舌脉：舌质淡，苔白腻，脉弦细。

查体：发育正常，营养不良，面色苍白、灰暗，精神疲惫，神志清楚，腹部隆起，腹水（++），肝未触及，脾脏肿大，在肋缘下 5cm，质硬。

辅助检查：肝功能：总蛋白 59g/L，白蛋白 23g/L，球蛋白 36g/L，谷丙转氨酶 54U/L。血象：白细胞 3×10^9/L，血小板 320×10^9/L。超声波：肝上界在第 5 肋，下界平肋缘，脾厚 5.5cm，肋下 5cm，肝波呈分隔波，肝前区有水，腹部有大量液段。

西医诊断：肝硬化腹水。

中医诊断：臌胀，证属血瘀兼阳虚型。

治法：健脾利水，温中散寒。

处方：制附子6g，干姜3g，潞党参30g，炒白术15g，茯苓30g，炒薏苡仁30g，大腹皮12g，冬瓜皮30g，砂仁12g，茯苓皮60g，泽泻15g，车前子（布包）21g，焦三仙各15g，广陈皮15g，每日1剂，水煎服。配以西药利尿。

10月14日二诊：服上方12剂后，小便通顺，尿量增加，腹胀大减，饮食增加，身感有力，畏寒肢冷消失，脉无大变化，舌质稍红。此为阳气已复，水气已行，有药热伤阴之势，故减附子、干姜量，方用：制附子3g，干姜1.5g，党参30g，茯苓30g，炒白术15g，炒薏苡仁30g，大腹皮30g，冬瓜皮30g，砂仁9g，茯苓皮60g，车前子（布包）21g，焦三仙各21g，泽泻15g，广陈皮12g，每日1剂，水煎服。

10月27日三诊：服上方12剂，腹水完全消失，腹不胀，饮食如常，大便正常。面色变微红，脉弦稍数，舌质仍偏红。因腹水已消，可将利水药减少，重点转为健脾益气、活血化瘀之法。方用：党参30g，炒白术15g，茯苓30g，当归12g，砂仁6g，广陈皮15g，茯苓皮30g，泽泻9g，醋鳖甲30g，怀生地黄12g，川郁金12g，焦三仙各15g，怀山药15g，生黄芪30g，大枣10个，每周2剂，以善其后。

1977年4月随访，肝功能：总蛋白64g/L，白蛋白42g/L，球蛋白22g/L。血象：白细胞5×10^9/L，血小板100×10^9/L。麝香草酚絮状试验（−），谷丙转氨酶正常。超声波：肝大，在肋下0.5cm，脾厚3.5cm，无腹水。

按：本例患者脾阳不振，寒湿困脾，湿浊停滞，气化不行，发为腹水、水肿之证，来诊之初为寒湿困脾的虚寒证，故用附子、干姜等温化脾阳、增强脾运，配利水药，使腹水很快消退，症状消除。但用药后出现舌红等燥热伤阴之势，即将附子、干姜减量，阳气完全恢复及时停用。最后完全转为健脾补肾、活血化瘀之法，使身体逐渐恢复，巩固疗效。

案七（健脾利湿温阳活瘀案）

刘某，女，59岁，1971年12月21日初诊。

主诉：腹部胀满 3 月余。

现病史：3 个月前患者出现腹部隆起，闷胀，下午尤甚，不思饮食，大便每日 4~5 次，在某医院诊断为"肝硬化腹水"，经利水、保肝治疗，腹水消失后又起。现脘腹胀满，不能进食，食后胀甚，朝轻暮重，两胁疼痛，疲倦无力，全身畏寒，四肢欠温，得温则舒，小便少而清，大便稀溏。

舌脉：舌质暗紫，苔薄白，脉沉细弦。

查体：面色㿠白，腹部隆起，腹围 102cm，下肢轻度浮肿。

辅助检查：超声波：腹部有液平面，肝上界在第 5 肋间，下界在肋缘下 1cm，脾厚 4.5cm，肋下 2.5cm，肝密集微小波，分隔波明显。肝功能：谷丙转氨酶、脑磷脂胆固醇絮状试验均正常。总蛋白 59g/L，白蛋白 30g/L，球蛋白 29g/L，白细胞 3.8×10^9/L，血小板 640×10^9/L。

西医诊断：肝硬化腹水。

中医诊断：臌胀，证属血瘀兼脾肾阳虚型。

治法：健脾利水，温阳益气。

处方：潞党参 30g，炒白术 15g，茯苓 15g，茯苓皮 30g，猪苓 15g，建泽泻 15g，冬瓜皮 60g，制附子 9g，炮干姜 6g，生薏苡仁 30g，车前子（布包）30g，大腹皮 30g，陈皮 15g，桂枝 9g，广砂仁 9g，每日 1 剂，水煎服。酌配双氢克尿塞及安体舒通（螺内酯）等药。

12 月 30 日二诊：尿量增加，腹水大减，腹胀显轻。继续服用上方。

1972 年 1 月 11 日三诊：腹水基本消失，精神好转，大便日 1~2 次，成形，脉弦，稍有力。中药继续服，停西药。

1 月 14 日四诊：小便通利，改治则为益气活瘀、健脾利水，佐以温阳。方用：当归 15g，广郁金 15g，茯苓 30g，炒白术 15g，大腹皮 15g，泽泻 15g，车前子（布包）15g，焦三仙各 15g，茯苓皮 30g，陈皮 12g，砂仁 12g，党参 21g，嫩桂枝 6g，每日 1 剂，水煎服。

3 月 6 日五诊：断续服上方 28 剂后，腹水未起，腹已不胀，食欲增加，大便日 1~2 次，脉弦有力，舌质淡红。根据脉症判断阳气已复，水湿分消，但脾未全健，肾未全固，仍需软坚化瘀、健脾益气治之。方用：当归 18g，广郁金 15g，川芎 6g，炒鳖甲 30g，炒穿山甲 12g，鸡内金 12g，炒白芍 15g，茯苓 30g，炒白术 15g，生薏苡仁 30g，泽泻 15g，砂仁 12g，党参 21g，焦山楂 15g，每日 1 剂，水煎服。

7月10日六诊：共服上方 60 余剂，脉弦稍数有力，舌质偏红，大便日 1 次，成形，小便正常，身感有力，精神好，面色发红，体重增加，饮食增加。总蛋白 64g/L，白蛋白 40g/L，球蛋白 24g/L，白细胞 7.6×10^9/L，血小板 146×10^9/L。超声波：脾厚 3.5cm，肋下未见边缘。

按：本证属血瘀兼脾肾阳虚的臌胀，脾肾阳气不足，水寒不行则腹满胀大，朝轻暮重。脾阳不振，水谷失运，则食后胀甚。脾虚不能充养机体则神疲乏力，怕冷，四肢不温。阳气虚水湿下注则下肢浮肿。肾阳衰微膀胱气化不行则小便不利。治疗过程中必先用健脾利湿、温阳活瘀之法，以除去水湿，水湿不除，脾不健运，更不能用温补肝肾之剂，如肾气汤等，因肾阳虚是由脾阳不振所致，如用滋补肝肾之品，如熟地黄、山茱萸等，必影响脾的健运，使水湿排利困难。先天肾气靠后天水谷精微以充养，脾得健运，精微供养充足，不补肾而肾得补。因之，用党参、茯苓、白术、泽泻、大腹皮、薏苡仁益气健脾利水，当归、郁金、鳖甲、穿山甲、鸡内金软坚活瘀，始能取得较好效果。

案八（温阳勿伤阴、养阴勿滋腻案）

纪某，男，50 岁，1978 年 1 月就诊。

主诉：腹胀 3 个月，下肢浮肿 20 天。

现病史：3 个月前患者因心情不佳和过度劳累，始觉腹胀，疲乏无力，食欲减少，在当地治疗未见效果。20 天前发觉下肢浮肿，活动后浮肿更甚，腹部胀满，午后腹胀加剧，身寒肢冷，口干吐酸，大便稀，日 2~3 次，当地医院诊为"肝硬化合并少量腹水"，服中西药治疗，效果不佳，于 1978 年 1 月来本科就诊。

舌脉：舌质淡，有暗斑，舌苔薄白，脉弦细。

查体：体温 37.3℃，脉搏 76 次/分，呼吸 16 次/分，血压 100/80mmHg，发育正常，神志清楚，精神尚好，巩膜皮肤无黄染，无蜘蛛痣。心肺（－）。肝上界平第 4 肋，肋下未触及，脾不大。腹部胀气明显，叩之有移动性浊音。

辅助检查：肝功能：总蛋白 50g/L，白蛋白 22g/L，球蛋白 28g/L，脑磷脂胆固醇絮状试验（+），麝香草酚浊度试验 6U，谷丙转氨酶正常。

西医诊断：肝硬化合并少量腹水。

中医诊断：臌胀，证属脾肾阳虚型。

治法：益气健脾，温阳利水，佐以活血化瘀。

处方：党参30g，茯苓30g，白术15g，山药15g，薏苡仁30g，茯苓皮30g，大腹皮30g，砂仁9g，车前子（布包）30g，泽泻15g，猪苓15g，干姜3g，桂枝6g，当归12g，郁金12g，焦三仙各12g，每日1剂，水煎服。

3月4日二诊：上方服38剂后，大便正常，腹水消失，腹胀、食欲均有好转，感到气力恢复，但有口干渴、腹内发热、手脚心发热等症。调方为：生地黄30g，枸杞子30g，丹参30g，郁金15g，白芍30g，党参30g，广木香10g，三棱10g，莪术10g，陈皮12g，炒麦芽30g，每日1剂，水煎服。

3月11日三诊：上方服6剂后，下肢浮肿又起，腹满撑胀，不欲食，大便溏泻。治宜健脾利水，方用：白术15g，茯苓15g，泽泻15g，猪苓15g，党参20g，车前子（布包）12g，陈皮15g，大枣5个，莲子肉20g，生山药15g，薏苡仁30g，焦三仙各20g，甘草3g，茯苓皮20g，桂枝3g，每日1剂，水煎服。

5月15日四诊：断续服上方60剂，腹胀、全身浮肿、手脚心热、口干渴均消失，面色红润有光，大便正常。肝功能：黄疸指数6μmol/L，总蛋白56g/L，白蛋白36g/L，球蛋白20g/L，麝香草酚絮状试验（+++），麝香草酚浊度试验12U，谷丙转氨酶正常。

按：本例病机初为脾肾阳虚，故见腹胀、便溏、畏寒、肢冷、脉细、舌淡，治疗以干姜、桂枝、砂仁温阳；党参、茯苓、白术、山药、薏苡仁益气健脾；大腹皮、茯苓皮、泽泻、车前子、猪苓利水；当归、郁金活血化瘀。服38剂后，腹胀好转，腹水消失，但出现口干渴、手足心热等内热之象，故加生地黄、枸杞、白芍等滋阴之品，致使患者腹胀便溏，下肢浮肿继而出现。可能因上三味药过于滋腻，用量亦较重之故，即以第一方为基础，去当归、郁金、干姜，减少利水药的用量，加莲子肉、大枣，取健脾利水而不伤阴之效，故能使脾肾阳虚症状消失，肝功能基本恢复正常。

案九（气滞血瘀脾肾阳虚案）

宋某，男，72岁，2005年11月24日初诊。

主诉：腹泻、纳差、腹胀2月余。

现病史：患者乙肝病毒感染20余年，3年前诊断为早期肝硬化，曾间断服用中西药治疗。2个月前无明显诱因出现腹泻，纳差，腹胀，在郑州某市级医院以"乙肝肝硬化腹水"收治住院，予西药利尿和护肝治疗1个月余，腹水减轻，停利尿药后，腹水旋起，经病友介绍求治门诊。症见：腹部胀大，柔软，朝宽暮急，两胁隐痛，纳差，脘痞，肠鸣，小便短少不利，大便稀溏，面色萎黄，倦怠乏力。

舌脉：舌质暗淡，有齿痕，舌苔薄白，脉沉弦细无力。

查体：形体一般，巩膜未见黄染，肝脾肋下未触及，腹部叩诊移动性浊音（+），下肢中度指凹性水肿。

辅助检查：肝功能示：总胆红素（TBIL）15.5μmol/L，直接胆红素（DBIL）5μmol/L，总蛋白（TP）68g/L，白蛋白（ALB）32g/L，球蛋白（GLB）36g/L，谷丙转氨酶（ALT）55U/L，谷草转氨酶（AST）64U/L，碱性磷酸酶（ALP）90U/L，γ-谷氨酰基转移酶（GGT）63U/L。乙肝五项示：HBsAg（+），HBeAb（+），HBcAb（+）。HBV-DNA（-）。血常规示：白细胞（WBC）3.5×10^9/L，血小板（PLT）86×10^9/L，血红蛋白（HGB）127g/L。腹部彩超提示：肝硬化合并腹水，门静脉内径13mm，脾厚46mm。

西医诊断：乙肝肝硬化合并腹水（失代偿期）。

中医诊断：臌胀，证属气滞血瘀、脾肾阳虚型。

治法：益气活瘀，健脾温肾，利水消胀。

处方：党参30g，当归15g，郁金15g，川芎15g，炮山甲（先煎）6g，延胡索15g，茯苓30g，炒白术30g，陈皮15g，砂仁12g，茯苓皮30g，猪苓30g，泽泻15g，车前子（包煎）30g，大腹皮30g，厚朴15g，枳实15g，上沉香（冲）3g，苍术30g，炒山药30g，淫羊藿10g，神曲30g，炒麦芽30g，炒内金12g。每日1剂，水煎服。同时予西药螺内酯片20mg，每日2次口服。

二诊：服上方20余剂后，腹水明显消退，饮食增加，大便成形，精神好转，但下肢仍有浮肿。守上方加黄芪40g，汉防己30g，桂枝6g，川牛膝30g，继服。

三诊：服上方60余剂，腹水消退，下肢浮肿明显减轻，精神佳，面有光泽。停西药利尿药，守标方去利水药茯苓皮、猪苓、泽泻、车前子，加黄芪60g，巴戟天15g，醋鳖甲30g，当归加至20g，炒白术加至40g，继服。

后曾加用鸡血藤、仙鹤草服至半年，自觉症状消失，面色红润有光泽，复查血常规、肝功均正常，彩超提示脾厚回缩至37mm，乙肝五项 HBsAb（+）、HBeAb（+）、HBcAb（+），随访至今，病情稳定。

按：肝硬化腹水属祖国医学臌胀之范畴，喻嘉言在《医门法律·胀病论》中将其病机概括为："胀病亦不外水裹、气结、血凝。"本病病位在肝，涉及脾肾，属本虚标实、虚实错杂之病证，气、血、水搏结为标，肝脾肾亏虚为本，气虚血瘀、脾土衰败是其基本病机，益气活瘀、健脾利水、理气消胀为其治疗大法，自拟培本利水汤。本案患者肝病日久，脾失运化，水湿停聚，久病及肾，加之年事已高，肾阳衰微，故在培本利水汤的基础上选加苍术、炒山药、淫羊藿以健脾补肾、温阳利水。选用黄芪、汉防己、桂枝、茯苓、川牛膝，意取《金匮要略》防己茯苓汤之义，此方治疗肝性腹水伴有下肢浮肿者，效果显著，取防己配黄芪利水除湿益气，使水从外而解，桂枝伍茯苓通阳化气利水，使水从下而去，佐用川牛膝活血通络、引血下行，且能利尿通淋。此外，当归得黄芪，又有益气生血之妙，使肝体得养，体用共济。选用鸡血藤、仙鹤草活血养血，意在升高血小板。由于药证相符，坚持服药，故疗效显著，并取得了 HBsAg 阴转之奇效。

案十（湿热蕴结案）

贾某，男，53岁，2006年12月2日初诊。

主诉：腹胀2月余。

现病史：患者乙型肝炎病毒感染10余年，3年前诊断为肝硬化，曾间断服中西药治疗。2个月前因腹泻、纳差、腹胀，在当地医院诊断为"乙型肝炎肝硬化腹水"，服西药利尿药和护肝治疗，腹水稍有减轻，停利尿药后，腹水旋起，经病友介绍慕名求治。现症：腹部胀大，腹壁静脉隐现，纳差，腹胀，两胁隐痛，口苦口黏，鼻衄，小便黄，大便不畅，四肢倦怠，面色微黄。

舌脉：舌质红，舌下脉络紫暗，苔薄黄，脉弦细。

查体：巩膜轻度黄染，颜面、胸颈部有蜘蛛痣，腹部叩诊移动性浊音阳性，肝区压痛，脾脏肋下刚触及，下肢轻度浮肿。

辅助检查：总胆红素（TBIL）53.2 μmol/L，直接胆红素（DBIL）22.5 μmol/L，总蛋白（TP）68g/L，白蛋白（ALB）31.6g/L，谷丙转氨酶（ALT）80U/L，

谷草转氨酶（AST）52U/L，碱性磷酸酶（ALP）142U/L，γ-谷氨酰基转移酶（GGT）89U/L；乙肝五项：HBsAg（+），HBeAb（+），HBcAb（+），HBV-DNA 2.06×10^4 U/mL；腹部彩超提示肝硬化合并腹水，肝门静脉内径13.6mm，脾脏45mm×137mm。

西医诊断：乙型肝炎后肝硬化合并腹水（失代偿期）。

中医诊断：臌胀，黄疸，证属湿热蕴结证。

治法：利胆退黄，益气化瘀，健脾利水。

处方：茵陈（后下）60g，黄连10g，赤芍30g，赤小豆30g，生晒参（包煎）15g，当归15g，郁金15g，川芎15g，炮山甲（先煎）10g，茯苓30g，炒白术30g，陈皮15g，砂仁12g，茯苓皮40g，冬瓜皮40g，白茅根40g，猪苓30g，泽泻15g，车前子（包煎）30g，大腹皮30g，厚朴15g，枳实15g，上沉香（冲服）3g，炒内金12g，焦三仙各15g，每日1剂，水煎服。

复诊：守上方加减服至50余剂，腹水、腹胀、鼻衄消失，纳食增加，精神好转，黄疸减轻。再拟益气化瘀、软坚散结、健脾和胃之剂：生晒参12g，当归15g，郁金15g，川芎15g，炮山甲（先煎）10g，醋鳖甲20g，茯苓30g，炒白术30g，陈皮15g，砂仁12g，厚朴15g，枳实15g，上沉香（冲服）3g，泽泻15g，大腹皮15g，黄芪30g，茵陈（后下）40g，鸡内金12g，每日1剂，水煎服。

守上方加减坚持服用10个月，肝功能、蛋白指标恢复正常，腹部彩超提示腹水消退，脾脏37mm×122mm，蜘蛛痣颜色变浅缩小，无自觉不适，状如常人。

按：本例为治疗肝硬化腹水较典型的病例，认证精当，药证契合，效不更方，间有微调，先后用药10月余而取效。慢性肝病疗程往往较长，治疗要在认证准确的基础上，守方坚持，随证微调，方为正治。

案十一（阴虚型臌胀案）

李某，男，50岁，2015年11月19日初诊。

主诉：腹胀1月余。

现病史：患者发现乙型肝炎病毒感染1年余，间断使用恩替卡韦抗病毒治疗。1个月前劳累后出现腹部胀大，食欲减退，住院后诊断为"乙型肝炎肝硬化腹水"，西医治疗上保肝、利尿、输注白蛋白及血浆等对症治疗，腹水稍有减轻，但患者仍腹胀不适，纳差乏力。为求中医治疗，前来就诊，刻诊：腹大胀满，面色晦暗，口干，纳差乏力，心烦眠差，时有齿衄，小便短少。

舌脉：舌质红绛，舌苔光剥，脉弦细。

查体：巩膜黄染，肝区压痛，腹部叩诊移动性浊音阳性，脾脏肋下可触及，下肢凹陷性水肿。

辅助检查：肝功能：总胆红素 52.0 μmol/L，直接胆红素 22.3 μmol/L，间接胆红素 29.7 μmol/L，白蛋白 25.0g/L，谷草转氨酶 82U/L，谷丙转氨酶 56U/L；血糖 7.35mmol/L；凝血酶原时间 16.8s；乙肝 5 项：HBsAg（+），HBeAg（+），HBcAb（+）；HBV-DNA 3.85×10^{6}U/ml。腹部彩超：肝硬化并结节，门静脉增宽，脾大，腹水。

西医诊断：乙型肝炎肝硬化（失代偿期）。

中医诊断：臌胀，证属阴虚型。

治法：活血化瘀，养阴利水，益气健脾。

处方：丹参30g，郁金12g，川芎10g，炮山甲（先煎）5g，白茅根40g，藕节30g，青黛（包煎）10g，旱莲草20g，女贞子15g，茜草15g，生地黄20g，茯苓30g，炒白术40g，茯苓皮30g，猪苓30g，泽泻20g，车前子（包煎）30g，炒山药30g，太子参20g，人参（另煎）5g，陈皮12g，砂仁9g，大腹皮30g，厚朴12g，枳壳12g，炒内金12g，炒麦芽30g，茵陈（后下）30g。每日 1 剂，水煎服。口服恩替卡韦抗病毒。

二诊：服上方15剂后，腹胀减轻，尿量增加，食欲好转，仍眠差，舌质红绛，花剥苔。守原方，加夜交藤30g，每日 1 剂，水煎服。

三诊：继服30剂后，患者精神可，无腹胀不适，尿量正常，纳眠正常，无乏力，无齿衄，舌质红，舌苔薄白。

后随访患者病情稳定，无明显自觉不适症状。

按：本例患者主症见腹大胀满，面色晦暗，口干，心烦眠差，时有齿衄，小便短少，舌质红绛，舌苔光剥，脉弦细，为典型之阴虚臌胀，选用阴虚型基本方加减，前后服药 45 剂，症状消失，病情稳定，疗效满意。

案十二（瘀血内结气阴两虚案）

陈某，女，62岁，2006 年 8 月 18 日初诊。

主诉：胸闷短气伴乏力20天。

现病史：患者2年前无明显诱因出现下肢浮肿，纳差，腹胀，经检查诊为"乙肝肝硬化合并腹水"，对症治疗后症状缓解，后肝功能反复轻度异常，蛋白比例失调，曾数次住院治疗。20天前因发热、腹泻、腹胀，在本市某省级医院住院，经保肝利尿抗感染等综合治疗，腹水缓解，后因胸闷短气、乏力不减，出院求治中医。刻诊：腹大柔软，胸闷短气，心慌，口咽干燥，目微黄，小便黄赤，大便2日未行，烦躁失眠，头晕，鼻齿衄血。

舌脉：舌质红绛少津，苔少，脉弦细数。

查体：查心率110次/分，腹软，腹部叩诊移动性浊音（++），脾脏肋下触及8cm，质硬，巩膜轻度黄染，胸颈部可见散在蜘蛛痣，肝掌明显。

辅助检查：肝功能示：总胆红素（TBIL）46.7μmol/L，直接胆红素（DBIL）12.2μmol/L，总蛋白（TP）62g/L，白蛋白（ALB）29g/L，谷丙转氨酶（ALT）52U/L，谷草转氨酶（AST）49U/L，碱性磷酸酶（ALP）149U/L，γ-谷氨酰基转移酶（GGT）126U/L。乙肝五项示：HBsAg（+），HBeAb（+），HBcAb（+）。HBV-DNA 3.56×10^4U/mL。彩超示：乙肝肝硬化伴肝内多发性小结节，中等量腹水，门静脉内径16mm，脾47mm×146mm。

西医诊断：乙肝肝硬化合并腹水（失代偿期）。

中医诊断：臌胀，证属瘀血内结、气阴两虚型。

治法：益气养阴，化瘀利水，佐以退黄。

处方：西洋参（另煎）15g，麦冬10g，五味子10g，茵陈（后下）40g，赤芍20g，白茅根40g，墨旱莲20g，丹参30g，郁金15g，茯苓30g，炒白术30g，陈皮15g，砂仁6g，茯苓皮30g，猪苓30g，泽泻15g，车前子（布包）30g，大腹皮30g，厚朴15g，枳实15g，八月札20g，炒麦芽30g，炒内金12g。每日1剂，水煎服。

西药予螺内酯片60mg、速尿片20mg，每日1次口服（减至住院时一半用量）。

治疗经过：上方服6剂后，心慌、胸闷、短气明显减轻，服至20余剂，心慌胸闷短气、头晕失眠消失，口咽干燥缓解，腹胀减轻，饮食增加，精神好转，舌质变红，有少量薄苔，脉弦细微数（心率减至85次/分），逐渐减量西药利尿药，曾加醋鳖甲、阿胶、女贞子、青黛、仙鹤草、玉米须，去麦冬、五味子。服至90余剂，腹水消退，ALT、AST、A/G复常，但TBIL仍轻度升高，再拟方：生晒参（另煎）12g，白茅根40g，墨旱莲20g，丹参30g，郁金15g，醋鳖甲（先煎）20g，炮山甲（先煎）10g，炒白芍20g，茯苓30g，炒白术30g，陈皮15g，砂仁6g，茵陈（后下）40g，厚朴15g，枳实15g，八月札20g，炒麦芽30g，炒内金12g，服至半年，肝功能复常，无自觉不适，病情稳定。

按：本案发病隐匿，肝脾瘀血日久，血行不利，清浊相混，化而为水。由于乙肝病毒持续复制，湿热毒邪清除不彻，灼伤阴津，又因久服利尿药易"下后伤阴"，阴津匮乏，正气耗伤，而成本证，故取生脉散益气复脉、急救其阴。西洋参、麦冬、五味子三药合用，一补一润一敛，益气养阴、生津止渴，使气复津生，气充脉复，故服20余剂后，患者病初胸闷、心慌、气短症状消失，脉率复常。阴虚型臌胀若过用滋阴则湿恋水蓄，过用利水则耗气伤阴，治疗颇为棘手，故在运用养阴药物时，应与健脾利水、补气活瘀药配合应用，使之养阴而不滋腻，利水而不伤阴，若准确辨证，选药贴切，量味适当，才能彰显疗效。药常选白茅根、女贞子、墨旱莲等，其中白茅根味甘而不腻，性寒而不伤胃，利水而不伤阴，实为养阴利水之佳品，可重用至40~120g，女贞子、墨旱莲滋补肝肾之阴，与白茅根配合以加强养阴之力。后期腹水虽已消退，但肝脾肾正气未复，瘀血阻滞不畅，腹水仍可再起，故应抓住时机，益气活瘀、软坚散结、培补脾肾，巩固治疗。

案十三（益气活瘀宣化水湿案）

曹某，男，45岁，2000年3月16日初诊。

主诉：胸闷、腹胀1月余。

现病史：患者1991年体检时发现HBV感染，曾间断服用中西药治疗。1998年出现四肢乏力，腹胀，纳差，检查肝功能异常，B超显示肝硬化腹水，在当地住院治疗，经保肝利尿治疗1个月，病情好转出院。1个月前病情复发，出现腹水、胸腔积液，住郑州某部队医院，经保肝利尿、抽胸腔积液治疗后稍有好转，而后胸腔积液旋起，遂求中医诊治。现症：右胁不适，腹部胀大，纳食减少，四肢乏力，低热37.8℃，侧卧时自觉胸闷。

舌脉：舌质偏暗，舌苔薄白微腻，脉弦细数。

辅助检查：总胆红素 13.6μmol/L，谷丙转氨酶 68U/L，谷草转氨酶 52U/L，总蛋白 68g/L，白蛋白 31.5g/L；乙肝五项：HBsAg（＋），HBeAg（＋），HBcAb（＋）；彩超显示：肝硬化、脾大、腹水、右侧中等量胸腔积液，脾 46mm，肝门静脉内径 14mm，脾门静脉内径 8mm。

西医诊断：肝硬化腹水合并胸腔积液。

中医诊断：臌胀，悬饮，证属肝脾血瘀、水湿弥漫三焦型。

治法：益气活瘀，宣化三焦水湿。

处方：炙麻黄 3g，细辛 3g，桂枝 3g，干姜 3g，清半夏 10g，炒白芍 10g，五味子 6g，甘草 6g，高丽红参 8g，茯苓 30g，炒白术 30g，猪苓 40g，泽泻 15g，车前子（包煎）30g，大腹皮 30g，茯苓皮 40g，厚朴 15g，枳实 15g，上沉香（冲服）3g，当归 15g，郁金 15g，川芎 15g，炮山甲（先煎）10g，柴胡 20g，黄芩 10g，羚羊角粉（冲服）3g，每日 1 剂，水煎服。

治疗经过：服 6 剂后，低热消失，精神好转，服至 28 剂，胸闷消失，体力增加，胸片显示胸腔积液消失。后改用益气健脾、活瘀利水法，用此法治疗 3 个月，腹水消失，病情稳定。

按：本例即为春泽汤合小青龙汤治疗肝硬化胸腔积液的典型病例，以春泽汤扶正利水，以小青龙汤宣通阳气、温化散饮而取效。

第五章 轻微型肝性脑病

一、概 述

轻微型肝性脑病是肝性脑病发病过程中的一个非常隐匿的阶段，是指肝硬化患者无定向力障碍、无扑翼样震颤等症状，无明显生化指标异常，但通过精细的心理测试和（或）电生理检测可以做出诊断的肝性脑病。该病患者虽然表面无明显异常，但应急反应能力和操作能力减低，在从事驾驶、高空作业或操作机械等工作时容易发生意外，因此要提高医生对该病的认识，积极筛查和防治。据文献报道，在肝硬化患者中轻微型肝性脑病发生率高达80%，可导致患者认知功能、工作能力和生活质量等下降，驾驶风险增加，发展为显性肝性脑病风险增加，且一旦发展为显性肝性脑病其预后更差，可见更应在肝硬化阶段加强对轻微型肝性脑病的筛查和治疗以及早预防。

肝性脑病的发病机制尚不明确，致病学说主要有氨中毒学说、假性神经递质学说、γ-氨基丁酸/苯二氮䓬（GABA/BZ）复合体学说及氨基酸代谢失衡学说等，但每种学说都不能完全揭示其发病机制。轻微型肝性脑病核心病理机制是肝功能不全和（或）存在门体静脉分流，来自肠道许多可影响神经活性的毒性产物，未被肝脏解毒和清除，进入体循环，透过血-脑屏障在脑组织内蓄积，引发多层面神经生化的改变，导致相应神经递质系统功能紊乱，进一步出现反应迟钝、神志不清等临床症状。现阶段临床治疗药物基本以氨中毒学说为中心，以减少肠道内产氨和氨进入血液循环为靶标，所使用的乳果糖、利福昔明等药物均证实对部分轻微型肝性脑病患者具有治疗作用，但远期疗效并不明确。中医药在治疗肝硬化及肝性脑病方面具有独特优势，且临床疗效上并不低于西医标准治疗方案。

祖国医学根据肝性脑病主症将之归于中医学的"神昏""癫狂""昏蒙""谵妄""肝厥"等范畴。《内经》曰："湿邪困人，蒙蔽清窍，见神识不爽，困乏嗜卧，头重如裹，甚则目蒙神昏""火邪亢盛，则神志不宁，眩晕，耳鸣"，即本病基本病机，且认为本病病位在脑，病机为湿、火之邪扰乱气机，充斥三焦，上犯脑窍所致。而轻微型肝性脑病因无明显行为、意识障碍，应据肝硬化基础病或其主症归为"积聚""臌胀""黄疸"等病症范畴。

二、病机述要

轻微肝性脑病是在肝硬化病理基础上进展而来，以肝脾血瘀、气血亏损为主，加之肝体阴而用阳的功能逐渐耗伤和衰竭以致清窍失养；或感受湿热疫毒、酒食不节，多种因素引起脏腑功能相继受损而致湿热之邪稽留，蕴结肠腑，腑气不通，浊毒蒙窍，导致元神失职；或药物用之不当，过于辛温或利尿无度，导致肝肾真阴耗伤，虚火上扰，则神明失用而成本病。我们认为轻微肝性脑病的病位在肝脾肾，与大肠密切相关，其基本病机以肝脾血瘀，肾阴亏耗，浊毒瘀滞，清窍失养为主。《素问》言："大肠者，传导之官，变化出焉。"大肠为六腑之一，泻而不藏，是传糟粕之通道。若大肠传化糟粕的功能失常，无法将浊气化成于下，则浊气随气机逆乱上犯于元神之府。《灵枢》中提及手阳明大肠之筋"络头"，可见大肠经治头部疾病，肝经上行巅顶入脑，提示肝可与脑、大肠相通。故在疾病进展过程中，浊毒内蕴、腑气不通是主要进展因素。

三、辨证施治

因轻微型肝性脑病处于肝硬化与肝性脑病过渡阶段，故其基本证型与肝硬化分型相似，临床上以肝脾血瘀、湿热蕴结、肝肾阴虚为主要证型。

（一）肝脾血瘀型

症状：神情呆滞，反应迟钝，胁腹刺痛，面色晦暗黧黑，胁下癥块，面、颈、胸壁等处可见红点赤缕，手掌赤痕，纳呆，四肢乏力，舌质紫暗，或有瘀斑，脉细涩。

治法：益气活瘀，健脾养血，开窍醒神。

方药：当归 15g　　郁金 15g　　川芎 15g　　烫水蛭 6g

醋鳖甲 30g　生晒参 10g　茯苓 30g　　炒白术 30g

陈皮 12g　　砂仁 6g　　枳壳 12g　　佛手 12g

炒内金 12g　炒麦芽 30g　茵陈 30g　　节菖蒲 15g

远志 6g

方义：当归配伍郁金，不仅养血、活血，且能理血中之气，配伍川芎，活血、养血、行血三者并举，润燥相济，祛瘀而不伤血，养血而不壅滞，同时与苦咸性平之水蛭同用，破血消瘀，通经消癥。化瘀必益气，气盛血易通，故在运用化瘀四味的同时，必配伍生晒参补气健脾，以加强活血化瘀之力。鳖甲味咸，性平，化痰软坚散结，且能滋养肝阴。"见肝之病，知肝传脾，当先实脾"，故方中佐以茯苓、白术、陈皮、砂仁、炒麦芽、鸡内金健脾理气、和胃消积。茵陈利胆清热，菖蒲、远志开窍醒神，诸药合用则肝体得养，神明得清。

（二）湿热蕴结型

症状：神情欣快，或有手颤，胁满或痛，脘痞腹满，烦热口苦，纳差，或有面目肌肤发黄，小便黄，大便干或溏滞不爽，舌红，苔厚腻或黄，脉弦滑数。

治法：芳香化湿，解毒通腑，凉血开窍。

方药：藿香 10g　　佩兰 12g　　白豆蔻 12g　生薏苡仁 30g

节菖蒲 15g　胆南星 10g　钩藤 20g　　茵陈 30g

赤芍 20g　　丹参 30g　　郁金 15g　　烫水蛭 6g

制大黄 10g　泽泻 15g　　车前子 30g　茯苓 30g

炒白术 30g　党参 15g　　太子参 15g　陈皮 12g

厚朴 12g　　枳壳 12g　　佛手 12g　　炒内金 12g

炒麦芽 30g　炒神曲 15g

方义：方中藿香、佩兰、白豆蔻、生薏苡仁、九节菖蒲、胆南星芳香化湿，豁痰开窍，醒脾安神；钩藤平肝潜阳，息风止痉；茯苓、白术、泽泻、车前子淡渗利湿，使湿去热无所附，痰无所源；茵陈、赤芍配合丹参、郁金清热利胆，凉血退黄；水蛭化瘀通络；大黄一则通腑泻热，荡涤肠胃之积毒，使湿热之邪从大便而去，减少肠道内毒素吸收，二则凉血散瘀，利胆退黄，扩张胆管，促进胆汁排泄；党参、太子参补正气，以加强益气活瘀、健脾利湿之作用；陈皮、厚朴、枳壳、佛手、鸡内金、炒麦芽、炒神曲理气和胃消积；诸药共奏芳香化湿、解毒通腑、凉血开窍之功。

（三）肝肾阴虚型

症状：失眠，时有震颤，表情欣快，两胁不适，口干咽燥，头晕耳鸣，体倦乏力，腰膝酸软，鼻齿衄血，小便黄，舌红少苔或无苔，脉弦细数。

治则：清肝凉血，养阴补肾，佐以活瘀。

方药：羚羊角 3g　　莲子心 12g　　赤芍 12g　　生地 24g

　　　　醋鳖甲 30g　　龟板 10g　　女贞子 20g　旱莲草 20g

　　　　茵陈 30g　　牡丹皮 12g　当归 12g　　炒山药 30g

　　　　茯苓 30g　　炒白术 30g　西洋参 12g　太子参 20g

　　　　陈皮 12g　　佛手 12g　　枳壳 12g　　炒内金 12g

　　　　炒麦芽 30g

方义：本方以羚羊角、莲子心凉肝息风，清心安神；当归、生地、女贞子、旱莲草配用血肉有情之品醋鳖甲、龟板等滋养肝肾真阴；肝阴不足，虚热内生，再以茵陈、赤芍、丹皮清热凉血；西洋参、太子参合用既养阴益气又加强活血活瘀之力；如《本草从新》记载："西洋参补肺降火，生津液，除烦倦，虚而有火者相宜。"养阴同时要佐以茯苓、炒白术、炒山药益气健脾；陈皮、佛手、枳壳、鸡内金、炒麦芽理气和胃消积，一则防养阴药过于滋腻，二则脾胃健运，气血充足，肝体得养，有"脾气健，肝血旺"之说；诸药合用，阴津复，神志清。

四、临床体悟

我们临证治疗轻微型肝性脑病时,在遵从肝硬化基本病机辨治基础上常合用清肝化痰开窍、理气通腑化浊药,以养血活血、健脾扶正、解毒祛邪补肾为大法,尤以养肝体调肝用、通肠腑泻浊毒为要。其次注重早期发现,早期预防。轻微型肝性脑病患者多表现为反应能力下降,因此诊断过程中四诊合参重在望神、望色,看其神志有无呆滞或面色晦暗,其次应结合症状、实验室指标、病史等,在其谷草转氨酶、胆红素、血氨升高,白蛋白下降及出现腹水、电解质紊乱、便秘、呕血、黑便等异常时,或患者处于慢性肝衰竭阶段,应及早针对症状积极治疗,降低显性肝性脑病的发生风险。

对于轻微型肝性脑病患者,因未见明显神志病变,应根据体质酌情使用开窍药物,但开窍药多辛温走窜,易劫耗阴液,肝肾阴虚患者应选辛凉开窍、清肝凉血之品,加以滋补肾阴。临床上轻微型肝性脑病患者常伴有轻度高胆红素血症,应在益气活瘀、健脾养肝的基础上注重利胆药物的应用,使胆汁疏泄如常,浊毒得以排出,避免显性肝性脑病的发生。对于老年大便不通的患者,多用当归以养血润肠,可用少量炒二丑以通腑泻浊。对于出血后患者,祛瘀通腑药宜小、宜缓、宜柔、宜养,稍佐活血止血之三七粉,慎用性味猛烈破瘀之品,以免诱发出血。

肝硬化患者需摄入足够蛋白质,而伴有肝性脑病时蛋白摄入过度会加重病情,因此建议患者多餐少食(每天最少5次),避免空腹时间超过3~6h,且多以植物蛋白即豆类为主。对于合并腹水患者,放腹水及利尿药选用需适量,以避免电解质紊乱。

五、医案拾萃

案一(瘀血内结寒湿困脾案)

何某,男,46岁,2008年3月31日初诊。

主诉:间断右胁不适14年余,腹胀伴身目黄染5年,加重伴神志痴呆2个月。

现病史：患者乙肝病毒感染14年余，曾服拉米夫定抗病毒治疗半年后自行停服，肝功能时有波动。患者5年前劳累后出现腹胀，纳差，小便黄，身目黄染，CT检查示：肝硬化、腹腔积液（大量），经住院综合治疗1个月，病情好转出院，后病情反复，腹腔积液不能消退，曾多次住院治疗。近2个月神志痴呆，语速迟缓，黄疸加重，故前来就诊。症见：神情呆滞，反应迟钝，面色晦暗，头目眩晕，唇暗干燥，腹胀大，两胁疼痛，胃脘部满闷，纳差乏力，齿鼻衄血，小便深黄短少，大便溏。

舌脉：舌质淡，有齿痕，苔腻，脉濡缓。

查体：形体消瘦，身目中度黄染，胸颈部散在蜘蛛痣，肝掌明显，腹部膨隆胀大、柔软，叩诊移动性浊音（＋），双下肢中度指凹性水肿。

辅助检查：肝功能检查示：ALT 125 U/L，AST 106U/L，TBIL 125.5μmol/L，DBIL 58μmol/L，TP 56.6g/L，ALB 28.1g/L，ALP 123U/L，GGT 66U/L，AFP 20.1ng/mL，PT 21s，电解质、肾功能均正常，血氨120μmol/L。乙肝病毒血清学标志物检查示：HBsAg（＋），HBeAg（＋），HBcAb（＋），HBV–DNA 5.4×10^{4}U/mL。彩超检查示：肝硬化合并腹腔积液，门静脉内径13mm，脾厚49mm，长138mm。

西医诊断：肝性脑病（Ⅰ期）；乙肝肝硬化合并腹腔积液（失代偿期）。

中医诊断：神昏，鼓胀，黄疸，证属瘀血内结、寒湿困脾证。

治法：益气活血，温阳化湿，利水退黄。

处方：茵陈（后下）80g，黄连10g，赤芍30g，白茅根40g，赤小豆30g，红力参（另包）10g，干姜10g，丹参30g，郁金15g，茯苓30g，炒白术30g，陈皮15g，砂仁10g，茯苓皮30g，猪苓30g，泽泻15g，车前子30g，大腹皮30g，厚朴15g，枳实10g，沉香（冲服）3g，苍术30g，炒内金12g，节菖蒲10g，生姜3片，大枣5枚。每日1剂，水煎服。西药给予拉米夫定片100mg/次，1次/天，口服；阿德福韦酯片10mg/次，1次/天，口服；螺内酯片60mg/次，1次/天，口服；呋塞米片20mg/次，1次/天，口服。

二诊：服上方7剂后，患者神情呆滞好转，反应较前灵敏，黄疸稍有减轻，诉头目眩晕消失，腹胀减轻，腹腔积液减少，饮食增加，但口干黏腻，大便稀溏，每日4~5次，伴有肠鸣。守上方加藿香12g、白芷8g、苏梗12g、半夏9g、炒山药30g、炒薏苡仁30g、乌梅炭15g、炙罂粟壳6g，干姜加至15g，去黄连，继服 15 剂。

三诊：服上方 15 剂后，患者精神好转，神志清晰，大便成形，每日 2 次，腹腔积液明显消退，但双下肢仍有浮肿。守上方加黄芪 40g、汉防己 30g、川牛膝 30g、桂枝 6g，西药继前服用。

四诊：患者精神好转，饮食如常，下肢浮肿消除，小便色淡，大便正常。肝功能复查示：ALT 77U/L，AST 56U/L，TBIL 43μmol/L，DBIL 8μmol/L，TP 66.7g/L，ALB 35g/L，ALP 87U/L，GGT 69 U/L，血氨 51μmol/L，HBV-DNA(-)。彩超检查示：腹腔积液消失。再拟方：生晒参（另包）12g，茵陈（后下）30g，赤芍 20g，白茅根 30g，赤小豆 30g，当归 15g，郁金 15g，川芎 12g，炮山甲（先煎）6g，茯苓 30g，炒白术 30g，陈皮 15g，砂仁 10g，厚朴 15g，枳壳 15g，泽泻 15g，大腹皮 15g，炒山药 30g，炒薏仁 30g，炒内金 12g，炒麦芽 30g。守上方加减变化，间断继服，继予拉米夫定片、阿德福韦酯片联合治疗，无不适症状。5 年后再次复诊，病情稳定。

按：本案系肝病日久，脾阳受损，寒湿瘀滞，湿阻清窍，清阳不升，神明失养而致，总以利水湿、温脾阳、利胆毒、开神窍论治。《金匮要略》曰："见肝之病，知肝传脾，当先实脾。"脾失健运，水谷精微不能输布滋养他脏，清窍失养，水湿不能转输、排泄体外，聚而成水；脾健则后天之本生化有源，气血充足，肝体得养，脾健则能使药物充分吸收。阴黄之治，不仅要健脾，而且要振奋脾阳，故在选用茵陈、赤芍、白茅根、赤小豆利胆退黄时要用足量的干姜、红力参以益气温阳；配以节菖蒲、郁金醒神开窍；大便稀溏、健脾不效时，常用藿香正气散配用乌梅炭、炙罂粟壳化湿燥湿，涩肠止泻；肝性腹腔积液伴下肢浮肿者，仿用《金匮要略》"防己茯苓汤"，重用黄芪、汉防己、川牛膝，上 3 味均可用到 30g 以上，以补气活瘀利水。再拟培土利水法，选用当归、郁金、川芎、炮穿山甲活血化瘀，茯苓、炒白术、陈皮、砂仁健脾益气，佐以少量茵陈、赤芍利胆退黄（残黄）以善其后。

案二（湿热蕴毒痰迷心窍案）

患者，男，44 岁，2011 年 8 月 31 日初诊。

主诉：间断右胁隐痛不适 15 年，伴腹胀、纳差 3 年，头晕、恶心、神昏半年，加重 1 周。

现病史：患者乙肝病毒感染 15 年，3 年前诊断为"乙肝肝硬化合并腹腔积液"。患者半年前出现头晕、恶心、神昏，曾先后 3 次在省级某医院住院治疗，用门冬氨酸鸟氨酸治疗后神志清晰，停药 1 周后再次昏迷，病情如此反复多次，后慕名前来就诊。现症见：神情呆滞，精神恍惚，面色黧黑，身困乏力，脘痞腹胀，饮食减少，口干苦黏腻，恶心干呕，齿鼻衄血，烦躁眠差，小便短少黄赤，大便干结。

舌脉：舌质暗红，舌苔黄厚腻浊，脉弦数。

查体：肝病面容，身目轻度黄染，颈胸部散在蜘蛛痣，肝掌明显，腹部膨隆胀大、柔软，叩诊移动性浊音（+），双下肢重度指凹性水肿，可引出扑翼样震颤，脾肋下可触及约 6cm。

辅助检查：肝功能检查示：TBIL 69.8 μmol/L，IBIL 49.5 μmol/L，ALT 60U/L，AST 93U/L，TP 57.5g/L，ALB 24g/L，AFP 110.59ng/mL，凝血酶原时间 17.6 s，血氨 132 μmol/L，电解质正常。双源 CT 检查示：肝硬化，脾大，腹腔积液，门脉高压。胃镜检查示：食管静脉重度曲张，门脉高压性胃黏膜病变。彩超检查示：肝硬化，胆囊结石，脾厚 60mm，长 154mm，肋下 49mm，脾静脉内径 11.8mm，门静脉主干内径 13mm，大量腹腔积液（肝前及下腹部分别见 22mm、105mm 液性暗区）。

西医诊断：肝性脑病（Ⅱ期）；乙肝肝硬化合并腹腔积液（失代偿期）。

中医诊断：神昏，鼓胀，黄疸，证属湿热蕴毒、痰迷心窍证。

治法：芳香化湿，醒脑开窍，利胆通腑。

处方：藿香 10g，佩兰 15g，白豆蔻 12g，生薏仁 30g，生晒参（另包）12g，茵陈（后下）40g，赤芍 30g，白茅根 40g，赤小豆 30g，丹参 30g，郁金 15g，川芎 12g，炮山甲（先煎）5g，茯苓 30g，炒白术 30g，陈皮 15g，砂仁 10g，藕节 30g，茯苓皮 40g，猪苓 30g，泽泻 15g，车前子 30g，大腹皮 30g，厚朴 15g，枳实 15g，沉香（冲服）3g，炒枣仁 30g，九节菖蒲 10g，制大黄（后下）10g。每日 1 剂，水煎服。西药给予阿德福韦酯片 10mg/ 次，1 次 / 天，口服；拉米夫定片 100mg/ 次，1 次 / 天，口服；螺内酯片 100mg/ 次，1 次 / 天，口服；呋塞米片 40mg/ 次，1 次 / 天，口服。

二诊：服上方 10 剂后，患者神志清晰，未见昏迷，精神好转，能入睡，腹胀减轻，仍有齿鼻衄血，守上方加青黛（包煎）6g。

三诊：服上方 10 剂后，患者眼睛有神，饮食增加，口苦、口黏明显减轻，恶心、腹胀消失，睡眠正常，齿鼻衄血明显减轻，舌苔变薄，效不更方。服至 30 剂未再出现昏迷，但大便稀溏，每日 3~4 次，守上方加白芷 8g、苏梗 12g、清半夏 9g、苍术 30g、炒山药 30g、炒薏苡仁 30g、炒扁豆 30g、生姜 3 片、大枣 5 枚，去大黄、枳实、炒枣仁继服。利尿药螺内酯减量至 60mg/ 次，1 次 / 天，口服；呋塞米减量至 20mg/ 次，1 次 / 天，口服。

四诊：服上方后，患者神志清晰，精神明显好转，饮食如常，腹稍胀，偶有齿衄，大便正常，小便黄。肝功能复查示：TBIL 43.5 μmol/L，IBIL 24.5 μmol/L，ALT 45U/L，AST 33 U/L，TP 60.5g/L，ALB 32.5g/L，血氨43 μmol/L。彩超检查示：脾大，少量腹腔积液。再以益气化瘀、健脾利湿、利胆退黄为原则，拟方：生晒参（另包）12g，当归20g，郁金15g，川芎15g，炮山甲（先煎）5g，茯苓30g，炒白术30g，陈皮15g，砂仁10g，茯苓皮40g，猪苓30g，泽泻15g，大腹皮30g，车前子30g，厚朴15g，沉香（冲服）3g，藕节30g，青黛（包煎）6g，苍术15g，炒薏苡仁30g，姜竹茹15g，半夏9g，茵陈（后下）30g，赤芍30g，白茅根40g，赤小豆30g。守上方加减变化，间断服药2年，腹腔积液消退，肝功能正常，病情稳定。

按：本案系肝病日久，湿热毒邪蕴结，痰湿阻滞，困阻中焦，脾胃升清降浊功能失职，痰浊热毒内陷心包上蒙清窍而致。湿热毒邪是本病进展的重要病理因素，芳香化湿、通腑泻浊是治疗本病的关键所在，胆腑通畅可加速肝内毒邪清除，故选藿香、佩兰、白豆蔻、生薏苡仁芳香化湿；茯苓、炒白术、泽泻、大腹皮、车前子淡渗利湿，使湿去热无所附，痰无所源；茵陈、赤芍、白茅根、赤小豆配合丹参、郁金清热利胆、凉血退黄；茯苓皮、猪苓、泽泻、大腹皮、车前子利水渗湿；川芎、炮穿山甲化瘀通络；大黄一则通腑泻热，荡涤肠胃之积毒，使湿热之邪从大便而去，减少肠道内毒素吸收，二则凉血散瘀，利胆退黄，扩张胆管，促进胆汁排泄；九节菖蒲豁痰开窍、醒脾安神；生晒参鼓正气、安五脏，以加强益气活瘀、健脾利湿之作用。纵观本案药证相符，辨治精当，故临床效果卓著。

案三（气阴两亏肝阳上亢案）

刘某，男，76岁，2011年8月31日初诊。

主诉：间断右胁隐痛不适20年，伴腹胀纳差5年，神情呆滞、反应迟钝2年，加重伴低热1月余。

现病史：患者乙肝病毒感染20年，伴丙肝病毒感染10年，2型糖尿病、脑梗死8年。患者因平素饮酒、生活无规律，未规范治疗，肝功能反复波动。5年前诊断为"肝硬化合并腹水"，曾多次住院治疗，间断服用中西药。2009年8月和2010年1月先后2次因"上消化道出血"施行套扎手术及硬化剂（3次）治疗。近2年来，腹水时涨时消且伴有轻度肝性脑病，经多家医院输注保肝降酶、醒脑开窍、利尿药、血清蛋白，行腹腔积液穿刺术及灌肠等多种综合治疗，病情反复。1个月前病情加重，血氨维持在200μmol/L，伴有不规则低热，故前来就诊。刻下症状：神情呆滞，形体消瘦，面色晦暗，低热（T37.6℃），午后热甚，腹胀纳少，口干口渴，心中烦躁，鼻齿衄血，四肢倦怠乏力，烦躁不能入眠，小便黄赤量少，大便稍干。

舌脉：舌质红绛少津，光剥无苔有裂纹，脉弦细数。

查体：巩膜轻度黄染，胸颈部散在蜘蛛痣，肝掌明显，腹部膨隆柔软，青筋显露，叩诊移动性浊音（+），双下肢轻度指凹性水肿，可引出扑翼样震颤。

辅助检查：肝功能检查示：谷丙转氨酶（ALT）87U/L，谷草转氨酶（AST）67U/L，总胆红素（TBIL）34.5μmol/L，直接胆红素（DBIL）10.2μmol/L，总蛋白（TP）53g/L，白蛋白（ALB）27.5g/L，碱性磷酸酶（ALP）132U/L，γ-谷氨酰基转移酶（GGT）256U/L，甲胎蛋白（AFP）20ng/mL，葡萄糖（GLU）6.7mmol/L。乙肝病毒血清学标志物检查示：HBsAg（+），HBeAb（+），HBcAb（+），HBV DNA 5.4×10^3 U/mL，抗-IICV（+），HCV-RNA 4.38×10^5 U/mL，血氨200μmol/L。彩超检查示：肝硬化合并腹水，门静脉内径14mm，脾厚50mm。

西医诊断：肝性脑病（Ⅱ期）；乙型肝炎、丙型病毒性肝炎混合感染后肝硬化合并腹水（失代偿期）；上消化道出血后。

中医诊断：神昏，鼓胀，证属气阴两亏、肝阳上扰型。

治法：益气养阴，滋阴利水，养肝化瘀，和解枢机。

处方：柴胡20g，黄芩15g，羚羊角粉（冲服）3g，葛根15g，生地20g，西洋参（另包）15g，三七粉（冲服）3g，白茅根 60g，藕节 30g，川芎 6g，郁金 10g，丹参 20g，炮山甲（先煎）3g，茯苓 30g，炒白术 30g，陈皮 15g，砂仁 6g，茯苓皮 30g，猪苓 30g，泽泻 15g，车前子（布包）30g，厚朴 12g，枳实 12g，大腹皮 30g，沉香（冲服）3g，鸡内金 12g，炒麦芽 30g，生大黄（后下）6g，茵陈（后下）30g，赤芍 15g。每日 1 剂，水煎服。西药给予螺内酯片 60mg/ 次，1 次 / 天，口服；呋塞米片 20mg/ 次，1 次 / 天，口服。

二诊：服上方 10 剂后，患者神志清晰，精神好转，发热消退，鼻衄、齿衄减轻，饮食稍增，腹胀明显减轻，睡眠改善，小便量增多，大便偏稀，守原方去柴胡、黄芩、羚羊角粉、葛根、大黄，加炒山药 30g、炒扁豆 30g、炒薏仁 30g，继服 14 剂。

三诊：服上方 14 剂后，患者精神明显好转，饮食增加，大便正常，但口干燥，手足心热，仍有齿鼻衄血，在二诊方的基础上加用青黛（包煎）10g、当归 10g、女贞子 15g、旱莲草 15g、仙鹤草 20g，以活血止血、滋补肝肾。螺内酯片减量为 40mg/ 次，1 次 / 天；呋塞米片仍用 20mg/ 次，1 次 / 天，口服。

守方服用 2 个月后，患者面色好转，饮食如常，腹腔积液消退，鼻衄消失，偶有齿衄，小便色淡，大便溏，舌苔根部黄稍厚，舌质红偏暗有裂纹。复查肝功能示：ALT 47U/L，AST 36U/L，TBIL 29.2 μmol/L，DBIL 7.8 μmol/L，TP 73g/L，ALB 37.5 g/L，ALP 102U/L，GGT 136U/L。乙肝病毒血清学标志物检查示：HBsAg（+），HBeAb（+），HBcAb（+），HBV-DNA（-），HCV-RNA 4.38 × 10^3 U/mL，血氨 30 μmol/L。再拟处方：西洋参（另包）15g，当归 12g，郁金 10g，川芎 6g，炮山甲（先煎）3g，茯苓 30g，炒白术 30g，陈皮 15g，砂仁 6g，厚朴 12g，枳壳 12g，茵陈（后下）30g，鸡内金 12g，炒麦芽 30g，白茅根 60g，女贞子 15g，旱莲草 15g，仙鹤草 20g，龟板 12g，醋鳖甲 20g，麦冬 10g，用以益气健脾、活血养血、滋养肝阴，而善其后。此后一直以上方稍作加减进退，间断服药，患者神志清，精神好，病情稳定，复查肝功能、血清蛋白恢复正常，血氨正常，生活自理。

按：肝性脑病属中医学"神昏""昏迷""昏蒙""谵妄""昏愦""昏不知人"范畴，本案系肝病日久，肝阴内耗，累及于肾，肾阴耗竭，虚热内生，热扰神明而继发脑病。《灵枢·经脉》曰："肝足厥阴之脉……挟胃属肝络胆……

上出额，与督脉会于颠。"肝藏血，主疏泄，脑髓靠肝血的不断充养供给脑神之用，病位在脑，其源在肝，故应从肝论治，以益气养阴、滋阴利水、养肝化瘀、和解枢机为法则。患者发热，朝轻暮重，多为瘀热互结、少阳枢机不利所致，常化裁小柴胡汤，选柴胡、黄芩、羚羊角粉、葛根4味中药，以和解枢机、清解邪热，效如桴鼓。阴虚伴腹腔积液，需慎选滋阴药，以防养阴以助湿妨碍利水，常选生地、白茅根、西洋参配用血肉有情之品醋鳖甲、龟板等滋养肝肾、相得益彰。白茅根味甘而不腻，性寒不伤胃，利水不伤阴，为养阴利水之佳品，可重用至60~120g；西洋参顿服，既养阴益气又加强活血化瘀之力，《本草从新》记载："西洋参补肺降火，生津液，除烦倦，虚而有火者相宜。"对合并胃病患者用二至丸、一贯煎一定要灵活化裁，以防伤胃败脾；养阴多健脾，脾健津自行。养阴同时要佐以益气健脾药，如茯苓、炒白术、炒山药、炒薏苡仁等以求脾气健运，气血充足，肝体得养，有"脾气健，肝血旺"之说。上消化道出血后活血化瘀药用量宜小、宜缓、宜柔、宜养，且多选具有活血止血的三七粉，慎用性味猛烈破瘀之品，以免诱发出血，三七粉甘而微苦，温通而入血分，功善止血，又善化瘀，具有止血而不留瘀之长。大黄通腑泄浊、荡涤肠胃之积毒，现代药理学研究表明大黄具有泻下、保肝、抗菌作用，既可抑制氨的产生，又可增加氨的排泄；《汤液本草》中载大黄"阴中之阴药，泄满，推陈致新，去陈垢而安五脏，谓如戡定祸乱以致太平无异。"故常在辨证的基础上用生大黄或大黄炭，其意义在于清肠毒、降血氨、泻宿便、减少肠道内毒素吸收、降低肝损害及防治肝性脑病的发生。本案从益气养阴、充养肝血、改善阴虚内环境来调整机体阴阳平衡状态，使"阴平阳秘"，肝功能恢复，病情趋于稳定。

第六章　肝性脊髓病

一、概　述

肝性脊髓病是慢性肝病极为少见的神经系统并发症，以颈髓以下脊髓侧索脱髓鞘病变为主，呈现双下肢慢性、进行性、对称性、痉挛性截瘫，一般不伴有感觉和括约肌的功能障碍，男性为高发人群，多发生在病毒性及酒精性肝硬化终末期阶段，常与外科手术或自发性门静脉系统分流有关。其发病机制尚不明确，西医认为与毒物损害、营养缺乏、血流动力学改变、免疫损伤有关，多以治疗原发病、降低血氨、补充支链氨基酸及蛋白、营养神经等对症支持治疗为主，尚无特效的治疗方法。肝性脊髓病临床症状缺乏特异性，西医多依靠排除性诊断，不易明确诊断，出现典型症状时已至不可逆阶段，虽然它一般不直接危及生命，但具有致残性，严重影响患者的生存质量，需密切关注，及早预防，对出现症状者早期诊断、干预治疗。

古今中医学中无肝性脊髓病的相应病名，其症状与古代医家论述的"痿证、中风、痉证、痹证"等病有相似之处，但又不相同。现代著名肝病专家钱英教授对肝性脊髓的诊治积累了丰富的经验，首冠"风痱"病名。古代医书对风痱的记载，也各有差异，如《太素·热病说》："痱，扶非反，风病也，痱风之状，凡有四别：身无痛处，一也；四肢不收，二也；神智错乱，三也；不能言，四也。具此四者，病甚不可疗也。身虽无痛，四肢不收，然神不乱，又少能言，此可疗也。"《诸病源候论·风痱候》云："风痱之状，身体无痛，四肢不收，神智不乱，一臂不遂"。"痱"与"废"同音同义，症见无痛而四肢不收、手足强直，陈无择明确提出"四肢缓纵，为风痱者"。由上述可知"风痱"与肝性脊髓病所见下肢进行性、痉挛性截瘫有相似之处，但对其下肢呈对称性特征历代文献均未见描述。我们认为风痱以风邪致病，根据起病急缓，有内风与外风之异。肝性脊髓病多发于肝病晚期，病程进展缓慢，类似于风痱中的内风一型，然风痱病在四肢，肝性脊髓病以双下肢为主，有慢性肝病为基础，故其中医病名应对病位和主症加以概括，或以两种病名连用，更为妥帖。

二、病机述要

由于本病在肝硬化基础上发生，其病因病机与肝硬化相似，与酒食不节、情志刺激、虫毒感染、长期劳伤、病后继发相关；久病失养，加之情志内伤、酒食药毒以致劳伤虚损，脾气衰竭，气血生化无源，肝体无以充养，则肝阴血不足，加之湿热毒邪盘踞肝体，阴津亏损以致筋膜失养；肝病及肾，肾精不足，骨髓失充，筋骨不得运，终致下肢痿废。可见在慢性肝病的基础上见肝性脊髓病的病机核心在于脾气虚弱，肝用不及，肾精亏耗，筋脉失养。

三、辨证施治

肝性脊髓病多在肝硬化基础上发展而来，故以肝硬化辨证为基础，以肝脾肾亏、瘀血阻络、筋脉失养为基本型，可兼肝肾阴亏证或浊毒侵扰证。

基本型

症状：下肢无力，轻者不能行走，肢体颤抖，重者双下肢痉挛性瘫或不全瘫，神志清楚，胁肋隐痛或不适，面色晦暗，体倦乏力，纳差，腰膝酸软，胁下癥块，面颈胸壁等处可见红点赤缕，舌质暗，脉弦细或涩。

治法：益气健脾，养肝补肾，化瘀通络，舒筋泄浊。

方药：党参30g　黄芪15g　当归15g　郁金15g

川芎15g　烫水蛭6g　醋鳖甲30g　炮山甲6g

生地20g　刘寄奴20g　川牛膝30g　枸杞子20g

炒白术30g　炒山药30g　陈皮12g　砂仁10g

厚朴12g　枳壳12g　炒内金12g　炒麦芽30g

茵陈 30g　川木瓜 15g

方义：方中党参、黄芪、白术、山药益气健脾；陈皮、砂仁、厚朴、枳壳、鸡内金、炒麦芽行气和胃消积；生地、刘寄奴、川牛膝、枸杞子、醋鳖甲养肝补肾；当归、郁金、川芎、水蛭、山甲化瘀通络；茵陈、川木瓜利胆泄浊；诸药合用，脾得运，肝得养，肾得补，瘀得化，络得通，浊得泄则气血生化有源，筋脉肌骨得健而无下肢痿废之患。

随证加减：①若兼见舌质红，无苔，口干舌燥，头晕耳鸣，牙龈出血或鼻衄属肝肾阴虚者，可重用生地，加石斛、山萸肉、麦冬、女贞子、旱莲草、龟板以滋阴补肾。②若兼见舌红，苔厚浊或黄腻，烦热口苦，小便黄，大便干或黏腻，或有面目肌肤发黄属浊毒侵扰者，加藿香、佩兰、生薏苡仁、黄柏、石菖蒲以清利湿热。

四、临床体悟

临床治疗本病重视补脾益肝、填精泄浊：脾健者，气血生化有源，肌肉强壮；益肝者，瘀血得活，肝血得养，肝体得充，强盛了体阴而用阳之能、筋脉濡润之效；补肾者，精髓益涨，精血互生，脉络畅通；泄浊者，浊去新生，四者互为一炉，疗效彰显。本病重在预防，临证应结合病因、检验检查、症状、体征等可及早预防本病发展，如慢性肝衰竭患者、行脾切除术后或 TIPS 术后患者，检验见低蛋白血症、高血氨、高胆红素血症，或见肌张力过高、腱反射亢进和巴宾斯基反射等神经病变，应联合中医药阻止本病进一步发展，即在前期及早期时积极预防本病发生。但若主症显现时，其脊髓呈不可逆受损，应在前期治疗基础上，加以补益肝肾，使脊髓得以濡养，但重用补益药易滋腻，应慎用血肉有情之品。我们认为刘寄奴、枸杞及川牛膝三味药在调补肝肾、改善肝性脊髓病症状方面有显著效果。刘寄奴治血"专入肝"，又能"引脏腑之经气，上达脑部"，从而脑髓得养，肝肾、督脉之经气得通，下肢得行。枸杞能保护肝肾及生精细胞，具有抵抗和消除疲劳等作用，既有助于肝脏充分发挥其罢极之本的功能，又肝肾同补，筋骨同健，以补肢体之力。川牛膝善走下焦，用治下焦亏虚之筋骨震颤无力。三药合用，使上下二焦得行，气血经脉得畅，肝肾精血得补，而筋骨强健。

五、医案拾萃

轩某，男，49 岁，2016 年 7 月就诊。

主诉：间断右胁不适 20 年余，伴双下肢乏力 5 年。

现病史：20 年前因间断右胁不适，诊断为"慢性乙型病毒性肝炎"，规律口服抗病毒药物。5 年前因双下肢乏力就诊于河南某省级医院，见双下肢无力，步态不稳，行走困难，诊断为"亚急性脊髓联合病变"，予活血、营养神经、护肝治疗后，症状好转出院。后上述症状复作，经病友介绍求治门诊。症见：间断右胁不适，双下肢无力，站立不稳，腰部不适，口干口苦，鼻齿衄血、面色黧黑，倦怠无力，神志清楚，纳眠一般，小便色黄。

舌脉：舌质淡红，苔白腻，脉弦细。

查体：形体一般，皮肤巩膜轻度黄染，肝脾肋下未触及，腹部叩诊移动性浊音（–），下肢轻度指凹性水肿。双下肢僵直，迈步困难，步态不稳，扑击征阴性，肌力Ⅳ级，肌张力增强，浅感觉、深感觉无明显异常。双下肢腱反射（++），踝阵挛（+），髌阵挛（+），双侧巴氏征（+）。

辅 助 检 查：血 氨 72 μmol/L，肝 功 能：ALT 29U/L，AST 37U/L，TBIL 66.2 μmol/L，ALB 28.4g/L，Child–Pugh 分级 B 级。彩超提示：肝硬化，脾大。

西医诊断：乙型肝炎肝硬化代偿期；肝性脊髓病。

中医诊断：风痱，证属肝肾亏虚证。

治法：补益肝肾，理气健脾，活血利湿。

处方：茵陈（后下）60g，赤芍 15g，赤小豆 30g，白茅根 30g，藕节 30g，金钱草 30g，党参 15g，当归 20g，郁金 15g，丹参 30g，川芎 15g，炮山甲（先煎）10g，鳖甲 30g，刘寄奴 20g，枸杞子 20g，川牛膝 30g，桑寄生 30g，续断 30g，炒杜仲 15g，茯苓 30g，炒白术 20g，炒山药 40g，防风 10g，陈皮 15g，木香 6g，砂仁 6g，泽泻 15g，大腹皮 15g，车前子（包煎）30g，厚朴 15g，枳壳 15g，鸡内金 12g，炒麦芽 30g，炒神曲 15g。每日 1 剂，水煎服。

二诊：服前方 20 余剂后，自觉全身体力好转，下肢水肿减轻。守上方加黄芪 15g，继服。

三诊：服二诊方 60 余剂后，精神如常，下肢水肿、鼻齿衄血均消失，饮食增加，下肢肌力明显好转，已能行走，但需家人稍有搀扶。守上方去白茅根、藕节、金钱草，增黄芪至 30g，加川木瓜 15g，继服。

四诊：再服上方 60 剂后，复查肝功正常，肝功能：ALT 32U/L，AST 35U/L，TBIL 22μmol/L，ALB 40g/L，Child-Pugh 分级：A 级，面有光泽，纳眠可。守上方继续服用，两日一剂。

至今随访，各项指标正常，活动自如，已能从事轻体力劳动。

按：本案患者伴有胆红素升高，胆毒的存在往往会加重疾病的进展，故在益气健脾、养肝补肾、化瘀通络基础上加用茵陈、赤芍、赤小豆、白茅根、金钱草等利胆退黄、凉血活瘀药，并合用黄芪赤风汤、四味去杖汤（刘寄奴、川牛膝、枸杞子、川木瓜）以强骨舒筋泄浊，最终取得满意效果。

第七章　原发性肝癌

一、概　述

原发性肝癌是指肝细胞或肝内胆管上皮细胞发生的癌肿，其中80%以上为肝细胞癌，其余为肝内胆管癌和混合型肝癌，是我国常见的恶性肿瘤之一，其死亡率在恶性肿瘤中居第三位。本病病因及发病机制尚不明确，在我国乙型和丙型肝炎病毒感染是主要原因，黄曲霉毒素、代谢因素、长期饮酒和抽烟及遗传因素等也都与肝癌的发生有关。肝癌患者起病隐匿，发展迅速，就诊时多已至中晚期，临床表现除肝区疼痛外，多伴有乏力、消瘦、发热、腹泻、黄疸、腹水等一系列表现。目前肝癌西医临床治疗主要包括外科手术治疗（肝切除、肝移植）、肝动脉化疗栓塞（TACE）、局部消融（射频、微波、激光及经皮无水酒精注射）、放疗、分子靶向治疗、免疫治疗等，近年来取得了长足进展，延长了患者生存时间。但本病的复发率仍然很高，我们在现代医学的基础上结合中医药，根据疾病不同阶段，灵活辨证，对肿瘤治疗、改善临床症状、预防复发积累了丰富的临床经验。

二、病机述要

古文献中并无"肝癌"一词的记载，根据其症状及体征，可归属于中医学"肝积""肥气""癥瘕""积聚""臌胀""黄疸""胁痛"等范畴。《难经》曰："肝之积名曰肥气，在左胁下，如覆杯。"《诸病源候论》云："诊得肝积，脉弦而细，两胁下痛。"原发性肝癌病因多端，多在慢性病毒性肝炎的基础上，又因饮食不节、长期饮酒或情志郁结，或劳累过度，致使肝脾受损，脏腑失和，气机阻滞，经络气血运行失常，津液不能正常输布，留结为湿为痰，血液不能正常运行，停留为瘀，疫毒与湿、痰、瘀搏结，积于肝脏，形成肿块，日久耗伤正气，故正气虚弱、瘀毒蕴结是本病的基本病机。

三、辨证施治

根据其基本病机，我们采用攻补兼施的原则，以"解毒扶正"为大法，将"瘀毒蕴结、正气不足证"作为基本证型，自拟破瘀解毒健脾基本方，由于临床常兼疼痛、发热、腹泻、腹水、黄疸等症，故以基本方加减随症治之。

（一）基本型

症状：右胁疼痛，甚至痛引肩背，右胁下结块，质硬拒按，或同时见左胁下结块，面色萎黄而暗，倦怠乏力，脘腹胀满，甚至腹胀大，食欲不振，舌质淡暗，脉弦或涩。

治法：化瘀解毒，扶正抗癌。

处方：破瘀解毒健脾方（自拟方）。

组成：
三七粉 10g	莪术 12g	郁金 15g	炮山甲 5g
龙葵 30g	半枝莲 20g	重楼 12g	蜈蚣 2 条
壁虎 6g	山慈菇 20g	茵陈 30g	茯苓 30g
炒白术 30g	人参 12g	陈皮 12g	砂仁 10g
厚朴 12g	枳壳 12g	八月札 30g	炒内金 12g
炒麦芽 30g			

方义：方中三七粉、炮山甲、莪术、郁金破瘀解毒、软坚通络，龙葵、半枝莲、重楼清热解毒，蜈蚣、壁虎、山慈菇以毒攻毒，茵陈利胆解毒，上述药物联用共奏破瘀消癥、解毒散结、消除癌肿之功。攻伐无度必会耗伤正气，故应时刻重视扶正固本，尤以顾护脾胃为主，选人参、茯苓、白术、砂仁、陈皮、炒内金、炒麦芽健脾利湿、和胃消积，脾胃健运，升降有序，则气血充盈，营卫调达，正气旺盛，正复积消。健脾的同时以八月札、厚朴、枳壳疏肝理气，肝气条达，木能疏土，有助于脾胃运化，理气则能使血液畅通，肝脉通畅，也

有利于破瘀通络药充分发挥作用，改善肝脏瘀血状态。

（二）兼症施治

肝癌病机复杂，变症丛生，临床常见疼痛、发热、腹泻、腹水、黄疸等症状互为因果，缠绵难愈，今就其临床兼症阐述如下。

1. 肝癌兼疼痛辨治

肿瘤细胞生长、感染、溃破等使神经受到压迫或者刺激，可引起患者出现局部疼痛，严重时会出现持续、剧烈的疼痛，目前治疗肝癌疼痛的 WHO 三阶梯治疗所用的镇痛药物存在较多不良反应。我们认为疼痛病因不外"不荣则痛""不通则痛"两方面，对于气血亏虚，无以荣养脏腑经络的疼痛，可予芍药甘草汤养阴柔肝以止痛；对于瘀血阻络之疼痛，可予山甲、水蛭、三七粉活血化瘀以止痛；气滞者，加延胡索、川楝子、香附行气止痛；有寒邪阻滞者，可加乳香、没药、附子温经通络止痛。无论疼痛性质如何，延胡索是必用之品，用量多在 30~40g，《本草纲目》云："延胡索能行血中气滞，气中血滞，故专治一身上下诸痛，用之中的，妙不可言。"现代研究也表明，延胡索具有镇静、镇痛、抗炎、扩张冠脉血管、抗心肌缺血、抗肿瘤、抗疲劳、耐缺氧等作用。

2. 肝癌兼发热辨治

肿瘤快速增长使组织坏死而引起非感染性的吸收热，多见午后和夜间反复低热，其消耗肿瘤患者的体力，降低免疫力，从而加速肿瘤的生长。我们认为癌性发热的病因病机不外虚实两端，或痰瘀毒互结，郁久化热成实，或癌毒伤正，气血阴阳失调为虚，自拟"五味退热汤"，方选柴胡、黄芩、青蒿、葛根、重楼，以和解少阳、透热解毒以退热。青蒿可清透虚热、凉血除蒸，与癌毒化热伤阴所致低热相合，且青蒿素有一定的抗肿瘤功效；《药对》记载黄芩"配柴胡，通调表里，和解少阳"，研究显示柴胡—黄芩的配伍应用正是中医对症治疗癌性发热的体现；葛根性凉，有解肌退热功效，可使热邪从表而解；加苦寒微毒之重楼，清热解毒同时以毒攻毒，抑制肿瘤生长。若高热反复不退，可加用安宫牛黄丸、八宝丹、新癀片以清热解毒；偏气虚者，加黄芪益气以调节阴阳；属血热者，予牡丹皮、赤芍、羚羊角凉血解毒；湿重者可加生薏苡仁 60~120g化湿，退热效果更好。

3.肝癌兼腹泻辨治

若肝癌日久损伤脾肾阳气，可导致寒湿内盛，浊毒壅滞肠道，引起泄泻。研究表明肝脏疾病时，肠道菌群失调释放的大量内毒素，可进一步加重肝脏的损害。临床治疗腹泻以燥湿健脾为基本治法，常用藿香正气散加减，方中藿香"芳香而不嫌其猛烈，温煦而不偏于燥热，能祛除阴霾湿邪"；白芷"气味辛温，芳香特甚，最能燥湿"，《本草经疏》谓："性善祛风，能蚀脓。"现代药理研究表明白芷对大肠埃希菌、痢疾杆菌等有良好的抗菌作用；苏梗、半夏均能燥湿温中；四药温化寒湿的同时，还可"托举"解毒药物的寒凉之性，不使脾胃功能损伤。若属肾阳亏虚者，可加煨肉豆蔻、补骨脂、干姜、上肉桂以温补脾肾之阳；若久泻不止、大便次数增多者，则加炙罂粟壳、乌梅炭、煨诃子以涩肠止泻。

4.肝癌兼腹水辨治

原发性肝癌形成的腹水多为渗出性及血性，具有反复性、难治性，尤其血性腹水，利尿药效果差，反复抽放腹水只能取一时之效。我们采用"化瘀止血、健脾利水"的原则，在健脾利水的基础上加用三七粉（包煎）10g、仙鹤草30~60g、白茅根30~120g以止血利水。三七粉甘而微苦，温通而入血分，功善止血，又善化瘀，具有止血而不留瘀之长；仙鹤草功善收敛止血、解毒补虚，白茅根凉血止血、清热利尿，三药联用化瘀止血以消其源，补虚扶正利水以治其标。合并胸腔积液者，可合小青龙汤以宣上焦、通中焦、利下焦；下肢肿胀甚者，予防己茯苓汤，重用汉防己、黄芪达30g以上；若腹大坚满、大便偏干者可加炒牵牛子15~30g煎服，或6g研末冲服；腹胀严重者加沉香、莱菔根、炒二丑三药联用以行气通腑除胀；外用方法可选甘遂、冰片、麝香研末，白面调和后敷脐。

5.肝癌兼黄疸辨治

当癌肿广泛浸润可引起肝细胞性黄疸，如侵犯或压迫肝内胆管或肝门淋巴结压迫肝管可引起梗阻性黄疸。梗阻性黄疸其治疗主要依赖手术治疗原发病，胆汁引流、支架植入等治疗手段虽然可解决黄疸的问题，但不能求其根本。对于晚期而不能耐受手术及肝细胞性黄疸患者以中医辨证论治为主，肝细胞性黄疸者，在破瘀解毒健脾基础方上选茵陈、虎杖、黄连、赤芍、赤小豆、白茅根等以清热利胆退黄；梗阻性黄疸者，则以活瘀通络、解毒退黄为主，在上述药物基础上，须用郁金、水蛭、三七粉、穿山甲、莪薮、皂角刺、三棱、醋莪术等药以活瘀通络，起到疏通胆管、改善梗阻的作用。

四、临床体悟

（一）四攻一补，以补为要

我们根据多年临床经验，总结出四攻一补法，"四攻"分别指破瘀解毒、清热解毒、利胆解毒和以毒攻毒，"补"即扶正固本。

1. 破瘀解毒

《明医指掌》指出："若人之气血循环周流，脉络清顺流通，焉有癌瘤之患也。"肝癌的生成与气血的瘀滞凝结及脉络不通有关。根据"结者散之""坚者消之"原则，破瘀消癥、通络散结应为肝癌治疗的关键。瘀去络亦通，通则不痛；瘀去气血行，行则脏腑功能活动正常，临证常选三七粉、炮穿山甲、莪术、郁金四味联用。三七粉甘而微苦，温通而入血分，功善止血，又善化瘀，具有止血而不留瘀之长；炮穿山甲性走窜，内达脏腑经络，可化瘀血、消癥积、通经脉；莪术可破血行气、消积止痛，为"治积聚诸气最要之药"；郁金可行气解郁、泄血破瘀。对有门静脉癌栓形成者，炮穿山甲、水蛭与活血化瘀、止血消肿定痛之三七粉研粉混合冲服，可化瘀散结消癥，鳖甲煎丸、大黄䗪虫丸亦可随证选用。现代研究表明，瘤体相对正常组织有更丰富的血管，破瘀消癥药物可抑制瘤体中的血管新生，改善肝癌患者的免疫功能。破瘀消癥法比活血化瘀法疗效更强，但合并上消化道出血或者食管胃底静脉重度曲张的患者，破瘀解毒药物应少用甚或暂停使用，以防出血危及生命。

2. 清热解毒

乙肝病毒、酒精等多为湿热毒邪，痰、湿、瘀邪均可化热成毒，加重癌毒凝结。根据"热者寒之"原则，常选白花蛇舌草、半枝莲、垂盆草、重楼、石见穿、藤梨根等药物以清热解毒。其中白花蛇舌草"治小儿疳积，毒蛇咬伤，癌肿"（《广西中药志》载），半枝莲"清热，解毒，祛风，散血，行气，利水，通络，破瘀，止痛"（《泉州本草》载），二者可从肿瘤细胞增殖、侵袭、转移、血管的生成，化疗耐药性的减轻或消除等方面起到抗癌作用，且现代药理研究表明，清热解毒中药有抗病原微生物、抗内毒素、抗炎、提高机体免疫力、清除热毒等功效，能用于治疗恶性肿瘤。清热解毒抑癌药宜选三四味，不可过量应用而攻伐无度，应重视脾胃功能，灵活辨治，恰当用药。

3. 利胆解毒

肝胆相连，湿热蕴结肝胆，可使胆汁横溢，瘀于血分，使肝内脉络瘀滞。现代研究显示，胆红素淤积可造成肠源性内毒素血症、肝脏循环障碍、肝细胞钙稳态失调、氧自由基和肿瘤坏死因子增多等，均可加重肝脏损伤。临证常配伍少量通利胆腑药物以利于肝体疏泄及肝内邪毒的清除。茵陈清胆利湿，为治疗肝胆疾病之要药；虎杖可利湿退黄、泄热通便，与茵陈同用可利胆通腑，帮助胆汁排泄；大黄有通腑泻热、活血行瘀、推陈致新之功，不仅能使湿热之邪从大便而去，还可扩张胆管，促进胆汁排泄；赤小豆入心、小肠经，具有清热解毒、利水消肿之功，使胆汁下泻于小肠，取黄从小便而解之义；加赤芍、郁金凉血化瘀止痛，即关幼波教授所谓"治黄必活血，血行黄易却"。并发黄疸者，重用利胆药物同时，还应分寒热虚实，随证治之。

4. 以毒攻毒

肿瘤乃痼恶之疾，癌毒深伏体内，具有自养、流注、伤正、残留等特性，速难祛除。《医学正传》言："外有大毒之疾，必用大毒之药攻之"，罗天益在《卫生宝鉴》云："凡治积非有毒之剂攻之则不可。"辨证选用有毒之品，借其峻猛之性，取开结拔毒之效，以达攻克癌毒目的。研究表明，有毒类药物可通过细胞毒作用，诱导肿瘤细胞凋亡及分化抑制肿瘤生长，还可抑制血管生成，增强免疫功能。我们常选用蟾蜍、壁虎、蜈蚣、山慈菇四味，蟾蜍有微毒，其成药制剂华蟾素已广泛运用于临床抗癌治疗，壁虎、蜈蚣、山慈菇均有相关抗肿瘤作用。上述有毒药物的运用应遵循"多毒，不可久服"的原则，不可大量运用。

5. 扶正固本

《医宗必读·积聚》曰"积之成也，正气不足而后邪气踞之。"脾胃乃后天之本，气血生化之源，脾胃健运则气血充盈，正气旺盛，邪气无所存，即所谓"养正消积法"。脾胃功能强健，还可促进药物吸收，使解毒类药物更好地发挥疗效。临床研究证实，健脾扶正药物能调节机体免疫功能来抗肿瘤，延长生存期。临证多选性微温之生晒参联合性平之党参，以大补元气、补益脾肺；阴虚者加西洋参；脾虚乏力明显者选红力参和黄芪。中晚期肝癌患者多合并湿热及阴虚，上述药物使用一两味即可，防温补过强而劫液伤阴或祛邪不利。临证与健脾利湿之茯苓、白术、薏苡仁，和胃消积之陈皮、砂仁、鸡内金、炒麦芽合用，共奏健脾和胃、扶正固本之功；配伍柴胡、枳壳、佛手、八月札等疏肝理气药，肝气条达能疏脾土助运化，通肝脉行瘀滞。

（二）明辨正虚，亦分寒热

我们临证中晚期肝癌时，强调"四攻一补"灵活运用，随证加减，首先当辨正虚邪盛的主次。对于素体强盛、尚耐攻伐的患者，属邪盛而正虚不甚，治疗时可攻补兼施，在扶正固本的基础上，加用破瘀解毒、以毒攻毒的药物；同时使用攻伐之品时，两三味即可，不可多用、久用。如《医碥·积聚》云"凡磨积之药，必用补正之药兼服，积消及半即止，过则伤正"；且对于初次用药的患者，应小剂量给药，以免患者不耐攻伐而出现厌食、腹泻等病症，加重肝癌进展，如《素问·五常政大论》云："能毒者以厚药，不胜毒者以薄药。"对于体质虚弱不耐攻伐及肝癌终末期的患者，辨证当属正虚邪少，治疗时以"扶正固本"为主，以提高患者的生活质量及生存时间为目标，根据患者自身情况佐以或暂停解毒攻伐之品，用药以平和为期。其次再辨"属寒属热"，我们指出中晚期肝癌"属寒"的患者多为脾气（阳）不足、痰湿中阻或水湿四溢，又或为寒湿中阻、胆腑瘀滞，强调处方时应少用或不用"解毒攻伐"之品。脾气不足、痰湿中阻的患者多伴有乏力、面色少华、纳差、腹胀、腹泻、胃脘痞塞不舒等症状，治疗时常在"扶正固本"的基础上选用参苓白术散、二陈汤，若为寒湿外受，亦可选用藿香正气散加减；若属脾阳不足，水湿四溢，则可见腹水、下肢浮肿，治疗多加用茯苓皮、猪苓、泽泻、大腹皮、车前子以利水渗湿，再加香砂六君子以助脾运；我们认为"肝体阴而用阳"，肝病本就耗伤阴津，故临证肝癌时慎用性味猛烈之品，只有出现明显阳虚症状并伴有舌质淡等表现时才可应用，以防进一步耗伤肝阴而加重病情。中晚期肝癌"属热"者多为脾虚兼湿热中阻或湿热熏蒸，壅滞肝胆，抑或肝肾阴虚，脾虚兼湿热中阻或湿热熏蒸、壅滞肝胆的患者常伴有右胁不适、急躁易怒、脘腹胀满、口苦口黏、恶心呕吐、身黄目黄小便黄、大便黏滞不爽等症状，可酌情给以"扶正固本"之品；若属肝肾阴虚者，在"扶正固本"的基础上，选用一贯煎、二至丸、六味地黄丸加减，可酌情给以"破瘀解毒""以毒攻毒"之品。

（三）衷中参西，随证治之

肝癌的临床治疗中，我们主张衷中参西，在遵循指南治疗原则的基础上，将传统中医药与外科手术、肝动脉化疗栓塞（TACE）、局部射频消融、放疗、分子靶向治疗、免疫治疗等现代医学治疗方法联合，根据不同的治疗手段及复发情况，采取不同的治疗原则。术后早期，患者被金刃所伤，导致正气亏虚，气血受损，瘀血阻滞，治疗当以扶正固本为主，重在健脾和胃以滋养后天，养血活血使血运流畅无瘀滞，肝体得养则肝脏功能恢复；TACE 治疗后，大量化疗药物的运用和碘油的刺激，损伤脾胃功能，患者多出现恶心、呕吐、口干苦、低热等一派脾虚湿聚热郁之象，治疗以健脾化湿、和解少阳为主，重用清热利胆、芳香化湿药物，以调整肠道微生态，改善肝肠循环；射频消融多为热力灼烧肿瘤细胞，使瘤体坏死，又可造成正常肝脏组织的灼伤，形成局部癌毒、热邪、瘀血、津伤互结，早期宜选用凉血解毒、滋阴祛瘀之法，提高机体免疫力，抑制肿瘤生长。近年来免疫治疗、分子靶向治疗进展迅速，尤其是二者的联合治疗成为晚期肝癌患者的希望，但当前对免疫治疗的作用机制、耐药机制尚不清晰，联合治疗的临床研究仍在进行，针对可能出现的不良反应如皮疹、腹泻、黄疸等，采用清热解毒透疹、健脾燥湿止泄、利胆退黄的中药可以有效改善；我们运用藿香正气散治疗腹泻的同时，着重选三七粉、白及、仙鹤草等药以加强对微血管的保护，减轻微血管炎症，可以有效改善肠道瘀血水肿的状态。

总之对于肝癌的治疗，我们强调"重视局部、审视整体"，认为肿瘤是全身疾病的局部表现，肿瘤消除后，机体状态并未改变，改善机体状态，调节机体免疫功能，重建体内肝肠循环，是其中重要环节；不可忽视破瘀解毒、清热解毒、利胆解毒、以毒攻毒及扶正固本等"四攻一补法"的联合运用；肝癌属顽疾沉疴，小方调阴阳，大方起沉疴，遣方宜大不宜专；适时扶正，适时祛邪是肝癌治疗和预防复发的基本原则。

五、医案拾萃

案一（气滞血瘀案）

吴某，男，44岁，2003年1月12日初诊。

主诉：发现慢性肝炎29年，伴右胁痛4个月。

现病史：患者有慢性乙型肝炎病史20余年，因平素饮酒、生活无规律，丙氨酸转氨酶反复波动，对症治疗后肝功能恢复正常。4个月前因右胁疼痛，深呼吸加重而就诊，经B超、螺旋CT检查，诊为"乙肝肝硬化、肝左内叶小肝癌（23mm×20mm）"，在上海某医院行肝癌根治术（病理切片肝细胞癌）。1周前因右胁不适，倦怠，B超复查于肝右叶发现19mm×20mm强回声，脾厚46mm，长128mm，肝门静脉内径14mm，因不接受西医治疗，故求治于中医。

现症：形体正常，面色淡黄，右胁隐痛，四肢倦怠，胃脘胀满，小便稍黄，大便正常，失眠。

舌脉：舌质偏暗，舌苔薄白，脉弦细。

辅助检查：肝功能：谷丙转氨酶45U/L，谷草转氨酶67U/L，总胆红素20.5μmol/L，总蛋白75g/L，白蛋白38.5g/L，碱性磷酸酶132U/L，谷氨酰转肽酶256U/L，甲胎蛋白289ng/mL，HBsAg（+），HBeAb（+），HBeAb（+），HBV-DNA $1.09×10^4$ U/mL，CT示肝右后叶占位，增强后有中度强化。

西医诊断：肝细胞癌。

中医诊断：癥积，证属气滞血瘀型。

治法：化瘀消癥，益气健脾，解毒散结。

处方：三七粉（包煎）10g，莪术12g，水蛭10g，炮山甲12g，郁金15g，党参30g，茯苓30g，白术30g，陈皮12g，砂仁10g，炒内金12g，炒麦芽30g，白花蛇舌草20g，龙葵30g，生薏苡仁30g，厚朴15g，枳壳15g，八月札20g，茵陈30g，合欢皮20g，每日1剂，水煎服。

二诊：服上方14剂后，自觉胁痛、腹胀减轻，睡眠改善，精神好转。依上方化裁，化瘀散结药增加醋鳖甲、煅牡蛎、山慈菇；理气药增加佛手、延胡索、柴胡、沉香；解毒药增加半枝莲、藤梨根、石见穿；补气药增加黄芪、山药等。间断服至2004年8月13日，复查肝功能恢复正常，HBV-DNA阴转，CT检查结节消失，脾脏缩至正常，无自觉症状。

案二（气滞血瘀热毒蕴结低热案）

廖某，男，64岁，2004年8月20日初诊。

主诉：右胁不适6个月。

现病史：患者13年前体检发现肝硬化，于当地间断服用中西药治疗，病情稳定。2004年2月23日因右胁不适，在河南省肿瘤医院查MRI示"肝硬化、肝右叶占位（肿块4.8cm×5.2cm）"，遂行肝癌根治切除术，术后局部化疗至第6个月复查发现右肝出现2处病灶（3.2cm×2.4cm，1.7cm×2.2cm），并伴少量腹水，遂求治于中医。现症：自觉两胁胀痛，纳差，低热，午后热甚，小便黄少，鼻衄，四肢倦怠。

舌脉：舌质暗红，舌苔薄白，脉细数。

查体：形体较瘦，面色萎黄，腹部胀满，巩膜轻度黄染，肝脏剑突下6cm，质硬，下肢轻度浮肿，肝掌明显。

辅助检查：总胆红素46.5μmol/L，直接胆红素37.2μmol/L，总蛋白62g/L，白蛋白31.2g/L，碱性磷酸酶367U/L，谷氨酰转肽酶312U/L，甲胎蛋白426ng/mL，HBsAg（+），HBeAb（+），HBcAb（+）。

西医诊断：原发性肝癌。

中医诊断：黄疸，臌胀，癥积，证属气滞血瘀、热毒蕴结、水湿内停型。

治法：活血化瘀，清热解毒，理气利湿。

处方：茵陈（后下）80g，赤芍20g，白茅根40g，柴胡20g，黄芩12g，羚羊角粉（冲）3g，葛根20g，三七粉（冲）3g，郁金15g，莪术10g，炮山甲10g，丹参30g，茯苓30g，炒白术30g，陈皮15g，砂仁10g，炒内金12g，生晒参12g，泽泻15g，大腹皮30g，车前子（包煎）30g，茯苓皮30g，厚朴15g，沉香（冲）3g，半边莲30g，每日1剂，水煎服。

二诊：上方服10剂后，低热消退，腹胀轻，精神好转，纳差，舌苔白腻。守本方去柴胡、黄芩、羚羊角、葛根，加藿香10g，佩兰15g。

三诊：继续服用20余剂，腹水消退，纳食增加，小便色淡，下肢浮肿消失，面色好转，舌苔薄白。再拟方：茵陈（后下）60g，赤芍15g，白茅根40g，三七粉（冲）3g，郁金15g，莪术10g，炮山甲（先煎）10g，茯苓30g，炒白术

30g，陈皮 15g，砂仁 10g，鸡内金 12g，生晒参 12g，泽泻 15g，大腹皮 15g，厚朴 15g，八月札 15g，沉香（冲）3g，山慈菇 15g，龙葵 30g，藤梨根 30g，守上方加减变化，间断服药 3 年余，病情稳定，自觉症状完全消失，能从事轻微家务劳动。

按：上两例均为肝癌术后服用中药而改善症状、体征、延长生存期的病例。在治疗时紧紧把握"间者并行"的原则，以健脾扶正培其本，以解毒活血、利湿理气消癥诸法治其标，有守有变，坚持用药，进而取效。

案三（肝癌发热伴阴虚案）

张某，男，63 岁，2019 年 2 月 14 日初诊。

主诉：发现肝占位 3 年余，加重伴发热 2 个月。

现病史：患者有慢性乙型肝炎病史 20 余年，未正规服用抗病毒药物治疗，3 年前因右胁不适就诊于郑州某三甲医院，查 MRI 提示肝右叶异常信号，考虑 HCC，并门脉右支癌栓形成，肝硬化，脾大，腹腔少量积液，诊断为"乙肝肝硬化、肝占位"，3 年内先后行 3 次"肝占位介入术"，1 次"肝占位射频消融术＋粒子置入术"，于 2018 年 12 月 25 日受凉后出现发热，体温波动在38~39℃，当地诊所予以头孢类、非甾体类药物治疗，体温一直未能降至正常，已持续 2 个月。刻诊：发热，体温 38.1℃，夜间升温，晨起复降至正常，乏力，肝区隐痛，无咳嗽，无腹痛、腹泻，无恶心呕吐，纳差，口干，咽干，眠差，二便调。

舌脉：舌质红，苔薄白，舌面少津，脉细数。

查体：发育一般，营养中等，腹部膨隆，肝区轻压痛。

辅助检查：MRI 示肝右叶异常信号，考虑 HCC，并门脉右支癌栓形成，肝硬化，脾大，腹腔少量积液。

西医诊断：乙肝肝硬化，肝占位介入术后。

中医诊断：癥积，发热，证属毒瘀内结、气阴两虚。

治法：破瘀解毒，益气养阴。

处方：北柴胡 30g，黄芩 15g，青蒿 15g，葛根 20g，重楼 15g，水牛角粉 30g，银柴胡 15g，金银花 30g，生黄芪 20g，麦冬 15g，西洋参 10g，地黄 15g，山慈菇 20g，白花蛇舌草 30g，炒麦芽 30g，炒鸡内金 15g，炒神曲 15g，菝葜

15g，牡丹皮 15g，地骨皮 15g，每日 1 剂，水煎服。

二诊：服上方 7 剂，诉现发热减轻，仅夜间身热，体温 37~37.5℃，纳食好转，乏力减轻，查舌质红，苔薄白，舌面少津，方药守上方加石斛 15g，麦冬加为 20g。

三诊：服上方 14 剂，诉现发热明显减轻，仅偶有夜间身热，体温 37℃，纳食好转，乏力减轻，仍有口干口渴，查舌质转淡红，苔薄白，舌面少津。方药守上方去金银花，加天花粉 30g，继服 14 剂后，随诊，未再诉发热。

按：患者为原发性肝癌，疾病进展期，正气内虚，癌毒内盛，毒热互结，邪渐入里，煎灼津液，然治疗时使用头孢、非甾体类药物以发汗退热，使阴液受损更甚，导致阴液亏虚，故症见发热，夜间升温，乏力，口干、咽干等症。结合舌质脉象，辨证为毒瘀内结、气阴两虚，治疗当扶正祛邪，攻补兼施，以补为要，即以益气养阴为纲，兼以疏肝泄胆、破瘀解毒。方用五味退热方、水牛角粉以和解少阳、解表透邪、清热解毒；金银花、银柴胡透热转气，助热外出，助癌毒透达；牡丹皮、地骨皮清热凉血；生地黄、麦冬、西洋参、生黄芪滋补肝肾、益气养阴；鸡内金、炒神曲、炒麦芽健运脾胃；白花蛇舌草、山慈菇、菝葜清热解毒抗癌、控制癌毒进展；全方攻补兼施，清利同用，以益气养阴、清热凉血、解毒抗癌为主，补而不滋腻，攻而不伤正。患者连服 7 剂后，复诊诉体温渐降，查舌象仍提示阴伤，虑其癌毒久伏灼伤阴血津液，致津涸液燥，故加石斛、麦冬以甘寒养阴，三诊时体温降至正常，遂去金银花，以防透散太过损伤正气，诉仍有口干口渴，遂加天花粉养阴生津止渴。

案四（肝癌疼痛案）

患者，男，58 岁初诊，2019 年 3 月 14 日初诊。

主诉：发现肝占位 2 年余，加重伴肝区疼痛 2 个月。

现病史：患者有慢性乙型肝炎病史 30 余年，未正规服用抗病毒药物治疗，2 年前因右胁不适就诊于郑州某三甲医院，查 MRI 提示肝右叶异常信号，考虑 HCC，并门脉右支癌栓形成，肝硬化，脾大，诊断为"乙型肝炎肝硬化、肝占位"，2 年内先后行 4 次肝占位介入术，于 2019 年 1 月 20 日出现肝区疼痛，已持续 2 个月。症见：肝区疼痛，隐痛为主，纳差，口干，咽干，睡眠差，二便调。

舌脉：舌质红，苔薄白，舌面少津，脉细数。

查体：发育正常，营养中等，肝区疼痛，隐痛为主。

辅助检查：MRI 示肝右叶异常信号，考虑 HCC，并门脉右支癌栓形成，肝硬化，脾大。

西医诊断：乙型肝炎肝硬化，肝占位，脾大。

中医诊断：癥积，胁痛，证属为阴虚津亏、瘀毒内结。

治法：养阴生津，破瘀散结，扶正解毒。

处方：三七粉（冲服）3g，莪术 9g，砂仁 9g，郁金 12g，陈皮 12g，鸡内金 12g，厚朴 12g，大腹皮 12g，炮山甲（先煎）5g，延胡索 30g，炒白芍 30g，茯苓 30g，炒白术 30g，墨旱莲 30g，炒麦芽 30g，川楝子 15g，太子参 15g，重楼 15g，当归 15g，女贞子 15g，生地黄 15g，枸杞子 15g，炙甘草 6g，生晒参 10g，蜈蚣 2 条，每日 1 剂，水煎服。

二诊：服上方 7 剂后，诉肝区疼痛缓解，纳食好转，乏力减轻，舌质红，苔薄白，舌面少津，方药守上方加石斛 15g、麦冬 30g。

三诊：服上方 7 剂，诉现肝区疼痛消失，纳食好转，乏力减轻，仍有口干口渴，查舌质转淡红，苔薄白，舌面少津。方药守上方加天花粉 30g，继服 7 剂后，随诊，未再诉肝区疼痛。

按：患者为原发性肝癌，疾病进展期，正气内虚，癌毒内盛，瘀毒内结，邪渐入里，阴津耗伤，加之经历数次介入术，使阴津耗伤更甚，故症见肝区隐痛、乏力、口干、咽干等症，结合舌脉，辨证为阴虚津亏、瘀毒内结，治疗当扶正祛邪，攻补兼施，以补为要，即以滋补肝肾之阴为主，破瘀解毒、抑癌止痛为辅。药用二至丸、一贯煎滋补肝肾之阴；炒白芍、炙甘草柔肝止痛；延胡索、川楝子行气止痛；茯苓、炒白术、陈皮、砂仁、厚朴、鸡内金、炒麦芽等顾护脾胃；重楼、蜈蚣、穿山甲解毒抗癌、控制癌瘤进展；全方攻补兼施，清利同用，补而不滋腻，攻而不伤正。患者连服 7 剂后，复诊诉疼痛减轻，查舌象仍提示阴伤，虑其癌毒久伏灼伤阴血津液，致津涸液燥，故加石斛、麦冬以甘寒养阴，三诊时诉肝区疼痛消失，仍有口干口渴，遂加天花粉养阴生津止渴。

案五（肝癌疼痛案）

韩某，男，58 岁，2005 年 3 月 14 日初诊。

主诉：肝占位切除术后 2 月余。

现病史：有慢性乙肝病史 20 余年，未正规服用抗病毒药物，2 个月前因肝区疼痛就诊于郑州某三甲医院，查 CT 提示肝右叶异常信号，考虑 HCC，诊断为"肝占位"，遂行肝占位切除术。刻诊：乏力，纳差，肝区疼痛，睡眠一般，小便可，大便稀，日 3~4 次。

舌脉：舌质暗红，苔薄黄，脉弦涩。

查体：发育正常，营养不良，肝区压痛，腹部平坦。

西医诊断：原发性肝癌。

中医诊断：癥积，胁痛，证属正气亏虚、瘀毒内结。

治法：益气扶正，破瘀解毒。

处方：北柴胡12g，陈皮12g，砂仁6g，枳壳12g，当归15g，郁金12g，茯苓30g，麸炒白术30g，党参20g，生晒参5g，清半夏12g，蜈蚣2条，白花蛇舌草30g，半枝莲15g，八月札30g，炒内金12g，炒麦芽30g，泽泻15g，大腹皮15g，醋延胡索30g，山慈菇15g，茵陈（后下）30g，姜厚朴12g，黄芪15g，麸炒薏苡仁30g，麸炒山药30g，炮山甲（先煎）5g，莪术9g，每日1剂，水煎服。

二诊：服上方 7 剂，诉纳食好转，乏力明显减轻，肝区疼痛症状消失，仍有大便偏稀，日 2 次，查舌质暗红，苔薄白，守上方加炒白扁豆30g。

患者先后随诊 58 次，末次就诊 2019 年 10 月 20 日，经中西医综合治疗至今 14 年，目前情况尚平，最近上腹部 CT 示：①"肝部分切除术后"改变，肝顶不规则稍低密度影，考虑术后改变；②肝内多发囊肿可能。处方：当归 15g，醋郁金 12g，炮山甲（先煎）5g，莪术 9g，茯苓 30g，麸炒白术 30g，延胡索 20g，山慈菇 18g，蜈蚣 2 条，白花蛇舌草 30g，半枝莲 15g，八月札 20g，泽泻 15g，大腹皮 18g，党参 20g，清半夏 12g，炒内金 12g，炒麦芽 30g，姜厚朴 12g，麸炒枳壳 12g，北柴胡 12g，陈皮 12g，砂仁 6g，黄芪 15g，灵芝 10g，每日 1 剂，水煎服。

按：患者为肝癌切除术后，正气亏虚，瘀毒内结，故见乏力，纳差，肝区隐痛等症，结合舌脉，辨证为正气亏虚、瘀毒内结，治疗当扶正祛邪，攻补兼施，既要注意扶助正气、顾护脾胃为要，又要注意破瘀解毒、以毒攻毒、清热解毒等的运用。药用茯苓、炒白术、陈皮、砂仁、黄芪、党参、生晒参、鸡内金、炒麦芽等扶助正气、顾护脾胃；炮山甲、莪术破瘀解毒；蜈蚣、山慈菇以毒攻毒；白花蛇舌草、半枝莲清热解毒等；全方强调一补四攻法的灵活运用，故疗效确切。

案六（肝癌疼痛腹泻案）

郭某，男，57岁，2016年1月4日初诊。

主诉：间断性右胁痛半月。

现病史：患者诉慢性乙肝2年，半月前无明显诱因出现间断性右胁部疼痛，无恶心呕吐，无腹泻，无发热，至郑州市第三人民医院求治，查肝胆胰彩超示：肝实质呈弥漫性损伤样改变；肝内多发性不规则回声团；胆囊壁增厚、毛糙；胆囊结石；脾大。查腹部CT示：肝硬化；腹水；门脉高压并胃底食管下端静脉曲张；肝脏多发占位，考虑多中心巨块型肝癌（部分中心坏死改变）并肝内转移可能；胆囊结石；胆囊炎，胆总管及胰管影增宽。给予保肝及镇痛治疗，患者疼痛症状缓解，2天前右胁部疼痛症状加重。刻诊：右胁部疼痛，口干，口苦，乏力，纳差，眠差，小便色深黄，大便每日2~3次，不成形，无恶心呕吐，无发热。

舌脉：舌质淡，苔白，脉沉无力。

查体：发育正常，营养中等，右上腹压痛，叩诊移动性浊音阴性。

西医诊断：原发性肝癌，肝硬化，腹水，门脉高压并胃底食管下端静脉曲张。

中医诊断：癥积，证属气滞血瘀、脾虚湿滞。

治法：活血化瘀，健脾利湿。

处方：茵陈（后下）30g，茯苓30g，泽泻30g，炒白术15g，炒薏仁30g，猪苓15g，炮山甲（先煎）3g，陈皮15g，三七粉（冲服）3g，醋郁金10g，蜈蚣3条，莪术10g，壁虎6g，延胡索20g，山慈菇15g，党参15g，清半夏10g，人参6g，炒麦芽30g，大腹皮30g，白茅根30g，厚朴12g，枳壳10g，炒神曲15g，每日1剂，水煎服。

二诊：服上方7剂，右胁部疼痛好转，口干，乏力，纳差，眠差，小便色深黄，腹痛，大便稀每日4~5次，舌质淡，苔白稍腻，脉沉无力。拟方为：广藿香10g，白芷12g，紫苏梗15g，清半夏9g，炒白术15g，炒苍术15g，大腹皮 15g，桔梗 10g，陈皮 15g，砂仁 6g，茯苓 15g，厚朴 15g，枳壳 15g，炒麦芽 30g，炒鸡内金 12g，醋香附 15g，炒神曲 15g，佩兰 15g，生薏苡仁 30g，乌药 10g，煨木香 6g，每日 1 剂，水煎服。

三诊：服上方 14 剂，右胁部疼痛好转，腹痛好转，口干，乏力，纳差，眠差，小便色深黄，大便成形，舌质淡，苔白，脉沉。在一诊方基础上加白芷 8g、白及 15g，继续服用，患者未再出现腹泻。

按：本案患者在保肝及镇痛治疗缓解后疼痛复发，脉沉无力，大便次数多，不成形，乃正气虚损，正不胜邪，脾阳颓败，邪实积聚，水湿内停，故治疗以健脾扶正为主，兼以祛邪。初诊方以茵陈四苓散、大腹皮、白茅根健脾利水；人参、党参、二陈汤健脾益气；三七、莪术、郁金、山甲破瘀消积；蜈蚣、壁虎、山慈菇清热解毒抗癌；延胡索、麦芽、厚朴、枳壳等理气止痛，服药后疼痛缓解，大便仍稀溏，急则治其标，根据"健脾不如运脾，运脾不如燥湿"的治疗原则，以藿香正气散运脾燥湿止泻，服药一周后大便成形，继续一诊方加减，病情稳定。

案七（气阴两虚案）

王某，男，63 岁，2016 年 2 月 17 日初诊。

主诉：右胁不适 10 余年，加重 1 周。

现病史：患者自诉 10 年前，无明显诱因出现右胁不适，活动后加重，伴乏力，于当地医院查示"乙肝表面抗原阳性，肝功能未见异常（未见单）"，服用中药（具体用药不详）治疗后症状消失。3 年前，自行服用拉米夫定片抗病毒治疗，后未定期复查。2015 年 12 月 30 日患者无明显诱因出现腹部胀满，纳差，于漯河市中心医院入院治疗，查肝功示：谷丙转氨酶（ALT）30U/L，谷草转氨酶（AST）52U/L，碱性磷酸酶（ALP）92U/L，谷酰氨转肽酶（GGT）147U/L，白蛋白（ALB）24.5g/L，总胆红素（TBIL）33.7μmol/L，直接胆红素（DBIL）16.3μmol/L。彩超示：肝脏呈中重度弥漫性回声改变并肝内异常回声（考虑肝癌），胆囊继发性改变，腹腔积液。上腹部 CT 提示：肝硬化并腹水，肝脏多发占位（考虑 HCC），胆囊继发改变，左肾囊肿，甲胎蛋白 11 000ng/mL，给予输血、利尿及保肝降酶治疗后（具体用药不详）未见明显好转，于 2016 年 1 月 9 日前来我处入院治疗，入院查 CT 示：①双肺未见明显异常，冠脉多发钙化；

②肝硬化、脾大、门脉高压，肝脏多发占位。2016年1月19日行肝动脉造影加栓塞术，术后给予恩替卡韦片抗病毒，复方甘草酸苷针保肝降酶，左氧氟沙星针抗感染及对症支持治疗后好转出院。1周前无明显诱因患者右胁不适加重，伴腹部胀满，纳差，口干甚，今为求进一步中医治疗前来我院，刻诊：右胁不适，腹部胀满，饭后加重，纳差，口干，眼干涩，小便色黄，大便可。

舌脉：舌质红，苔少，脉弦细。

查体：发育正常，营养一般，腹部膨隆，肝区压痛，叩诊移动性浊音阳性。

辅助检查：CT示：①双肺未见明显异常，冠脉多发钙化；②肝硬化，脾大，门脉高压，肝脏多发占位。

西医诊断：原发性肝癌，肝硬化合并腹水。

中医诊断：癥积，臌胀，证属气阴两虚型。

治法：益气养阴，破瘀解毒。

处方：太子参15g，麦冬15g，醋五味子10g，生地15g，酒萸肉15g，炒山药30g，天花粉15g，葛根15g，山慈菇15g，蜈蚣3条，蛇舌草30g，炒鸡内金12g，炒麦芽30g，炒神曲15g，大腹皮30g，白茅根30g，姜厚朴15g，猪苓20g，茯苓30g，炒白术15g，炮山甲5g，每日1剂，水煎服。

二诊：服上方7剂，右胁不适，腹部胀满，饭后加重，纳差，口干甚，眼干涩，小便色黄，大便可，舌质红，苔少，脉弦细。

处方：太子参15g，生地黄15g，制吴茱萸15g，山药30g，茯苓30g，牡丹皮15g，泽泻30g，大腹皮30g，麸炒枳壳10g，姜厚朴15g，茜草炭15g，白茅根30g，盐车前子30g，三七粉（冲服）3g，半边莲15g，半枝莲15g，山慈菇15g，猪苓20g，炒麦芽30g，炒鸡内金10g，天花粉15g，每日1剂，水煎服。

三诊：服上方7剂，右胁不适好转，腹部胀满好转，咳嗽，纳差，口干好转，眼干涩好转，小便色黄，大便可，舌质红，苔少，脉弦细。

处方：人参6g，炒杏仁12g，枇杷叶30g，茯苓30g，川贝母10g，炒白术30g，陈皮10g，砂仁6g，茯苓皮40g，泽泻15g，盐车前子30g，姜厚朴15g，麸炒枳实15g，沉香3g，炒鸡内金12g，炒麦芽30g，炒神曲15g，赤芍15g，山药40g，茵陈30g，白茅根30g，党参15g，每日1剂，水煎服。

四诊：服上方7剂，右胁不适好转，腹部胀满好转，咳嗽消失，纳差、口干减轻，眼涩，小便色黄，大便可，舌质红，苔薄，脉弦细。

守上方去杏仁、枇杷叶、川贝母，加生地黄 15g，酒萸肉 15g。

五诊：服上方 7 剂，右胁不适、腹部胀满基本消失，纳可，偶有齿衄，口干，小便色黄，大便可，舌质红，苔薄，脉弦细。守上方加藕节 15g，天花粉 15g。

后断续服用中药半年余，随访患者病情稳定。

按：本例患者由乙肝进展为肝癌，病程十余年，邪气阻于肝络，肝血亏耗，久病气阴两虚，脾运无力，故饭后腹胀胁痛加重，方以生脉饮益气复脉，天花粉、葛根养阴生津，六味地黄丸滋补肾阴，三七粉、山甲、山慈菇、蛇舌草、蜈蚣消积散结、祛邪抗癌，猪苓、泽泻、大腹皮、白茅根利水，佐以鸡内金、麦芽、厚朴理气消积，体力恢复则正能胜邪，后随症加减，病情稳定。

案八（肝癌术后并胸腹水验案）

赵某，男，47 岁，2009 年 7 月 20 日初诊。

主诉：发现肝占位 2 年。

现病史：患者于 1992 年发现 HBV 感染，转氨酶反复异常，乙肝五项检查提示 HBsAg、HBeAb、HBcAb 均阳性，间断行保肝、降酶治疗。2007 年因右胁不适查甲胎蛋白 269μg/L，CT 检查示肝左叶占位性病变（5cm×3cm×4cm，考虑肝癌），住院行占位切除术，术后经病理学检查确诊为原发性肝癌（肝细胞型）。2009 年 3 月复查占位病变复发，再次行占位切除术。2009 年 5 月因腹胀、乏力、胸闷住院检查，B 超检查示肝癌术后、肝硬化、脾肿大、大量腹水、右侧胸腔积液，予以利尿、提升白蛋白及抽胸水对症处理后，症状有所缓解，数日后胸水旋起，故转求于中医门诊治疗。刻诊：胸闷气短，右侧卧位时加重，纳少，眠差，小便不利，大便尚可，四肢倦怠，形体消瘦，腹部膨隆，脐心外突。

舌脉：舌暗，苔白厚，脉沉细。

查体：右侧胸部叩诊呈浊音，腹部叩诊移动性浊音阳性。

辅助检查：肝功能：总胆红素（TBIL）26.3μmol/L，直接胆红素（DBIL）8.3μmol/L，总蛋白（TP）61g/L，白蛋白（ALB）31.2g/L，谷丙转氨酶（ALT）45.0U/L，谷草转氨酶（AST）60U/L，谷氨酰转肽酶（GGT）79U/L；甲胎蛋

白（AFP）：1414μg/L。乙肝五项：HBsAg、HBeAb、HBcAb 阳性，HBV-DNA 4.5×10^{3}U/mL。彩超检查：肝占位病变术后，肝硬化，门静脉增宽（14mm），脾大（厚49mm，长118mm），中等量腹水，右侧胸腔积液。

西医诊断：肝癌术后，乙型肝炎肝硬化并胸水、腹水。

中医诊断：臌胀，饮证，证属气滞血瘀、水湿内停。

治法：泻肺化饮，健脾利水，益气化瘀。

处方：葶苈子15g，大枣5枚，红参8g，炒白术30g，茯苓30g，猪苓30g，泽泻15g，茯苓皮30g，大腹皮30g，车前子（包煎）30g，陈皮15g，砂仁10g，厚朴15g，枳实15g，上沉香（冲服）3g，八月札30g，三七粉（冲服）3g，文术10g，郁金15g，炮穿山甲（先煎）6g，延胡索20g，生姜3片。每日1剂，水煎服。同时配合口服速尿片20mg/次，1次/天；螺内酯片40mg/次，2次/天（来诊前服速尿片40mg/天，螺内酯片100mg/天）。

二诊：腹胀稍减，纳食稍增，精神稍好，但胸闷不减，方以小青龙汤、春泽汤合五皮饮加减。处方：炙麻黄3g，桂枝3g，炒白芍药10g，甘草6g，细辛3g，干姜3g，半夏9g，五味子10g，生晒参12g，炒白术30g，云茯苓30g，猪苓30g，泽泻15g，车前子（包煎）30g，云茯苓皮30g，大腹皮30g，陈皮15g，砂仁6g，厚朴15g，枳实15g，上沉香（冲服）3g，三七粉（冲服）3g，文术10g，郁金15g，生姜3片，大枣5枚，每日1剂，水煎服。西药同前。

三诊：胸闷减轻（未再抽胸水），精神大振，饮食如常，腹胀消失，腹部平软，体重增加3kg，复查B超示胸腹水消失。螺内酯片、速尿片逐渐减量至停服。

四诊：因食用生冷出现腹泻，每日3~4次，大便呈稀糊状，伴腹痛，胃脘隐痛，纳少，睡眠一般。方以藿香正气散合香砂六君子汤加减，以化湿燥湿、健脾扶正。处方：藿香12g，白芷8g，苏梗12g，半夏12g，云茯苓30g，炒白术40g，苍术30g，厚朴15g，大腹皮15g，泽泻15g，车前子（包煎）30g，陈皮15g，砂仁10g，炒山药40g，干姜3g，炒薏苡仁30g，香附30g，良姜3g，鸡内金10g，红参8g，三七粉（冲服）3g，郁金10g，莪术10g，上沉香（冲服）3g，生姜3片，大枣5枚，每日1剂，水煎服。

患者服药7剂后腹泻症状明显减轻，后以此方加减间断服用。2009年12

月7日复查肝功能：直接胆红素（DBIL）16.3μmol/L，总蛋白（TP）70.2g/L，白蛋白（ALB）43.8g/L，谷丙转氨酶（ALT）37.0U/L，谷草转氨酶（AST）29U/L，碱性磷酸酶（ALP）62U/L，谷氨酰转肽酶（GGT）42U/L；甲胎蛋白（AFP）4.1μg/L；HBV-DNA3.3×10³U/ml。B超检查：肝占位病变术后，肝硬化，脾大（厚45mm，长102mm）。半年后（2010年5月12日）再次复查肝功能正常（ALB45.1g/L），AFP2.7μg/L，DNA阴性；B超检查：肝占位病变术后，肝硬化（脾脏厚37mm，长95mm）。体质量由47kg增至61.5kg。随访至今（2010年8月），无明显不适。

按：患者乙型肝炎肝硬化，肝癌术后并胸腹水，为肝病晚期阶段。本病中医辨证属本虚标实（脏腑亏损为本，气血水相互裹结为标），虚实夹杂，其发病不仅与肝、脾、肾三脏虚损有关，亦与肺关系密切。肺主宣发肃降、通调水道，为水之上源，其与主运化之中焦、蒸化水液之下焦共同作用，协调水液的吸收、运行、输布及排泄。今肝、脾、肾功能失司，肺失通调，故可见水饮停于胸腹。现代研究认为，肝性胸水的形成多由腹水通过横膈淋巴管或横膈膜裂孔直接迁延至胸膜腔所致，横膈膜裂孔多由高腹压使膈浆膜内层变薄并突入胸腔，形成水泡，遇咳嗽等使腹压骤增致水泡破裂而成，且胸膜腔内为负压，故腹水可通过孔隙单向流入胸膜腔。基于上述中西医对肝性胸腹水病因病机的认识，临证多运用"间者并行"之法则，方选小青龙汤宣发肺气、温阳化饮，再合春泽汤、五皮饮加用活血化瘀、行气理气之品。若单治腹水而不治胸水，则胸水难消，单治胸水而忽略腹水，胸水难以退尽。然本案初用泻肺化饮不效，其原因为葶苈大枣泻肺汤为邪实气闭之肺痈而设，葶苈子苦寒滑利，易伤正气，本证大量水饮停聚，为一派阴寒之证，虽有"喘不得卧"，亦难取效。《伤寒论》云："心下有水气，咳而微喘，发热不渴……小青龙汤主之。"《金匮要略·痰饮咳嗽病脉证治》记载的"咳逆倚息不得卧""咳而微喘"与肝性胸水临床表现基本一致，故用小青龙汤代替葶苈大枣泻肺汤，取麻黄、桂枝之宣发，干姜、细辛之温散，五味子、芍药之敛肺，收散结合；再并春泽、五皮之辈，畅达三焦，俾使水液得运，则胸腹水自消。患者症状好转后，后又因进食生冷出现腹泻，经用藿香正气散合香砂六君子汤加减治疗后，腹泻症状逐渐消失。其后以此方加减间断服用，体质较前明显改善，肝功能正常，白蛋白升至正常，HBV-DNA

竟获阴转。藿香正气散虽为解表化湿、理气和中之剂，主要运用于外感风寒、内伤湿滞，根据多年的临床经验，取其化湿燥湿之功，应用于肝硬化之水湿停于肠道者，可改善肠道水肿状态，疗效显著，故有"健脾不如运脾，运脾不如燥湿"之谓。现代医学认为的肝硬化失代偿期消化道不适症状的产生与胃肠道瘀血、水肿、炎症、消化吸收障碍和肠道菌群失调有关的理论是一致的，故在运用健脾药物治疗肝硬化后期腹泻疗效不佳时，不妨选用藿香正气散加味。

第八章　脂肪性肝病

一、概　述

脂肪性肝病是以肝细胞脂肪过度贮积和脂肪变性为特征的临床病理综合征，临床上可分为酒精性脂肪性肝病和非酒精性脂肪性肝病。酒精性脂肪性肝病是由于长期大量饮酒导致的肝脏疾病，非酒精性脂肪性肝病于2020年亚太肝病学会指南中更名为代谢相关脂肪性肝病。非酒精性脂肪性肝病是指除外酒精和其他明确的损伤因素所导致的，病变主体在肝小叶，以弥漫性肝细胞大泡性脂肪变性和脂肪贮积为病理特征的临床综合征。脂肪性肝病初期均表现为脂肪肝，随病情进展，肝脏代谢受损，可发展为肝炎、肝纤维化和肝硬化，少部分患者可进展为肝癌。早期脂肪肝患者通常无显著症状，部分患者和脂肪性肝炎患者可出现一些非特异性症状，包括全身乏力、腹部胀满、肝区隐痛、右上腹不适或胀满感、食欲减退以及其他消化道症状。脂肪肝患者常有肝外的临床表现，如肥胖或体重质量超重、2型糖尿病以及心血管疾病等相应的症状和体征。西医治疗通常是健康宣教、改变生活方式、控制体重、改善胰岛素抵抗、纠正代谢紊乱、使用保肝抗炎降脂药等，在脂肪肝阶段缺乏特效药及有效的治疗方式。中医药的辨证论治方案在脂肪性肝病中发挥了重要作用。

祖国医学无脂肪肝的病名，将其归属为"肝癖""肝着""肥气""胁痛""痰浊""癥瘕"范畴。《难经》云"肝之积，名曰肥气"，对其病名进行了描述。《诸病源候论》云"癖者，谓僻侧在于两胁之间，有时而痛是也。""饮水聚停不散，复因饮食相搏，致使结积在于胁下，时有弦亘起，或胀痛，或喘息，脉紧实者，癖结也。"《丹溪心法》曰"痞块在中为痰饮，在右为食积，在左为血块。气不能作块成聚，块乃有形之物也。痰与食积死血而成也。……治块当降火消食积，食积即痰也"。《杂病源流犀烛·痰饮源流》曰："饮啖过度，好食油面猪脂，以致脾气不利，壅塞为痰。"诸家从不同角度对其病位、病机、病理产物做出了详尽的阐述。其治疗以《读医随笔》记述最详："凡病之气结、血凝、痰饮、胕肿、臌胀……，皆肝气之不能舒畅所致也……和肝者，伸其郁、开其结也；或化血，或疏痰，兼升兼降，肝和而三焦之气化理矣"。以上医家对本病的论述为后世治疗脂肪肝提供了宝贵的经验。

二、病机述要

本病以肝郁为始，六郁掺杂，饮食失调是主要病因，如过食肥甘、高糖高脂、大量饮酒、过度减肥、长期饥饿损伤脾胃，失于运化，饮食积滞，水湿稽留，日久生痰，食痰互结，酿脂为膏；或情志失调，肝气不舒，气积胁下，气血涩滞，久病入络，瘀血阻滞，损伤肝体；或病后体虚失于调养，脾胃虚弱，运化无力，痰湿内生，以致气机升降失司，中焦壅阻。本病病位在肝，与脾、肾关系密切。病机主要为肝气不舒，脾失健运，二者互为因果，导致中焦气血津液输布代谢失职，气滞湿阻，清浊相混，久则痰湿阻滞，或水热蕴结，或气血凝滞，使郁、痰、湿、浊、瘀等病理产物痹阻于肝脏脉络而成本病。

三、辨证施治

临床上脂肪肝以胖人多见，瘦人亦有，胖人以痰浊瘀阻为主，以疏肝理气化瘀、健脾化痰祛浊为治疗大法。瘦人以脾虚失运为主，以健脾化浊消脂为治疗大法，临床常见两型。

1. 痰浊瘀阻型

症状：形体肥胖，喜食肥甘，困倦乏力，头昏沉，右胁胀痛不适，腹部胀满，纳食不馨，口黏，大便黏腻不爽，舌淡暗、苔白腻，脉弦滑。

治法：疏肝理气化瘀，健脾化痰祛浊。

处方：消胀汤（自拟方）。

组成：

三棱 10g	莪术 10g	柴胡 15g	郁金 12g
丹参 30g	茯苓 30g	生白术 30g	生薏仁 30g
香附 15g	乌药 12g	太子参 20g	厚朴 12g
枳壳 12g	沉香 3g	泽泻 15g	大腹皮 15g
荷叶 15g	生山楂 12g		

方义：方中取莪术入气以破血，三棱入血以破气，两者配伍破滞行瘀、消积化块；柴胡、郁金、丹参疏肝开郁、行气活血、推陈致新；茯苓、白术、生薏仁健脾利湿、化浊升清；太子参甘补苦泄，补气略兼清泄；香附、乌药、厚朴、枳壳、沉香理气消胀；泽泻、大腹皮、荷叶清利化湿、消脂降浊，佐以生山楂则消积化脂活血。全方共奏疏肝理气化瘀消脂、健脾利湿祛浊升清之功。

2. 脾虚浊蕴型

症状：体质一般，乏力，右胁胀痛不适，饭后尤甚，嗳气，口干，大便黏滞或便溏，纳呆，腹胀，舌淡，苔白，脉弦缓。

治法：健脾化浊消脂。

处方：降浊汤（自拟方）。

组成：

党参 15g	茯苓 30g	生白术 30g	生山药 30g
生薏仁 30g	半夏 12g	陈皮 12g	厚朴 12g
荷叶 15g	泽泻 15g	炙甘草 6g	

方义：降浊汤由六君子汤合泽泻汤化裁而成，方以党参、炙甘草益气培土；茯苓、生白术、生山药、生薏苡仁健脾利湿祛浊；配厚朴以苦温燥湿、运脾化滞；半夏、陈皮味辛，散闭郁之气、消痞化痰、和胃降浊；泽泻配白术为泽泻汤，可渗利水饮，通畅气机；荷叶升清化浊消脂，诸药同用共奏益气健脾、祛浊消脂之功。

两型加减：若见口苦、口干、小便黄、大便干、舌红，苔黄腻偏湿热者，加绞股蓝、龙胆草、栀子、黄芩、决明子等以清利湿热；若见腹胀、肠鸣、畏寒、大便稀溏、舌淡苔白偏寒湿者，加生姜、大枣、苍术、白芷温调脾胃、散寒化湿；伴晨泄者可合加味二神丸、四逆汤温肾暖脾，助阳化湿；脂肪性肝炎伴转氨酶升高者，加田基黄、虎杖、鸡骨草、板蓝根清热解毒降酶；伴血糖升高，属阴虚燥热者加知母、黄柏、黄连、生地、玄参、黄精清热滋阴、润燥降糖；属气虚痰浊者，加黄芪、葛根、生山药、鬼箭羽补气健脾、化痰祛浊；合并酒精性肝炎者，加葛花、绞股蓝、楮实子清热利湿、解毒化浊；合并肝纤维化、肝硬化、脾大者，重用山甲、川芎、赤芍、水蛭以活血化瘀、通络散结；合并脂肪瘤、甲状腺、乳房结节者，加海藻、昆布、猫爪草、浙贝母、夏枯草以软坚散结。

四、临床体悟

（1）对非酒精性脂肪性肝病来说，综合治疗是关键，不能单纯靠药物干预，尤其是轻度脂肪肝患者，通过节食、运动，大部分可以治愈。饮食应低糖低脂，并适当增加高纤维含量类食物；运动应根据个体差异，适度增加有氧运动，从运动项目、强度、时间、频次合理制定运动计划，循序渐进，持之以恒，最终达到消耗热量、降脂减肥、改善胰岛素抵抗、促进脂肪肝消退的目的。这就是我们所提倡的三分饮食、三分运动、三分药物疗法。

（2）对于脂肪肝进展为肝炎、肝硬化阶段，单纯的饮食调节和运动不能解决所有问题，应结合西医检查，并根据不同的中医证型辨证论治。尤其是转氨酶升高而运用降酶药物不效时，在其基础上可配合现代药理研究具有降脂作用的药物，如虎杖、绞股蓝、姜黄、红曲、荷叶、生山楂等祛浊化瘀降脂。

（3）临床脂肪肝患者胖者为多，然瘦者亦不少见。瘦人患病标在肝，源在脾胃，胃主纳，以通降浊气为顺，脾主运，以升发精气为要，脾胃功能不能正化，则水谷精微物质不能为人体所吸收，化生痰浊久而蓄积于肝而成脂肪之变。故瘦人脂肪肝的治疗以恢复脾胃功能、升清降浊为本，清者升、浊者降，则气机升降有序，津液输布如常。

五、医案拾萃

案一（痰浊瘀阻案）

张某，男，58 岁，2020 年 3 月 24 日初诊。

主诉：腹胀半月。

现病史：半月前患者无明显诱因出现腹胀，乏力，颈项不适，头昏沉，活动后气短、胸闷，纳可，口黏，大便稀，日 1 次，面多油脂，患者体胖，平素嗜食肥甘厚味，缺乏锻炼。

舌脉：舌暗红，苔白腻，脉沉弦。

查体：发育正常，体质偏胖，腹大而软，无压痛及肝区叩击痛，肝脾肋下未触及。

辅助检查：肝功未见异常，甘油三酯 2.5mmol/L，总胆固醇 6.36 mmol/L，低密度脂蛋白 4.32mmol/L。腹部彩超示：中度脂肪肝。

西医诊断：脂肪性肝病。

中医诊断：肝癖，痰浊瘀阻型。

处方：三棱 10g，莪术 10g，柴胡 15g，郁金 15g，香附 30g，乌药 12g，茯苓 30g，炒白术 30g，陈皮 15g，砂仁 10g，炒内金 12g，炒薏仁 30g，丹参 30g，泽泻 15g，大腹皮 15g，荷叶 15g，炒山楂 10g，沉香（冲）3g，香橼 12g，葛根 15g，每日 1 剂，水煎服。

二诊：服上方 14 剂，腹胀明显缓解，头昏沉消失，大便仍稀，纳差，无口干口苦。守上方加炒苍术 15g。

三诊：服上方 10 剂后，大便成形，诸症基本消失，上方去葛根，嘱患者加强锻炼，控制饮食，配合中药口服 3 月余。复查彩超未提示脂肪肝，血脂无异常，体重减轻 13kg。

按：患者体胖，嗜食肥甘厚味，缺乏锻炼，损伤脾胃，中焦气血津液输布代谢失职，饮食积滞，水湿稽留，日久生痰，气滞瘀阻，痰浊瘀互结于胁下而成本病，故以消胀汤加减，服药 3 月余，脂肪肝消失，疗效显著。

案二（痰湿困脾案）

王某，男，44 岁，1974 年 11 月 1 日初诊。

主诉：两胁痛，腹撑胀，大便不畅 8 月余。

现病史：肝区痛已 3 年，于 8 个月前，两胁疼痛，腹胀，大便次数增多，不畅利，当地医院诊断为"肝硬化"，以肌醇、肝泰乐、腺苷三磷酸、辅酶 A 等药治疗，两胁痛胀不减。现仍两胁疼痛，胸脘痞闷，腹部胀满，肝区疼痛，全身乏力，畏寒肢冷，肠鸣矢气，大便稀，日3~4次，小便少而清，身困乏力，怕冷。

舌脉：舌质淡红，苔薄白，体肥边有齿印，脉弦无力。

查体：体质肥胖，面色灰暗，颜面四肢虚浮，腹壁厚，肝脾均未触及。

辅助检查：肝扫描：肝体增大，右叶放射稀疏，边缘整齐。超声波：密集微波型，出肝波衰减。肝功能：谷丙转氨酶40U/L，总蛋白61g/L，白蛋白46g/L，球蛋白15g/L，碱性磷酸酶285.6U/L。

西医诊断：脂肪肝。

中医诊断：肝癖，证属痰湿困脾。

治法：健脾利湿，温阳化气。

处方：党参21g，生白术、生薏仁、生山药各30g，炒莱菔子、神曲、枳壳各15g，车前子（布包）15g，肉桂粉（冲）1g，茯苓30g，制附子9g，甘草3g，每日1剂，水煎服。

1975年1月23日二诊：上方加大腹皮15g，砂仁12g（第4剂后去制附子），断续服32剂，症状好转，因吃饭失宜，腹胀又甚。停服中药，改服后天力Ⅰ号，每次10丸，日2次，饭前温开水吞服，切勿嚼碎。

2月25日三诊：继服后天力Ⅰ号1个月，腹胀减轻，大便次数减少，身感有力，但进步不大，可能量小之故，改服后天力Ⅱ号，每次15~20丸，日2次，饭前温开水吞服，以健脾利湿消胀、益气活瘀止痛。

3月30日四诊：服用后天力Ⅱ号1个月，腹胀完全消失，饮食大量增加，大便日1次，成形，胀痛减轻，身感有力如常人，精神好，面色变红。腹壁变薄，体重减轻10余斤，肝大，上界在第6肋间，下界肋缘下3cm，边缘厚钝，质中硬、光滑，脾未触及，腹围回缩5cm。谷丙转氨酶正常，总蛋白73g/L，白蛋白49g/L，球蛋白24g/L。较密微波型，出肝波衰减改善。仍拟后天力Ⅰ号，腹胀时再服，每次10丸，日2次。配中药软坚活瘀、健脾益气，方用：茯苓30g，白术、当归、郁金各15g，炒鳖甲45g，鸡内金、炮山甲、泽泻各9g，大腹皮、砂仁各9g，桂枝6g，生薏仁30g，生山药15g，党参21g，陈皮15g，每日1剂，水煎服。

5月10日五诊：服上方后月余，诸症消失。肝大，上界在第6肋，下界在肋下约1cm，质较前变软，脾（－）。

按：本例依据超声波、肝扫描和临床症状、体征诊断为脂肪肝，证属痰湿困脾，以健脾利湿、温阳化气为治，药用党参、生白术、生薏苡仁、生山药、茯苓、车前子健脾利湿，炒莱菔子、神曲、枳壳行气消积除胀，上肉桂、制附子温阳，甘草调和诸药，其中生白术、生薏苡仁、生山药为特色，三药炒用健脾之力较强，生用健脾之外利湿之力亦较强，与脂肪肝脾虚湿盛之病机契合，一举两得。此后配合成药后天力健脾利湿消胀、益气活瘀止痛而收功。

案三（脾肾阳虚案）

丁某，男，39岁，1976年6月10日初诊。

主诉：右胁痛，腹胀满，大便不畅半年余。

现病史：1962年被诊断为"营养不良性肝炎"，此后肝区不断疼痛，腹胀无力，经中西药治疗，症状时轻时重。1975年8月，突然黄疸升高，到某医院住院，诊断为"慢性肝炎活动期"，经治疗黄疸消退。由于过度增加营养和活动减少，体重逐渐由55kg增加至76kg，现右胁疼痛，腹满胀，肠鸣便溏，身冷乏力。

舌脉：质淡红，苔薄白，脉弦细而濡。

查体：面色暗黄，体质肥胖，腹壁厚，叩之无移动性浊音。肝上界5肋，下界平肋缘，脾（－）。

辅助检查：超声波显示密集低小波，波幅递减，出波降低，断层肝脏内前1/2密度分布不匀。肝功能：谷丙转氨酶44U/L，总蛋白84.5g/L，白蛋白49.5g/L，球蛋白35g/L，澳大利亚抗原（即HBsAg）（－），胆固醇7.93mmol/L。

西医诊断：脂肪性肝病。

中医诊断：肝癖，证属脾肾阳虚型。

治法：健脾利湿，温阳益气。

处方：茯苓、生白术、生山药、生薏苡仁各30g，干姜3g，大腹皮15g，砂仁12g，上肉桂粉（冲）1g，党参21g，陈皮15g，炮山甲（先煎）12g，鸡内金9g，焦三仙各30g，每日1剂，水煎服。

6月22日二诊：服药12剂，腹胀好转，大便次数减少，较前畅顺，仍稀，身冷，气短。上方加黄芪30g，炒扁豆15g，肉桂改为3g。

7月17日三诊：服26剂，腹胀减轻，身冷好转，大便基本正常，腹壁变薄软，腹围约缩小10cm。肝上界6肋，下界肋下2cm，边缘厚钝，质硬光滑。拟上法调方为：当归、郁金各15g，茯苓、白术各30g，生山药15g，薏苡仁30g，干姜、肉桂各3g，黄芪60g，党参30g，砂仁12g，炒鳖甲45g，炮山甲12g，鸡内金9g，每日一剂，水煎服。

9月11日四诊：服上方40余剂，身冷消失，大便正常，日1次，体力有所恢复，但心中发热，口干，舌质变红，脉弦数，此系阳气已复，内中起热，立法益气、健脾、活瘀，佐以养阴。方用：山药、炒薏苡仁、党参、黄芪各30g，茯苓30g，白术15g，当归12g，郁金15g，穿山甲、陈皮、砂仁、石斛各12g，鳖甲30g，沙参15g，隔2~3日服1剂。

11月20日五诊：又服30余剂，诸症消失，体重减为62.5kg，舌质仍偏红，脉弦细有力，超声波呈较密微波型，出波衰减改善，肝上界平第6肋，下界在肋下约1.5cm，质较前变软，脾（－）。黄疸指数4μmol/L，总蛋白66g/L，白蛋白45g/L，球蛋白21g/L，麝香草酚浊度试验7U，胆固醇4.81mmol/L，谷丙转氨酶正常。

案四（脾肾阳虚案）

海某，女，54岁，农民，1975年2月9日初诊。

主诉：两胁痛、腹胀、大便不畅3年余。

现病史：3年前不断腹胀痛，右胁疼痛，大便次数多，日5~6次，乏力，在某医院诊断为"慢性肝炎"，服肝舒丸、和中丸、酵母片、肌醇、维生素C、肝泰乐（葡醛内酯片）等药物，症状时轻时重。患肝炎后为了加强营养，每日多进奶、蛋、肉、糖类等食物，因而腹胀、便溏较前更甚，体重逐渐由52kg增加至70kg。现两胁撑胀疼痛，胸腹满胀，午后更甚，大便日5~6次，质稀零烂，小便不利，烦躁易怒，身困乏力，四肢欠温。

舌脉：舌质偏淡，苔薄白，脉弦细而缓。

查体：面色发黄，虚肿，双下肢轻度浮肿，腹壁肥厚，推之摆动，坐下垂在两大腿中间，叩之无移动性浊音。

辅助检查：超声示腹无液平，肝呈密集微波型，出波衰减紊乱。肝上界平第4肋，下界在肋下约1.5cm，脾厚4cm。肝功能均正常。

西医诊断：脂肪性肝病。

中医诊断：肝癖，证属脾肾阳虚兼血瘀型。

治法：健脾利湿，益气温阳，活血化瘀。

处方：生白术、茯苓各30g，生山药15g，生薏苡仁30g，肉桂（冲）1g，三棱、莪术各9g，大腹皮15g，焦山楂30g，党参15g，砂仁12g，神曲6g，车前子（布包）15g。

3月6日二诊：服上方20剂，腹胀减轻，腹围缩小5cm，大便好转。改服后天力Ⅰ号，日2次，每次10丸，饭前凉开水吞服，切勿嚼碎。

4月3日三诊：服后天力Ⅰ号近1个月，腹胀好转，但未完全消失，饮食稍增加，大便仍不畅。改服后天力Ⅱ号，健脾利湿，益气温阳，每次15~20丸，日2次，饭前凉开水吞服。

4月30日四诊：改服后天力Ⅱ号20余天，腹胀完全消失，大便正常，面色红润有光泽，精神好，身感有力，怕冷消失，饮食大增，脉弦稍数，舌淡好转，改服后天力Ⅰ号，每次10~15丸，日2次。

8月1日五诊：改服后天力Ⅰ号3个月，诸症消失，腹壁变薄，腹围缩小10cm，肝功能正常，超声波较密微型波，出波衰减改善，肝上界平第6肋，肝下界在肋下1cm，体重减轻10kg。1976年随访，身体健康，劳动如常人。

按：案三、案四均为脾肾阳虚之脂肪肝，可见脾肾阳虚、痰湿内盛是脂肪肝的重要病机。所不同者，案三阳虚之征较重，故以党参配黄芪益气扶正，案四以后天力Ⅰ号、Ⅱ号温阳消积。

案五（湿从寒化案）

李某，男，44岁，1973年9月4日就诊。

主诉：胁痛、腹胀、大便不畅已3年。

现病史：曾于1960年10月肝区痛、肝大被诊断为"营养不良性肝炎"，以高维生素、高糖饮食和茵陈大枣汤治疗，症状好转。1970年开始右胁持续疼痛，精神抑郁，时轻时重，至1972年5月间左胁亦开始疼痛，食欲增进，食量增加，体质逐渐肥胖，腹壁增厚，胁痛，腹胀严重。于1973年9月4日来院就诊，现两胁疼痛，胸腹满胀，下午尤甚，不能多食，大便每日2~3次，肠鸣便溏，小便短少，疲乏无力，畏寒肢冷，常欲增衣被，得热食则舒，牙龈常出血。

舌脉：舌质淡，体肥有齿印，苔薄白，脉迟缓。

查体：体质肥胖，面色灰暗虚浮，腹壁厚硬（脂肪厚），下肢浮肿，心肺（－）。肝上界平第5肋，下界在肋下3.5cm，边缘光滑，质硬，脾肋下可触及。

辅助检查：超声波：密集低小波，波幅衰减出波降低，脾厚4.5cm，肋下0。肝功能：谷丙转氨酶正常，麝香草酚絮状试验（－），总蛋白76g/L，白蛋白33g/L，球蛋白43g/L，白细胞 5.8×10^9/L，血小板 930×10^9/L。

西医诊断：早期肝硬化合并脂肪肝。

中医诊断：积聚，证属湿从寒化。

治法：健脾利湿，温阳益气。

处方：白术15g，茯苓、山药、薏苡仁各30g，陈皮15g，制附子9g，炮干姜6g，党参15g，焦三仙各21g，大腹皮15g，鸡内金9g，泽泻12g，地骷髅30g，每日1剂，水煎服。

10月13日二诊：服上方30剂，形寒肢冷、肠鸣便稀、饮食差均好转，腹壁薄软，仍有两胁刺痛，大便不畅，齿龈出血。总蛋白77g/L，白蛋白34g/L，球蛋白43g/L，其他均正常。此为脾肾之阳已复，仍有肝脾瘀血。上方去附子、地骷髅、党参，加五灵脂、延胡索、桃仁各15g。

10月19日三诊：服上方6剂，两胁疼痛减轻，但出现心慌、气短、疲乏无力、心烦、头晕等气血虚的表现。上方去桃仁、五灵脂、延胡索，加当归、郁金、党参各15g，丹参30g，以益气养血、活血化瘀。

10月25日四诊：又服上方5剂，气短、心慌、头晕消失，但两胁疼痛、大便不畅无改变，改方以健脾益气、活血化瘀、软坚通络。方用：党参21g，白术15g，茯苓、山药各30g，郁金15g，砂仁12g，大腹皮15g，泽泻12g，焦三仙各15g，薏苡仁30g，鸡内金9g，干姜3g，当归15g，炒鳖甲45g，炮山甲（先煎）12g，每日1剂，水煎服。

12月10日五诊：服上方16剂，两胁疼痛基本消失，面色稍好转，大便仍稀而不畅，每天2~3次。总蛋白76g/L，白蛋白41g/L，球蛋白35g/L。证属气虚下陷，上方加黄芪60g，以补中益气。

12月16日六诊：服上方6剂后，大便每日1次，成形，齿龈不出血，面部皮肤红润，身感有力，气短消失，脉弦有力，舌质较前变红，但出现头枕部疼痛。此系补气太过，肝阳上冲之故，上方减黄芪为30g，继续服用。

1974年4月，上方服20余剂，腹胀完全消失，两胁不痛，面色红润，饮食好，大便正常，小便利。肝肋缘下1cm，质较前软，脾未触及。总蛋白76g/L，白蛋白51g/L，球蛋白25g/L。超声检查脾厚3.5cm。

按：本证是寒湿困脾，脾肾阳虚，兼有血瘀。寒湿困脾，运化失职，则腹满胀，食后更甚，大便不畅。脾阳不振，肾阳虚微，故肠鸣，畏寒怕冷，四肢欠温。肝脾气滞血瘀则两胁疼痛，肝脾大。舌质淡，舌体胖，脉迟缓，均为虚寒表现。

开始以白术、山药、薏苡仁、大腹皮、泽泻健脾利湿，附子、干姜温阳散寒，党参、陈皮扶正理气，服30剂，脾肾之阳稍复，脾湿显去。两胁刺痛不减，加延胡索、灵脂、桃仁破血、活瘀、止痛，虽服后有效，但有破血损气现象，换当归、郁金、党参、丹参益气养血、活血化瘀。服后气短、心慌、头晕均消失，但两胁疼痛，又配鳖甲、炮山甲、鸡内金祛瘀通络而收效。早期肝硬化、慢性肝炎用黄芪、鳖甲、穿山甲，较川楝子、延胡索止痛为好。长期大便不畅，用黄芪补益中气，并治气虚血瘀之出血（即脾不统血），改善面部之颜色；也说明黄芪配穿山甲、鳖甲有改善肝脏血液循环，使受损的肝细胞再恢复，纠正血清蛋白（即气盛则血通）的作用。但长期服用，易生热、升阳，有热象者宜加生地黄、知母以潜热。

案六（过度营养湿痰壅盛案）

李某，女，55岁，1979年3月1日初诊。

主诉：腹胀不能食3月余。

现病史：1978年12月12日，因脘腹痞满、食欲缺乏到北京某医院检查，诊为"无黄疸型肝炎"，给服保肝药，并嘱其注意营养。由于患者过度追求营养，每天过食葡萄糖、白糖、牛奶、鸡蛋等，仅鸡蛋每日即食7个以上，渐致体重迅速增加，腹壁增厚，胁痛腹胀渐重，后赴北京、郑州等地多次医治，疗效甚微，后邀余诊治。现症：右胁疼痛，弯腰时肝区痛甚，腹满脘痞，食后、午后尤重，每于坐、卧时必先松解腰带以缓其胀，大便每日4~5次，质稀不爽，肠鸣、畏寒、怯冷。

舌脉：舌质淡，苔薄白，脉弦缓。

查体：体质肥胖（74.5kg），腹部隆起，胃脘有硬块。

辅助检查：肝功能：黄疸指数 8μmol/L，麝香草酚絮状试验（－），麝香草酚浊度试验 6U，谷丙转氨酶 172U/L，甲胎蛋白阴性，乙型肝炎抗原（－）。超声波检查：出肝波衰减，进肝波紊乱，脾厚 3.5cm。

西医诊断：慢性肝炎。

中医诊断：胁痛，证属湿痰壅盛型。

治法：健脾利湿，活血通络，佐以温阳。

处方：生白术 30g，茯苓 30g，生薏仁 30g，生山药 30g，大腹皮 15g，砂仁 12g，泽泻 15g，车前子（布包）15g，焦三仙各 30g，茯苓皮 30g，当归 12g，郁金 15g，陈皮 15g，沉香 6g，干姜 3g，党参 30g，炮山甲（先煎）12g，每日 1 剂，水煎服。

3 月 16 日二诊：上方服 15 剂，腹胀减轻，腹壁松弛，余症同前。拟上方继续服用一周，并加服巴蜡丸，每日 2 次，每次 10 粒，饭前温开水吞服，嘱其勿嚼碎。

3 月 23 日三诊：服上方 7 剂及巴蜡丸 140 粒，畏寒消失，腹胀大减，以其阳气已复，故以 3 月 16 日方去干姜，加黄芪 30g，金银花 30g，板蓝根 30g，以增强降酶之力，仍配巴蜡丸，每日三次，每次 10 粒。

5 月 24 日四诊：服上方 47 剂，巴蜡丸 33 天计 990 粒，脘部痞块消失，腹壁薄软，饮食、大小便正常，舌质正常，舌苔薄白，体重 67kg 停服药物。

6 月 5 日查肝功能：黄疸指数 4μmol/L，麝香草酚絮状试验 4U，麝香草酚浊度试验（－），谷丙转氨酶正常，血清总蛋白 75g/L，白蛋白 50g/L，球蛋白 25g/L。

1981 年 3 月 13 日随访，无复发征象。复查肝功能：血清总蛋白 77g/L，白蛋白 50g/L，球蛋白 27g/L，黄疸指数 3μmol/L，麝香草酚絮状试验（－），麝香草酚浊度试验 3U，谷丙转氨酶正常。血象：白细胞计数 $6.4×10^9$/L，血小板 $150×10^9$/L。

按：本例胁痛因过嗜肥甘，损伤脾胃，寒湿内生，反侮于肝，致使肝气郁结，气机阻滞，湿痰壅盛发为是证，治当健脾利湿、温阳化湿、理气消胀、活血通络。方用生白术、茯苓、生薏苡仁、生山药等健脾利湿；当归、郁金、炮山甲活血通络，干姜温阳散寒；陈皮、沉香、焦三仙理气化滞消积；党参、黄芪益气，以增强活瘀通络之力；巴蜡丸温阳散寒化脂腻，祛瘀通络；用金银花、板蓝根清热解毒，并促降酶之力。

附：

后天力Ⅰ号（亦名"巴蜡丸"）

组成：巴豆仁、蜂蜡各 250g（另取蜂蜡适量炸巴豆仁以黑褐色为度），血竭100g。

功能：巴豆，味辛性热，善走善窜，疏通经络，荡涤五脏六腑，驱逐脂垢瘀积阴凝之物，尤其适宜肝脾脉络之瘀滞，但必以蜂蜡匮之。巴豆经蜂蜡炸后其毒性减，炸轻者呈杏黄色，服后咽干口燥，头身烘热而痒，腹内如火燃；炸至黑褐色用之平和，即有生热熟寒之忌，总之偏于性热。蜂蜡，味淡性涩，微温而质坚，有止泻固脱、补中益气的作用，味越淡则渗透性越强，故服后易渗透于肠壁。今用蜂蜡炸巴豆，使蜡汁渗透于巴豆之内，将巴豆之毒驱除一部分，同时再用蜂蜡以匮之，所以服之不但不泻下而确有止泻的作用。血竭（血力花）为棕榈科植物麒麟竭的果实及树干中渗出的树脂，味甘咸，性平无毒，色赤，入心肝血分，协助活血定痛、化瘀止血、敛疮生肌。全方健脾开胃、增进饮食、消胀除积以止泻，温阳散寒、活瘀通络以止痛，益气增力、补益气血、助输精微而布真阴，故称后天力。

制法：

（1）蜡匮巴豆：即将去皮的巴豆仁用熔沸的蜂蜡炸成蜡匮巴豆。其法是，用适量蜂蜡在铁锅内熔化，烧至滚沸投入去皮之巴豆仁，炸成灰黄色。用漏勺捞出倒在厚纸上，撒布均匀，勿使成堆，将毒蜡热汁渗在纸上，以防蜡冷却后与巴豆仁凝固成块。再用新蜡重炸第二遍，依次共炸3遍。巴豆仁炸至黑褐色，砸开巴豆仁，内里也呈黑褐色为度，备用。

（2）蜡竭块：另用融化的蜂蜡混合血竭粉制成蜡竭块，其法是用250g蜂蜡置铁锅内，烧滚沸，投入血竭100g（整块用最好，切勿砸碎），待红色滚头逐渐消失后（滚头没消失，切勿搅动），用竹筷搅匀，离火放凉备用。

（3）成品的制法是：将制好的蜡竭块放在火上熔化，以欲沸滚而非沸滚为宜，用针扎一个蜡匦巴豆，在热蜡竭汁内蘸一下即取出，待冷凝后拔针，遂揉针孔处以封闭针孔即成。

注：蜡竭块不宜太热，热甚则外皮覆盖太薄，服后容易熔化，易致腹泻。蜡竭汁亦不宜太凉，凉甚外皮覆盖太厚，服后不好消化，易囫囵拉出，影响疗效。

用法：每日 2 次，每次 7~20 丸，饭前用温开水吞服，切勿嚼碎。

适应证：适用于脂肪肝、慢性肝炎、早期肝硬化而肝功能稳定者的脘腹胀满，大便溏，肠鸣，畏寒肢冷，疲乏无力，食欲缺乏，面色晦暗或苍黄，以及脾虚湿聚中焦，不能输布津液而脏腑阴津亏虚之表现者；门脉性肝硬化腹水用之除胀消积以助利水，单独不能利水。总之，偏阳虚者用之为宜，对阳虚腹胀特效。

注意事项：①切勿饭后吞服，否则烧心嘈杂难受；②切勿嚼碎，嚼碎则泻下不堪；③肝功能严重损伤，各项指标数值均高，有湿热的患者慎用；④阴虚热盛者忌用；⑤在服后天力期间，勿进不易消化之食物，切忌饮食过饱。

后天力Ⅱ号

组成：蜡匦巴豆、蜂蜡、血竭、车前子各 9g，活青蛙一只，三七 6g。

方解：巴豆、蜂蜡、血竭功用见后天力Ⅰ号。青蛙，又名田鸡，气味甘平无毒，有利水肿、解热毒、补虚损的作用，与车前子合用补虚利水作用更强。三七，止痛活瘀，消肿定痛。

制法：

（1）蜡匦巴豆：同后天力Ⅰ号做法。

（2）活瘀祛湿粉，其法是：用活青蛙一只，从口中填入车前子 9g，风干，研极细面，三七粉 6g，混合均匀，备用。

（3）将蜡匦巴豆放入盆内，倒入稀面糊少许，搅拌均匀，撒入适量活瘀祛湿粉晃动粘匀，晾干备用。

（4）成品制法：将蜂蜡熔化，用针扎 1 个粘好活瘀祛湿粉之巴豆，蘸蜡为衣，详细操作同Ⅰ号。

功能：Ⅱ号除具有增强Ⅰ号的活瘀止痛作用之外，还有利湿、补虚损作用。

用法：每日 2 次，每次 7~20 丸，饭前用温开水吞服，切勿嚼碎。

适应证：同Ⅰ号。

注意事项：同Ⅰ号。

服用后天力Ⅰ号、Ⅱ号体会：一般服后 7~15 天，腹胀、畏寒肢冷、肠鸣消失，饮食增加，身感有力，面色变红。其症状改善的快慢，根据病情的轻重和药量的多少而定。服后平和，久服内有烘热感，亦无妨碍，特别是脂肪肝、腹壁厚的患者，腹内阵起烘热是好的征象，因油脂得热则化，但热甚者，可停数天再服。

第九章　胆囊炎

一、概　述

　　胆囊炎系感染、胆汁刺激、胰液向胆道反流，以及胆红素和类脂质代谢失调等所引起的胆囊炎性疾病，根据发病急缓可分为急性胆囊炎和慢性胆囊炎。急性胆囊炎是由胆囊管梗阻、化学性刺激和细菌感染等引起的胆囊急性炎症性病变，其临床表现为发热，右上腹疼痛，或右胁肋胀痛放射至肩背部，伴恶心呕吐，或轻度黄疸、墨菲征阳性、外周白细胞计数增高等。慢性胆囊炎一般是由长期存在的胆囊结石所致的胆囊慢性炎症或急性胆囊炎反复发作迁延而来，其临床表现为反复右上腹疼痛或不适，腹胀，嗳气，厌油腻，右上腹部有轻度压痛及叩击痛等体征。胆囊炎的发作常与油腻饮食、高蛋白饮食有关，目前西医常用解痉镇痛、抗感染、手术等方式治疗胆囊炎。中医辨证论治的同时，根据生活作息、活动、体质等因素进行加减化裁，优势独特。

　　祖国医学无胆囊炎之病名，常将其归属于"胁痛""胆胀"等范畴，其中疼痛者属"胁痛"，不痛者属"胆胀"。

（一）胁痛

　　胁痛病名早在《内经》就有记载，如《素问·热论篇》曰："三日少阳受之，少阳主胆，其脉循胁络于耳，故胸胁痛而耳聋。"《素问·刺热论篇》谓："肝热病者，小便先黄，……胁满痛。"《灵枢·五邪》说："邪在肝，则两胁中痛。"其后，历代医家对胁痛病因的认识，在《内经》的基础上，逐步有了发展。《景岳全书·胁痛》将胁痛病因分为外感与内伤两大类，并提出以内伤为多见。《临证指南医案·胁痛》对胁痛之属久病入络者，善用辛香通络、甘缓补虚、辛泄祛瘀等法，立方遣药，颇为实用，对后世医家影响较大。《类证治裁·胁痛》在叶氏的基础上将胁痛概括为肝郁、肝瘀、痰饮、食积、肝虚等类。

（二）胆胀

胆胀病始见于《内经》。《灵枢·胀论》载："胆胀者，胁下痛胀，口中苦，善太息。"《伤寒论》中虽无胆胀之名，但其所论述的一些症状，如《辨太阳病脉证并治》中的"呕不止，心下急，郁郁微烦者"；《辨少阳病脉证并治》中的"本太阳病不解，转入少阳者，胁下硬满，干呕不能食，往来寒热"等都类似本病，该书中所立的大柴胡汤、大陷胸汤、茵陈蒿汤等皆为临床治疗胆胀的有效方剂。其后有《症因脉治》治疗胆胀的柴胡清肝饮，叶天士《临证指南医案》首载胆胀医案。古人对胁痛、胆胀的认识为后世胆囊疾病的治疗提供了理论基础。

二、病机述要

中医认为急性胆囊炎多由外感湿热毒邪，由表入里，内蕴中焦，肝胆疏泄失职，腑气不通，重者热毒炽盛，蕴结胆腑，使血败肉腐，蕴而成痈而发为本病；或因嗜食辛辣膏粱厚味或服用药物不当，毒物刺激，损伤脾胃，运化失司，湿浊内生，郁而化热，湿热蕴结胆腑，胆络失畅，湿热与气血搏结而成本病。慢性胆囊炎常在急性胆囊炎、胆囊结石基础上迁延不愈而成，多因情志失调，忧思暴怒，肝气郁结，胆腑失畅，胆液郁滞而诱发；或饮食不节过食油腻辛辣之品，湿浊壅滞胆腑而诱发；或劳倦伤脾，失于运化，水谷精微输布失职，中焦气机升降失常，影响肝胆疏泄功能而诱发。

三、辨证施治

急性胆囊炎以清热利湿、通利胆腑为治则，临床常见湿热蕴结、胆腑郁滞型和热毒蕴结、腑气不通型；慢性胆囊炎则以疏肝利胆、通利胆腑为治则，临床常见肝郁胆热型和寒凝胆郁型。临床上阴虚证较为少见。

（一）急性胆囊炎

1. 湿热蕴结、胆腑郁滞型

症状：右上腹剧烈疼痛，口苦口黏，恶心呕吐，发热恶寒，小便短赤，大便黏腻，舌质红，苔黄或厚腻，脉滑数，墨菲征阳性。

治法：清热利胆，化湿解毒，行气止痛。

处方：利胆清化汤（自拟方）。

组成：柴胡 20g　　黄芩 12g　　郁金 12g　　金钱草 30g

茵陈 30g　　赤芍 30g　　金银花 20g　　连翘 20g

蒲公英 30g　　厚朴 12g　　枳实 10g　　木香 6g

川楝子 15g　　延胡索 20g　　藿香 10g　　佩兰 12g

白豆蔻 10g　　生薏苡仁 30g　　炒杏仁 10g　　泽泻 15g

益元散 6g

方义：本方以小柴胡汤、金铃子散、三仁汤三方加清热解毒药化裁而成。方中柴胡、厚朴、枳实、木香疏肝理气，配以金铃子散行气止痛；郁金活血祛瘀，行气解郁；金钱草清热利湿，散瘀消肿，使胆汁下泄于小肠；茵陈清胆利湿，为治肝胆疾病之要药，《医学衷中参西录》言"茵陈善清肝胆湿热，兼理肝胆之郁，热消郁开，胆汁入小肠之路毫无阻隔也"；金银花、连翘、蒲公英、黄芩清热解毒、化瘀消肿；杏仁、白豆蔻、生薏苡仁宣上畅中渗下，分消三焦湿热；藿香、佩兰芳香化浊；泽泻、益元散淡渗利湿使热邪从小便而出。诸药合用，共奏清热利湿、通利胆腑之功。

2. 热毒蕴结、腑气不通型

症状：右上腹疼痛拒按伴高热，大便秘结，小便短赤，腹部胀满，烦躁不安，或身目发黄，黄色鲜明，舌质红绛，舌苔黄燥，脉弦数，墨菲征阳性。

治法：清热解毒，通利胆腑，佐以凉血。

处方：解毒通腑利胆汤（自拟方）。

组成：柴胡 20g　郁金 12g　金钱草 30g　茵陈 30g

赤芍 30g　栀子 10g　黄芩 12g　　黄连 10g

生大黄 15g　枳实 10g　厚朴 12g　　败酱草 30g

金银花 30g　连翘 20g　牡丹皮 12g　芒硝 6g

方义：本方以大柴胡汤、黄连解毒汤合大承气汤化裁而成。方中柴胡味苦微辛，气平微寒，与黄芩相伍能和解表里、清热利湿，配伍黄连、栀子苦寒直折，泻火解毒，清解三焦之热；败酱草配伍金银花、连翘清热解毒、祛瘀排脓，《本草正义》言"败酱草能清热泄结、利水消肿、破瘀排脓，唯宜于实热之体"；大黄、芒硝、枳实、厚朴泻腑清热、利胆消炎；郁金、牡丹皮、赤芍清热凉血解毒。诸药合用，共奏通腑泻热、利胆解毒之功。

两型加减：伴高热不退者，加葛根、牡丹皮、羚羊角粉以凉血解毒退热；伴恶心、呕吐者，加竹茹、清半夏、陈皮等以降逆止呕；伴黄疸者重用茵陈、赤芍，加赤小豆、车前子、姜黄以利胆退黄；伴胁肋、背部疼痛不舒者，加桑寄生、威灵仙、片姜黄等以理气通经、和络止痛。

（二）慢性胆囊炎

1.肝郁胆热型

症状：右胁胀痛或刺痛，痛引肩背，过食油腻辛辣刺激之品或生气后疼痛加重，脘腹胀满，口苦、嗳气、善太息，舌偏红，苔黄，脉弦。

治法：疏肝利胆，行气止痛。

处方：疏肝利胆汤（自拟方）。

组成：柴胡 15g　　郁金 12g　　赤芍 15g　　　白芍 15g

金钱草 30g　茵陈 30g　　川楝子 15g　延胡索 20g

厚朴 12g　　枳壳 12g　　木香 12g　　茯苓 30g

泽泻 20g　　陈皮 15g　　生薏苡仁 30g

方义：柴胡、郁金疏肝解郁、行气止痛，尤以郁金善解血分之郁，可行气、解郁、破瘀；茵陈、金钱草清热利胆；赤芍清热兼以通络；白芍柔肝缓急止痛；川楝子、延胡索理气止痛；茯苓、泽泻、生薏苡仁健脾化湿；陈皮、厚朴、枳壳、木香理气导滞。诸药合用则肝气疏、胆腑通、热自清、痛自解。

2.寒凝胆郁型

症状：右胁隐隐胀痛，时作时止，遇寒痛甚，脘腹胀痛，纳差乏力，畏寒怕冷，舌淡苔白，脉弦细。

治法：通阳散寒，疏肝利胆。

处方：通阳利胆汤（自拟方）。

组成：柴胡 15g　　桂枝 10g　　炒白芍 15g　　干姜 3g

金钱草 30g　郁金 12g　　厚朴 12g　　枳壳 12g

木香 6g　　　茯苓 30g　　炒白术 30g　炒内金 12g

炒麦芽 30g　丝瓜络 20g　延胡索 20g

方义：本方由柴胡桂枝干姜汤化裁而成。方中桂枝、干姜通阳散寒；柴胡、郁金、金钱草疏肝利胆；白芍缓急止痛、延胡索活血行气止痛；《本草纲目》曰"丝瓜络能通人脉络脏腑，而祛风解毒，消肿化痰，祛痛杀虫，治诸血病"；厚朴、枳壳、木香疏肝理气；茯苓、炒白术、内金、炒麦芽健脾和胃消积。诸药合用共奏通阳散寒、疏肝利胆、健脾和胃、理气止痛之功。

两型加减：若体质肥胖、高脂血症属痰浊壅滞者，合用二陈汤加三棱、文术以祛瘀化痰，再加虎杖、泽泻、荷叶以清热涤浊祛脂；伴口干苦、纳呆脘胀、舌苔厚腻等湿热征象时，加藿香、佩兰、龙胆草等以芳香化湿、清利湿热；若伴便秘、口苦、目赤等浊毒蕴而化热之象者，加大黄、黄芩、夏枯草、虎杖等以通利腑气、解毒化浊；急性发作时加金银花、连翘、蒲公英以清热解毒；伴胁肋、背部疼痛不舒者，加川楝子、延胡索、桑寄生、片姜黄等以理气通经、和络止痛；若合并胆总管炎症，重用赤芍、菝葜、皂角刺、忍冬藤、红藤以清热透络、凉血消肿。

四、临床体悟

（一）急性胆囊炎的治疗

保持腑气通畅是急性胆囊炎治疗的重要环节，大便是判断腑气通畅与否的重要指标，若大便秘结不通，重用大黄、芒硝、槟榔、炒牵牛子以泻热通腑。若伴有高热不退，应早期加入丹皮、赤芍、郁金、羚羊角等凉血解毒药，以截断热入营血之势，防止变证丛生。另外在治疗过程中需完善检验及影像学检查，并结合患者症状体征，评估胆囊炎严重程度，判断是否有并发症，同时要与消化性溃疡穿孔、急性胰腺炎等疾病相鉴别。若患者病情进展，炎症扩散到胆管系统乃至全身，并发胆囊积脓和积水、胆囊穿孔、胆瘘及脓毒血症者要及时行手术治疗，若不能耐受手术可考虑经皮肝穿刺胆囊置管引流术，避免延误病情。

（二）慢性胆囊炎的治疗

胁痛是慢性胆囊炎临床常见症状，常给患者带来压力和精神负担，故而解除疼痛是治疗本病的重要环节。针对右胁疼痛常在辨证论治基础上重用金铃子散，若合并后背疼痛，常在金铃子散基础上选用桑寄生、威灵仙、片姜黄等药，疗效显著。金铃子散能疏肝泄热、行气止痛。桑寄生得桑之余气而生，性专祛风逐湿，通调血脉；威灵仙辛散宣导，走而不守，"宣通十二经络"，"积湿停痰，血凝气滞，诸实宜之"（《药品化义》），用之可宣导经络，瘀者能开，郁者能疏，壅者能通；片姜黄偏入肝经血分，兼行血中之气，且药理研究片姜黄所含的姜黄素与挥发油均有利胆作用，能增加胆汁的生成和分泌，并促进胆囊收缩。三药联用能活血通络、行气止痛。对于久治不愈的寒性疼痛常选用柴胡、桂枝、干姜、丝瓜络四药联用以温阳通络、理气止痛。疼痛属寒者是因为少阳气郁，经脉不利，而又脾寒土渍，不灌四旁，且"背为阳府"，既不能畅通，又不能温煦，此时予理气活血止痛药往往无效，以柴胡疏利少阳气郁，桂枝通阳，干姜温化，丝瓜络通络，四药合用通阳散寒、通络止痛。慢性胆囊炎急性发作时多有热象，肝郁胆热型要注重加大清热解毒利湿药的力量，寒凝胆郁型此时多表现为寒热错杂，常在温阳通络的基础上酌加清热解毒药。

（三）注意日常调护

（1）饮食方面：有规律的进食（一日三餐，定时定量）是预防胆囊炎的最好方法，少食高脂肪类饮食，忌暴饮暴食，忌烟酒咖啡，适当摄取优质蛋白质，大量饮水，多食用蔬果类。

（2）生活起居：①养成良好的生活规律，避免劳累及精神高度紧张，保证充足的睡眠，避免寒冷刺激。②肥胖是胆囊炎的重要诱因，因此要加强体育锻炼，如快走、慢跑、游泳等，防止过度的肥胖。

五、医案拾萃

案一

任某，男，46岁，2020年8月28日初诊。

主诉：右胁痛伴恶心、呕吐1天。

现病史：1天前患者饮酒后出现右胁绞痛，伴口苦，口干，恶心，呕吐，大便不通，至郑州某医院急诊查彩超提示：①胆囊炎；②脂肪肝。为求中医治疗，遂来诊。

舌脉：舌质红，苔黄腻，脉弦滑。

查体：发育正常，营养良好，神志清楚，检查合作，表情痛苦，墨菲征阳性。

辅助检查：彩超示胆囊大小82mm×54mm，胆壁厚4mm，胆囊水肿，诊断：①胆囊炎；②脂肪肝。肝功能、血常规未见异常。

西医诊断：①急性胆囊炎；②脂肪肝。

中医诊断：胁痛，证属湿热蕴结、胆腑郁滞证。

治法：清热利湿，通利胆腑。

处方：柴胡20g，郁金20g，金钱草30g，黄芩15g，厚朴15g，枳实15g，大黄15g，木香6g，忍冬藤30g，茯苓15g，莪术10g，桑寄生30g，威灵仙15g，生薏苡仁60g，冬瓜仁30g，泽泻15g，川楝子15g，延胡索20g，每日1剂，水煎服。

服上方3剂后，右胁痛明显减轻，恶心、呕吐消失，继续服至7剂，已无不适，查体：墨菲征（-），复查彩超示胆囊大小正常。

按：患者为中年男性，平素嗜烟酒，湿热内生，胃气不降，故恶心、欲呕、纳差，舌质红，苔黄腻，脉弦数均为湿热蕴结之象。故治疗上以柴胡、郁金、金钱草、黄芩、忍冬藤疏肝清热利胆；枳实、厚朴、木香、大黄行气通腑泻浊；莪术化痰涤浊祛瘀；茯苓、薏苡仁、冬瓜仁、泽泻淡渗利湿解毒；桑寄生、威灵仙、川楝子、延胡索理气通络止痛，本方直中病机，药能胜病，故取效甚捷。

案二

王某，男，44岁，1978年5月1日初诊。

主诉：右胁疼痛、恶寒发热、纳差2个月余。

现病史：1978年3月下旬，因受凉后发热发冷，体温39℃左右，经用中西药治疗3天，体温不退，第4天开始右胁疼痛，向右肩背放射，恶心欲呕，不能进食，即住当地医院，诊断为"急性胆囊炎"，注射青链霉素，口服汤药（金银花、连翘、蒲公英、栀子、陈皮、竹茹、茵陈、白芍、柴胡等），治疗2个月，体温降至37.5~38℃，疼痛不减，遂来诊。现有右胁持续疼痛，并向肩背放射，大汗出，恶心欲呕，食欲缺乏，口干苦，黄而微腻，大便干，3~5天一次，小便黄赤，低热。

舌脉：舌质红，苔黄而腻，脉弦数。

查体：体质消瘦，面色苍白，巩膜无黄染，肝脾未触及，胆囊区压痛明显，体温37.5℃。

辅助检查：超声示空腹胆囊3cm，脂肪餐后2h仍3cm，胆囊无收缩能力。白细胞14×10^9/L，中性粒细胞0.78，淋巴细胞0.18，嗜酸粒细胞0.04。心（-）；右胸廓下陷（原有包裹性胸膜炎，现胸膜粘连增厚），右肺呼吸音减弱。

西医诊断：急性胆囊炎。

中医诊断：胁痛，证属湿热蕴结、胆腑郁滞型。

治法：清热利湿，疏肝理气。

处方：柴胡12g，黄芩9g，清半夏9g，茵陈20g，金银花30g，板蓝根30g，枳壳9g，木香9g，金钱草30g，连翘12g，郁金12g，延胡索12g，制大黄6g，川楝子15g，每日1剂，水煎服。

5月4日二诊：上方服3剂后，疼痛明显减轻，大便日1次，仍干。上方加大黄量为（后下）15g。

5月10日三诊：上方服6剂，大便日1次，稍稀，右胁疼痛减轻，饮食增加，体温36.9℃，仍以5月4日方大黄量改为（后下）5g，加牡丹皮10g。

5月18日四诊：上方服8剂后，症状消失，苔薄微黄，白细胞7.4×10^9/L，中性粒细胞0.7，淋巴细胞0.29，嗜酸粒细胞0.04。

按：本案患者受凉后发病，胆主疏泄，今受寒凉，外邪内侵，使肝胆气郁，故见胁痛，郁久化热，正邪搏结，故冷热不止；津液灼伤，故口干、便硬；湿热蕴结，胃气不降，故恶心欲呕、纳差；舌质红，苔黄腻，脉弦数均为湿热之象。故以茵陈、金银花、板蓝根、连翘、金钱草清热利湿解毒；制大黄、牡丹皮凉血、导滞解毒；柴胡、川楝子、黄芩、木香、枳壳、郁金、延胡索、半夏疏肝理气、和胃清热。共服中药 17 剂，疼痛消失，饮食增加，血常规等正常而痊愈。

案三

张某，女，29 岁，1974 年 7 月 6 日初诊。

主诉：右胁痛、寒热往来、恶心半月余，腹胀、便干 3 天。

现病史：1974 年 6 月下旬，右胁疼痛，并向肩背放射，寒热往来，恶心呕吐，经注射青链霉素，寒热往来好转，但右胁痛、恶心未见缓解，于 1974 年 7 月 6 日来诊。

舌脉：舌质偏红，苔薄黄，脉弦数。

查体：发育正常，营养中等，精神佳，神志清，体温 38℃。肝大，上界在第 6 肋，下界肋缘下未触及；脾未触及。胆囊压痛明显，吸气时尤甚。

辅助检查：白细胞 18.5×10^9/L，中性粒细胞 0.86，淋巴细胞 0.14。

西医诊断：急性胆囊炎。

中医诊断：胁痛，证属热毒蕴结、腑气不通型。

治法：清热利胆通腑。

处方：柴胡、黄芩各 12g，半夏 9g，金钱草 30g，枳壳、广木香、制大黄各 9g，茵陈 20g，板蓝根 30g，金银花 20g，威灵仙 12g，秦艽 15g，川郁金 12g，每日 1 剂，水煎服。

7 月 9 日二诊：上方服 3 剂后，大便畅通，日 2 次，不稀，已不恶心呕吐，右胁疼痛、寒热往来均减轻。再拟上方大黄量减为 3g。

7 月 12 日三诊：上方服 3 剂，大便日 1 次，软便，寒热止，右胁疼痛、放射痛均消失，脉弦细，黄苔明显消退。处方：柴胡、黄芩各 9g，金钱草、板蓝根各 30g，半夏 6g，金银花 20g，广木香 6g，枳壳 9g，制大黄 3g，川楝子 12g，每日 1 剂，水煎服。

7 月 15 日四诊：上方服 3 剂后，大便偏溏，日 1~2 次，其他无大变化，再按上方去大黄，加茵陈 15g。

7 月 21 日五诊：上方又服 6 剂后，大便正常，诸症悉除。白细胞 6.4×10^9/

L，中性粒细胞 0.7，淋巴细胞 0.3，体温 36℃。

按：本证为毒热袭入少阳，则胁肋疼痛、恶心、呕吐、口苦、脉弦数；毒热内炽，阳明有热，腑气滞结则大便干、腹胀满、食欲缺乏；舌苔薄黄，舌质偏红均为毒热之象。以柴胡、黄芩疏肝清热、和解少阳，茵陈、金银花、金钱草、板蓝根疏肝利胆、解热去毒，广木香、枳壳、大黄理气导滞，威灵仙、秦艽通气疏络，共治疗 16 天，服药 15 剂，症状消失，血象正常。

案四

石某，女，29 岁，1974 年 9 月 21 日初诊。

主诉：右胁疼痛不适半年余。

现病史：半年前突感右胁下疼痛，往来寒热，胃脘痞满，恶心呕吐，当时体温 38.8~39℃，曾用青链霉素治疗，症状好转，但以后不断发作，再用抗生素毫无效果。曾到某市医院做胆囊造影，结果显示胆囊增大，收缩功能差，诊断为"胆囊炎"。现寒热往来，下午较甚，体温 38~38.5℃，出虚汗，发作时右胁下阵发性剧烈疼痛，向肩背放射，呕吐不止，腹胀，不能进饮食，大便秘结，小便短赤，头晕，心慌，气短，无力，口干而黏。

舌脉：舌质淡，苔腐腻微黄，脉弦细而数。

查体：面色暗黄，表情痛苦，身体消瘦，心肺正常，右胁下胆囊区有压痛，拒按，肝脾未触及。

辅助检查：白细胞 14.5×10^9/L，中性粒细胞 0.76，淋巴细胞 0.24。

西医诊断：慢性胆囊炎。

中医诊断：胁痛，证属肝胆气滞兼湿热型。

治法：芳香化浊，利胆通腑，理气导滞。

处方：柴胡 12g，黄芩 12g，藿香 12g，佩兰 12g，清半夏 9g，茵陈（后下）30g，郁金 15g，金银花 21g，木香 9g，枳壳 9g，制大黄 9g，滑石 30g，板蓝根 15g，甘草 6g，竹茹 15g，每日 1 剂，水煎服。

9 月 24 日二诊：服上方 3 剂，呕吐、疼痛消失，大便日 1 次，不干，仍低热。上方减大黄为 3g。

9 月 30 日三诊：服上方 6 剂，诸症消失，饮食大增。白细胞 6.9×10^9/L，中性粒细胞 0.68。拟下方巩固疗效：柴胡 6g，黄芩 9g，清半夏 6g，广陈皮

12g, 太子参 21g, 粉甘草 6g, 川郁金 9g, 木香 6g, 枳壳 9g, 金银花 15g, 滑石 30g, 每日 1 剂, 水煎服。

四诊: 又服 6 剂, 体质有所恢复, 诸症全消。

按: 本案患者病情半年来未得控制, 是只用清热消炎药物而没有给予芳香化浊、行气导滞之品, 使邪无出路而致本病迁延不愈, 故以藿香、佩兰芳香化浊; 金银花、板蓝根、黄芩清热解毒; 木香、枳壳、柴胡疏肝理气; 茵陈、滑石清热利湿; 清半夏降逆; 竹茹清热止呕; 郁金开郁; 大黄通腑导滞, 方证对应, 环环相扣, 疗效显著。

案五

张某, 女, 67 岁, 2020 年 8 月 12 日初诊。

主诉: 右胁痛伴口苦、纳差 1 个月余。

现病史: 1 个月前患者无明显诱因出现右胁部疼痛, 后背疼痛, 胃胀, 在当地治疗无效, 经人介绍来诊。刻下症见: 右胁部疼痛, 牵引后背, 胃脘胀满、隐痛, 纳差, 恶心, 口干, 口苦, 无泛酸、嗳气, 二便调。

舌脉: 舌质淡, 舌苔黄厚, 脉弦。

查体: 体质偏胖, 腹壁增厚, 营养良好, 神志清楚, 查体合作, 胆囊区压痛, 墨菲征 (+)。

辅助检查: 彩超示胆囊大小正常, 胆囊壁增厚、毛糙, 腔内未见异常回声; 肝脏大小及形态正常, 表面光滑, 肝实质回声不均匀, 点状强回声, 诊断为胆囊炎、脂肪肝。

西医诊断: ①慢性胆囊炎; ②脂肪肝。

中医诊断: 胁痛, 证属胆胃不和、痰浊阻滞。

治法: 利胆和胃, 化痰祛浊, 行气止痛。

处方: 柴胡 20g, 郁金 15g, 金钱草 30g, 三棱 10g, 莪术 10g, 陈皮 12g, 清半夏 12g, 茯苓 30g, 泽泻 15g, 大腹皮 15g, 香附 20g, 白及 10g, 延胡索 20g, 川楝子 15g, 桑寄生 30g, 威灵仙 15g, 佩兰 12g, 荷叶 15g, 每日 1 剂, 水煎服。

二诊: 诉服上方 7 剂后, 右胁痛减轻, 仍有口干口苦, 嗳气, 身热汗出, 舌质淡, 苔白。守上方去佩兰、三棱、荷叶, 加黄芩 12g, 煅龙牡各 30g, 旋覆花（包煎）6g。

三诊：服上方 7 剂后，嗳气消失，右胁痛、背痛基本消失，汗出明显减轻，仍有胃胀痛，纳一般，二便可，舌质淡，苔白稍腻，脉弦。再拟方：柴胡20g，郁金 15g，金钱草 30g，莪术 10g，清半夏 12g，香附 15g，川楝子 15g，元胡 20g，茯苓 30g，泽泻 15g，大腹皮 15g，陈皮 15g，藿香 6g，佩兰 12g，厚朴12g，枳壳 12g，木香 12g，煅龙牡各 30g，每日 1 剂，水煎服。

四诊：服上方 7 剂后，患者症状基本消失，因患者要回老家，故带 14 剂中药以巩固疗效，后电话随访患者一切正常。

按：本案是湿热之邪壅遏肝胆，加之体胖，湿邪内生，阻滞胆腑，胃脘不适，故以柴胡、郁金、金钱草清热利胆，用二陈汤加三棱、莪术化痰祛浊，金铃子散配以桑寄生、威灵仙行气止痛，泽泻、大腹皮、荷叶、佩兰芳化利湿，全方配伍精当，取效迅速。

案六

于某，女，55 岁，2019 年 9 月 13 日初诊。

主诉：右胁疼痛不适 4 年余。

现病史：患者 4 年前饮食油腻后出现右胁疼痛不适，偶见打嗝，曾至当地医院门诊治疗无效，遂来诊。刻下症见：右胁疼痛不适，食油腻寒凉之品后胃脘疼痛，情绪波动时加重，伴泛酸，烧心，胃中嘈杂，纳食一般，睡眠可，大便溏，日一次，小便正常。

查体：发育正常，营养中等，腹部柔软，右上腹轻压痛，墨菲征（＋），肝脾肋下未触及。

辅助检查：彩超提示：①脂肪肝（轻度）；②胆囊壁毛糙，胆囊体较小；③子宫肌瘤，宫颈囊肿。胃镜示：糜烂性胃炎伴胆汁反流。

舌脉：舌质暗，苔黄厚，脉弦滑。

西医诊断：①慢性胆囊炎；②胆汁反流性胃炎。

中医诊断：①胁痛；②胃痛，证属肝胃不和、胆失通降、寒热错杂。

治法：疏肝利胆，温通降逆，行气止痛。

处方：柴胡 15g，郁金 15g，金钱草 30g，茵陈 30g，吴茱萸 3g，黄连 6g，川楝子 15g，延胡索 20g，茯苓 30g，生白术 15g，厚朴 12g，枳壳 12g，木香

12g，泽泻 20g，大腹皮 12g，干姜 6g，佩兰 12g，浙贝母 12g，白及 10g，醋香附 15g，生薏苡仁 30g，炒内金 12g，炒麦芽 30g，每日 1 剂，水煎服。

二诊：服上方 10 剂后，诉右胁、胃脘疼痛不适较前减轻，泛酸、烧心减少，大便好转，胃中仍嘈杂。守上方加煅瓦楞子 30g、甘草 6g。

三诊：服上方 10 剂后，右胁疼痛不适未见，泛酸、烧心明显好转，大便正常，胃中嘈杂减轻，舌苔正常。湿热渐退，守上方去佩兰、干姜以防化燥伤阴。

四诊：服上方 14 剂后，烧心、泛酸消失，现未诉其他不适，纳食可，眠一般，大便可，小便正常，舌质淡，苔薄白。停药观察。

按：患者饮食油腻后出现右胁疼痛，每因情志不舒而加重，治疗上以柴胡、郁金、金钱草疏肝利胆为主；烧心、泛酸、大便溏泻为胆热脾寒、寒热错杂之象，故以干姜、云苓、白术温阳健脾，炒内金、炒麦芽和胃消积，配以左金丸（吴茱萸、黄连）泻肝清热，有寒热互济之妙；浙贝母、白及制酸止痛；香附、川楝子、延胡索、厚朴、枳壳、木香理气止痛；泽泻、大腹皮、生薏苡仁、佩兰利湿芳化，本案紧扣病机，方药精当，服药月余症状消失。

第十章　胆石症

一、概　述

胆石症是指胆道系统，包括胆囊和胆管内发生结石的疾病，结石成分为胆固醇、胆红素、钙盐等。胆石症临床表现取决于胆结石的部位、是否造成胆道梗阻和感染等因素。如无梗阻或嵌顿者，大多无临床症状，或仅有轻度上腹或右上腹不适、隐痛、嗳气、腹胀、大便不畅或便溏等症状；一旦发生梗阻，容易诱发胆道感染、急性胆囊炎、胆源性胰腺炎、急性化脓性胆管炎，表现为上腹绞痛、恶心呕吐、纳差、黄疸、发热寒战等，重者可出现休克。饮酒、饮食油腻、受凉和劳累是常见的诱因。按结石发生部位不同，可分为胆囊结石、肝内胆管结石和肝外胆管结石（包括胆总管结石、壶腹部结石）；按结石化学成分可分为胆固醇结石、胆红素结石和混合性结石；按病情的急缓，分为发作期和缓解期。目前西医治疗本病主要为缓解期控制饮食、口服溶石药物；发作期解痉止痛、抗感染及手术治疗为主。但手术易造成胆道损伤，术后常合并消化不良、胆汁反流性胃炎、胆源性胰腺炎等诸多并发症，增加结石复发的风险。中医药治疗胆石症疗效确切，对于泥沙样结石、小结石（<10mm）、胆囊功能好、胆总管下端无狭窄的肝外和肝内胆管结石以及胆道术后残留结石均可用中药排石或溶石。

二、病机述要

中医学无胆石症之病名，常将其归属于"胁痛""胆胀"范畴。胆石症的病因主要与情志失调、饮食不节、素体肥胖有关。情志失调，肝失条达，气机不畅，肝胆疏泄不利，痰、湿、食、血随之而郁，影响了胆汁分泌与排泄，同时肝失疏泄，木不疏土，脾胃运化失司，痰湿内蕴，使湿浊瘀结，久聚成石；嗜食辛辣肥甘厚味，脾胃受伤而失健运，水湿蕴积成痰，痰浊阻于肝胆，使胆汁排泄不畅，或湿浊化热，熏蒸肝胆，胆汁郁蒸，久而成石；或素体肥胖，脾虚之体，痰湿内生，脾失运化，痰浊聚于胆腑，郁久化热，煎熬胆汁，形成结石。肝胆失疏、湿热蕴结、痰浊凝滞为其主要病理机制。

三、辨证施治

胆石症以疏肝养肝、清利肝胆、溶石排石为治则，临床常见肝胆湿热型和肝胆气滞型。

（一）肝胆湿热型

症状：右胁胀痛，或窜痛、绞痛或向后背放射痛，口苦咽干，不思饮食，或发冷发热，或身目发黄，尿黄，便秘，舌苔薄白或黄腻，脉弦滑。

治法：清利肝胆，排石溶石。

处方：柴黄四金汤（自拟方）。

组成：柴胡 15g　　黄芩 12g　　　片姜黄 10g　　郁金 15g

　　　金钱草 30g　海金沙 30g　　炒内金 20g　　茵陈 30g

　　　莪术 10g　　茯苓 15g　　　泽泻 20g　　　厚朴 12g

　　　枳壳 12g　　木香 6g

方义：本方以四金汤化裁而成，方中柴胡轻清，升达胆气，胆气条达，则肝能散精，而饮食积聚自下；黄芩清热利胆、泻火解毒；郁金、海金沙、金钱草、鸡内金四金同用清泄湿热，排石溶石；莪术偏入肝经气分，兼破气中之血能化瘀通络消石；片姜黄偏入肝经血分，兼行血中之气能破血行气止痛，现代药理研究证实，片姜黄含挥发油，有促进胆汁分泌和排泄的作用，并使胆囊收缩，有利胆作用，挥发油还可溶解泥沙状结石；茯苓、泽泻、厚朴、枳壳、木香清热利湿、疏肝行气。诸药合用能疏利肝胆，排石溶石。

（二）肝胆气滞型

症状：右胁胀满不适，情绪波动时加重，纳食欠佳，腹胀，大便正常，舌苔薄白，脉弦滑。

治法：疏肝养肝，排石溶石。

处方：逍遥化石汤（自拟方）。

组成：柴胡 15g　　当归 12g　　炒白芍 15g　　郁金 15g
　　　金钱草 30g　海金沙 30g　炒内金 20g　　茵陈 30g
　　　茯苓 20g　　炒白术 20g　厚朴 12g　　　枳壳 12g
　　　木香 6g　　　砂仁 6g

方义：本方以逍遥散化裁而成，方中柴胡鼓舞肝气，疏解肝郁而无耗气之弊；当归、白芍养肝血、助肝用；茵陈、郁金、金钱草、海金沙、鸡内金清热利胆、排石溶石；茯苓、炒白术健脾渗湿；厚朴、枳壳、木香、砂仁理气导滞。诸药合用共奏疏肝养肝、利胆化石之功。

两型加减：伴胁肋、背部疼痛不舒者，加川楝子、延胡索、桑寄生、威灵仙等以理气通经、和络止痛；若舌苔厚浊难消时，加佩兰、藿香、白豆蔻等以芳香化湿；伴恶心、呕吐者，加竹茹、清半夏、陈皮等以降逆止呕；若患者体质肥胖，伴高脂血症者，加三棱、莪术、荷叶、山楂以消积化脂；若大便干结者加大黄、芒硝、虎杖等以通利腑气、解毒化浊；临床出现胸闷、喘促等症状表现为胆心综合征时合丹参饮加全瓜蒌；合并炎症者，加金银花、连翘、蒲公英以清热解毒，并可配服猪胆绿豆粉（在鲜猪苦胆里塞入洗净的绿豆，扎紧口后挂在阴凉地方晾干，待胆汁完全浸透在绿豆内，取出绿豆研细末，灌入 0.3g 的胶囊，一天 2 次，一次 4 粒）。服用本方溶石排石时可以配服《金匮要略》硝石矾石散（芒硝、绿矾共为细末烧制，各等份，灌入 0.3g 的胶囊，一天 2 次，一次 2 粒）。

四、临床体悟

（1）胆囊结石的治疗，根据多个西医专家共识，对于符合手术指征的（①胆结石合并炎症反复发作且胆囊壁厚度＞0.4mm、胆囊体积过大者；②形状不规则疑似胆囊癌者；③胆囊壁呈陶瓷样改变者；④胆囊结石逐年增多和增大或胆囊颈部结石嵌顿者；⑤合并胆囊功能减退或障碍的胆囊结石）采取手术治疗是非常必要的。对于年龄偏小而无明显症状的胆囊结石患者，可以暂缓手术治疗，不宜消极地等待临床观察，积极采用辨证施治的方法，通过疏肝养肝、清热利胆、溶石排石的药物，临床可以取得很好的疗效。

（2）如果胆囊结石合并有胆囊炎时，不要急于排石，早期以清热利胆消炎为主，可在基本方上加金银花、连翘、败酱草、蒲公英等清热解毒药，促进炎症的消退，使毛糙的胆管得以恢复光滑，再加用利胆通腑排石之品，同时可配合耳穴、针灸、按摩等综合疗法。但是在排石过程中要保证大便的通畅，一天不超过3次为度，以免损伤正气。

（3）胆囊切除术后结石复发在临床上常见，反复的外科治疗给病人带来极大的痛苦，尤其是胆肠吻合术后肝内感染的反复发作，治疗比较棘手，所以从肝论胆、从源治疗是治疗胆石症的关键。因为胆为"中清之府"，内附于肝，内藏胆汁，胆汁具有促进消化的作用。胆汁是肝之余气积聚而成，诚如戴启宗所言"胆之精气，则因肝之余气溢入于胆，故（胆）藏在短叶间，相并而居，内藏精汁三合，其汁清净"，所以胆的病变与肝的疏泄功能密切相关，若肝的疏泄正常，气机的升降也正常，则胆汁排泄畅达；反之，肝失疏泄，郁而化热，肝热灼液，导致胆汁排泄不利，会造成胆石郁结，故在治疗上要注重肝胆同治。

五、医案拾萃

案一

李某，女，40岁，2019年9月8日初诊。

主诉：右胁部疼痛不适半年余。

现病史：患者半年前因饮食不当出现右胁部不适，胃纳一般，食后腹胀，口苦，二便尚可，面色无华，至当地医院查彩超提示胆囊结石，建议手术治疗，患者拒绝，口服中西药治疗 3 个月余，症状未见明显改善，经人介绍，遂来门诊。

舌脉：舌质红，苔微黄腻，脉弦细。

查体：发育正常，营养尚可，神志清楚，查体合作，腹部柔软，胆囊区轻压痛。

辅助检查：彩超提示胆囊多发性结石，较大者约 3mm，伴泥沙样改变，后方伴声影，胆总管未见异常。

西医诊断：胆囊结石。

中医诊断：胁痛，证属肝胆湿热型。

处方：柴胡 15g，郁金 15g，金钱草 30g，海金沙（包煎）30g，炒内金 12g，厚朴 12g，枳壳 12g，木香 6g，赤芍 12g，茵陈（后下）30g，炒麦芽 30g，茯苓 30g，陈皮 15g，生薏苡仁 30g，太子参 20g，延胡索 20g，川楝子 15g，每日 1 剂，水煎服。

二诊：服上方 14 剂后，患者右胁及后背疼痛不适症状消失，纳眠可，二便调，舌质淡，苔薄白。守标方加片姜黄 15g，增赤芍为 15g。嘱患者饮食清淡，少食生冷辛辣刺激食物，适量运动，调畅情绪。

三诊：服上方 14 剂，患者无明显不适，无腹痛，无口苦，食纳尚可，复查彩超提示胆囊小结石，约 2mm，后方伴声影，胆总管未见扩张。守上方继服。

四诊：服上方 28 剂后，患者未诉明显不适，右胁及后背疼痛不适未见，无口干口苦，纳食可，眠可，二便正常。自行停药，两月后复查彩超提示肝胆脾胰未见明显异常。

按：本案患者素喜肥甘厚味，以致湿热内生，煎熬胆汁，久而成石，故以茵陈、郁金、金钱草、海金沙、鸡内金清泄湿热、溶石排石，佐以柴胡、厚朴、枳壳、木香等疏肝利胆行气之品使胆腑清净，配以太子参、茯苓、陈皮、薏苡仁等健脾利湿、和胃消积之品使湿邪无化生之源，予川楝子、延胡索、赤芍理气通络止痛，标本兼治，服药 2 个月，复查结石消失。

案二

王某，男，31岁，2020年12月11日初诊。

主诉：间断性右上腹疼痛2个月。

现病史：2个月前患者饮食油腻后出现右上腹疼痛，伴恶心、呕吐，无泛酸、烧心，至当地医院查彩超提示胆囊多发结石，建议手术治疗，患者拒绝，要求保守治疗，口服胆宁片、牛磺熊去氧胆酸，症状缓解不明显，遂来诊。刻下症见：右上腹绞痛，情绪波动时加重，腹胀，无恶心、呕吐、泛酸、烧心，饮食一般，睡眠可，大便不成形。

舌脉：舌质淡红，舌苔黄厚，脉弦滑。

查体：神志清，表情痛苦，体质偏胖，腹壁厚，柔软，胆囊区压痛。

辅助检查：彩超示胆囊壁毛糙并胆囊多发结石（充满型），较大者5mm×4mm，后方伴声影，中度脂肪肝。

西医诊断：①胆囊结石；②脂肪肝。

中医诊断：胁痛，证属肝胆湿热、痰浊瘀阻型。

治法：清利肝胆，排石溶石。

处方：柴胡15g，郁金15g，金钱草30g，炒内金12g，丹参30g，茵陈（后下）30g，三棱12g，文术12g，厚朴12g，枳壳12g，木香6g，鸡骨草30g，茯苓30g，炒白术15g，陈皮15g，砂仁10g，延胡索20g，泽泻15g，大腹皮15g，太子参30g，每日1剂，水煎服。

二诊：服上方10剂后，右上腹绞痛减轻，大便不成形减轻，纳食一般，眠可，舌质淡红，舌苔厚腻。守上方加川楝子15g、片姜黄15g增理气通络止痛之效。

三诊：服上方10剂后，右上腹疼痛消失，大便黏，自觉双下肢胀，纳食一般，睡眠正常，舌质淡红，苔黄厚，守上方去川楝子、片姜黄加木瓜15g、佩兰12g、藿香6g、荷叶20g。

四诊：服上方28剂后，患者大便正常，双下肢胀消失。复查彩超示：胆囊壁毛糙，胆囊泥沙样结石，轻中度脂肪肝，守上方继服。

五诊：守上方继服月余，复查彩超提示：胆囊少许泥沙样结石，胆囊壁毛糙，轻度脂肪肝。再服1个月巩固疗效。

按：本例为胆囊多发结石合并脂肪肝案，症见右上腹绞痛，腹胀，舌苔黄厚，脉弦滑，辨属肝胆湿热、痰浊瘀阻。初诊时患者疼痛症状明显，加之体质肥胖，故在清利肝胆的基础上加用三棱、文术以期理气通络止痛，待患者疼痛消失，再加用藿香、佩兰、荷叶等以芳香化湿、升清涤浊，前后服药3个月余，疗效满意。

第十一章　胆囊息肉

一、概　述

胆囊息肉是指凸向腔内的胆囊壁隆起性病变，可影响胆囊浓缩、排泄胆汁等功能。由于本病在临床上无特异性表现，多在体检时发现，部分患者可出现右上腹或上腹不适或隐痛，可有右肩部疼痛，也可伴有恶心、呕吐、厌食、腹部胀痛等症状，极少数患者会出现低热、黄疸。根据国内外多数研究和报道，乙肝病毒感染、代谢综合征、内脏肥胖、低密度脂蛋白低、胆囊壁增厚、糖尿病均是胆囊息肉好发的危险因素。胆囊息肉主要分为假性息肉与真性息肉两大类，前者比后者更常见。假性息肉主要包括胆固醇假性息肉、局灶性腺肌症和炎性假性息肉等病变，自身不具有恶变潜能；真性息肉有良性与恶性之分，常见的良性息肉是腺瘤，恶性息肉通常为腺癌。简便、无创伤的超声检查是当前临床诊断胆囊息肉的重要手段。目前西医学尚无药物可以根治胆囊息肉，主要是手术切除，但手术易造成胆道损伤，术后常合并消化不良、胆汁反流性胃炎、胆源性胰腺炎等诸多并发症。中医药治疗本病疗效确切，对于炎症和胆固醇性息肉优势尤其明显，不仅可以改善临床症状、恢复胆囊功能，还能抑制息肉生长，减小息肉，防止其恶变。

二、病机述要

胆囊息肉为西医病名，属中医学"胁痛""胆胀""癥积"之范畴，病位在胆，涉及肝脾。其病因与情志郁结、饮食所伤、体质肥胖、肝胆宿疾（如病毒性肝炎、胆囊炎伴结石）等有关。长期情志抑郁不畅，忧思暴怒，肝气郁结，胆腑失畅，气滞血瘀，络脉痹阻，日积月累而致本病；嗜食辛辣或饮酒过度，脾胃受损，湿热内生，蕴结胆腑，胆络瘀滞，或平素嗜食膏粱厚味，饮食不节，伤及脾胃，气机壅塞，升降失常，湿浊内停，聚而成痰，胆腑血行不畅，脉络滞涩，痰浊气血搏结终致本病；素体肥胖，痰湿内生，聚于胆腑，胆络失畅，气滞受阻，日久痰凝瘀结而成本病；肝炎日久，肝失疏泄，胆失通降，胆汁排泄不畅，加之久病脾胃虚弱，运化无力，湿浊内停，聚而成痰，痰瘀互结于胆腑而致本病；或有胆囊结石伴有胆囊炎症，结石居于胆内，久留不去，加之炎性刺激渗出，相互作用，日久气滞血瘀，胆络瘀滞而成息肉。故痰浊瘀血，郁滞胆腑，脉络滞塞为其主要病理机制。

三、辨证施治

根据痰浊瘀血、郁滞胆腑、脉络滞塞的基本病机，以利胆去浊、化瘀透络为治则，辨证为肝胆气滞、痰浊瘀结证。根据临床观察，少数患者表现为胆胃不和证。

基本型

症状：右上腹或上腹隐痛，伴或不伴右肩部放射痛，时伴有纳差，腹胀，厌油，恶心，舌苔或黄或白，脉弦。

治法：利胆去浊，化瘀透络。

处方：息肉宁方（自拟方）。

组成：柴胡 15g　郁金 15g　　金钱草 30g　茵陈 30g，

　　　　厚朴 15g　枳壳 15g　　木香 6g　　　茯苓 20g

　　　　泽泻 12g　三七粉 3g　　莪术 12g　　皂角刺 15g

　　　　炮山甲 6g　生牡蛎 30g　威灵仙 15g　茜草 15g

　　　　白及 10g　生山楂 15g　乌梅 15g

方义：柴胡、郁金、茵陈、金钱草疏肝郁畅气血、通胆腑泻湿热，使中清之腑清而不浊，息肉无生成之源；茯苓、泽泻渗利湿浊、健脾和胃；厚朴、枳壳、木香疏理胆腑之气；三七粉能消肿行瘀、化腐生新；莪术破瘀血、消癥积；

炮山甲味咸性寒，能走窜经络、搜风逐痰、破血开气；皂角刺攻走血脉、消肿透脓；生牡蛎咸寒，有软坚散结之效；山楂消肉积、化瘀血；茜草活血止血，且能治痈疽、蚀恶肉；白及味涩，可去痈疮肿毒，同茜草配伍，收敛祛腐消散息肉之功更著。诸药合用疏利肝胆、渗湿祛浊、化瘀透络、收敛通透并举。

加减：胁痛甚者，加川楝子、延胡索、佛手、瓜蒌以行气止痛；后背疼痛者，加片姜黄、桑寄生、元胡以理气通络止痛；伴胆囊结石者，加鸡内金、海金沙以利胆排石；伴吐酸、烧心者，去生山楂选加煅瓦楞子、甘草、乌贼骨、浙贝母、吴茱萸、黄连以和胃止酸；舌苔厚腻者，加藿香、佩兰、白蔻仁、滑石、甘草以芳香化湿；胆胃不和表现为恶心、呕吐者加半夏、竹茹、生姜以降逆止呕；体质肥胖、高脂血症者，重用莪术、生山楂，加虎杖、片姜黄、泽泻、荷叶以祛浊降脂；血压偏高、肝阳上亢者，加夏枯草、草决明、煅牡蛎、川牛膝、钩藤、菊花以平肝潜阳。

四、临床体悟

澄源、涤浊、利胆、消癥是我们治疗胆囊息肉的八字法，"澄源者，以治其源头求其本也"，肝胆互为表里，胆汁乃肝之余气聚集而成，胆汁的分泌、排泄与肝之疏泄密切相关，古医籍中载：肝之余气泄于胆，聚而成精。胆为中清之腑，宜清而不宜浊，若肝失疏泄，胆失通降，中清之腑浊而不清，胆汁排泄失畅，郁积胆腑而成本病。治疗上，一则重视疏理肝气，二则重视补养肝血，常用柴胡、郁金、香附、香橼、当归、白芍等药疏肝气、养肝血、助肝用。

"涤浊者，荡涤秽浊之邪也"，浊邪由内而生，多因饮食肥甘厚腻，酒食过多，体质肥胖，多逸少动，使痰浊内生，脾失健运，湿热蕴结胆腑，凝聚日久浊生毒聚发为本病，故涤浊当以健脾化湿去浊为治则，多选荷叶、泽泻、大腹皮、茯苓、炒白术、陈皮、砂仁以健运脾胃、化湿去浊。

"利胆者，通利胆腑也"，胆为六腑之一，以通为用，故保持胆囊收缩有度、胆道通畅是治疗本病的关键。临床多选柴胡、郁金、大黄、茵陈、金钱草、虎杖、栀子通胆腑泻湿热、疏肝郁畅气血。肝之疏泄正常，胆汁分泌排泄有节，息肉便无源以化。

"消癥者，消散有形之癥积也"，息肉为有形之物，故化瘀透络为本病辨治之主线，应贯穿治疗始终。临床多选通络四味（炮山甲、皂角刺、莪术、三七粉）同时加用乌梅、生山楂、茜草、白及等酸敛收涩之品，使破散中有收敛，通透并举，化收并用，一化一敛，使恶肉逐渐缩小，渐而消失。

总之，对于本病的治疗，病位虽然在胆，但是要注意调节肝脾，同时化瘀透络贯穿始终。

五、医案拾萃

案一

王某，女，36 岁，2017 年 3 月 6 日初诊。

主诉：右胁胀痛 2 个月余。

现病史：患者平素饮食嗜辣，嗜肉食，2 个月前因饮食失节出现右胁疼痛，疼痛发作时攻窜不定，连及后背，口干口苦口黏，晨起尤甚，纳呆，腹胀，夜寐可，小便黄，大便干结，2~3 天 1 次。

舌脉：舌质红，苔薄黄腻，脉弦数。

查体：腹部柔软，胆囊区压痛，肝脾肋下未触及。

辅助检查：彩超提示胆囊多发息肉，较大者约为 6mm×3mm。

西医诊断：胆囊息肉。

中医诊断：胁痛，证属浊毒内蕴、胆络瘀阻。

治法：化浊解毒，逐瘀散结。

处方：柴胡 15g，郁金 15g，金钱草 30g，茵陈（后下）30g，炮山甲（先煎）5g，皂角刺 15g，莪术 10g，三七粉（冲服）3g，生牡蛎 20g，威灵仙 15g，茜草 15g，白及 10g，厚朴 15g，枳壳 15g，木香 6g，茯苓 20g，陈皮 15g，生山楂 15g，泽泻 12g，黄芩 12g，酒大黄 10g，每日 1 剂，水煎服。

二诊：服药 10 剂后，胁痛、口苦、口黏症状明显好转，饮食增加，腹胀减轻，大便质可，每日 1 次，舌苔薄黄。前方奏效，去黄芩、大黄继服，服至 30 余剂，彩超示胆囊息肉较前减小，最大者为 3mm×2mm。继续随症加减，服至 60 余剂，彩超示胆囊息肉消失，诸症全无。

按：本案患者为中青年女性，平素饮食嗜辣，嗜肉食，右胁胀痛，口干口苦，口黏，舌质红，苔黄腻，脉弦数，一派肝胆湿热之象，日久浊毒内蕴，胆络瘀阻，则息肉形成，故以息肉宁汤为基础方加减，化浊解毒、逐瘀散结。患者服药 10 剂后，湿热之症减轻，去苦寒之黄芩、大黄继服，效佳，之后辨证加减，收效良好。

案二

张某，男，35 岁，2005 年 9 月 18 日初诊。

主诉：发现胆囊息肉 2 个月，伴右胁疼痛 1 个月。

现病史：患者 2 个月前体检发现胆囊息肉，无不适，未予治疗。平素嗜食辛辣，1 个月前因饮食不节引起右上腹疼痛，遂来求治。刻诊：右胁隐痛，口苦、口干，纳食不馨，胃脘胀满，小便稍黄，大便头干，两日一次。

舌脉：舌苔黄厚，微腻，脉弦。

查体：发育正常，营养良好，腹部柔软，胆囊区轻压痛，墨菲征阳性。

辅助检查：彩超提示胆囊壁粗糙，体部有一 3.8mm×4.6mm 息肉样隆起。

西医诊断：胆囊息肉。

中医诊断：胁痛，证属湿热蕴结、胆络瘀滞。

治法：清热利湿，疏肝利胆，化瘀透络。

方药：柴胡 15g，黄芩 12g，生薏苡仁 30g，半枝莲 30g，夏枯草 15g，枳实 15g，郁金 15g，皂角刺 8g，炮山甲（先煎）10g，莪术 12g，茜草 20g，白及 10g，醋青皮 10g，藿香 10g，佩兰 15g，益元散（冲）6g，茵陈（后下）30g，金钱草 30g，大黄（后下）10g。

服药 20 余剂，胁痛减轻，口苦、口干明显好转，大便顺畅，舌苔渐退。守上方去藿香、佩兰、大黄、黄芩、益元散，选加乌梅、生山楂、煅牡蛎等，服至 70 余剂，复查 B 超胆囊息肉消失，无自觉症状，随访 1 年未见复发。

按：患者宿有息肉加之嗜食辛辣，饮食不节，湿热蕴结肝胆，肝失疏泄，胆失通降，腑气不通，而现上述诸症。故用茵陈、金钱草、大黄、半枝莲、黄芩、夏枯草、柴胡、郁金清热利胆、通腑散结；茜草、白及收敛止血，去腐逐瘀；青皮、郁金、枳实疏肝利气；藿香、佩兰、生薏苡仁、益元散芳香化湿；待湿热衰其大半，舌苔退净，去藿香、佩兰、黄芩、大黄、益元散以防化燥伤阴、苦寒伤胃，再选加乌梅、生山楂、煅牡蛎酸涩收敛、消积腐息而不助湿热。随证辨治，药证相符，疗效显著。

案三

刘某，男，32岁，2003年5月18日初诊。

主诉：发现胆囊息肉1年，伴右上腹疼痛2个月。

现病史：患者1年前体检发现胆囊息肉，无不适，未予治疗。近2个月因过量饮酒引起右上腹疼痛，1周来疼痛次数频繁，遂来求治。刻诊：右胁隐痛，口苦，口干，纳食不馨，胃脘胀满，小便稍黄，大便头干，2日1次。

舌脉：舌质红，舌苔黄厚微腻，脉弦。

查体：营养良好，腹部柔软，墨菲征阳性，肝脾肋下未触及。

辅助检查：彩超提示胆囊壁粗糙，体部有一4mm×5mm息肉样隆起。

西医诊断：胆囊息肉。

中医诊断：胁痛，癥积，证属湿热蕴结、胆络瘀滞型。

治则：化瘀透络，清热利湿，疏肝利胆。

处方：柴胡15g，郁金15g，茵陈40g，金钱草30g，金银花30g，黄芩12g，生薏苡仁30g，半枝莲30g，夏枯草15g，枳实15g，大黄10g，皂角刺8g，炮山甲（先煎）10g，莪术12g，三七粉（冲）3g，醋青皮10g，藿香10g，佩兰15g，每日1剂，水煎服。

二诊：服上药2周后，胁痛明显减轻，饮食增加，口苦、口干、胃脘胀满等均较前减轻，舌苔薄白。守上方去藿香、佩兰、金银花、黄芩、大黄，选加乌梅、生山楂、茜草、白及、煅牡蛎等，服至70余剂，B超示胆囊息肉消失，无自觉症状，随访半年未见复发。

按：患者宿有息肉，加之过量饮酒，湿热蕴结肝胆，肝失疏泄，胆失通降，腑气不通，而现上述诸症，故用通络四味加茵陈、金钱草、金银花、半枝莲、黄芩、夏枯草、大黄清热利胆、通腑散结，柴胡、郁金、枳实、青皮疏肝利气，藿香、佩兰、生薏苡仁芳香化湿，待湿热衰其大半，舌苔退尽，去金银花、黄芩、大黄以防苦寒伤胃，去藿香、佩兰以防久用化燥伤阴，再加乌梅、生山楂、茜草、白及、煅牡蛎酸涩收敛、消积腐息而不助湿热。随证辨治，药证相符，疗效显著。

案四

张某，男，42 岁，2004 年 7 月 22 日初诊。

主诉：右胁不适半年。

现病史：乙肝病毒感染 5 年，近 3 年由于过度营养，体重逐渐增加，半月前生气后右胁不适，四肢倦怠，纳食如常，胃脘胀满，大便溏烂不畅。

舌脉：舌苔薄白，舌质淡，有齿痕，脉弦滑。

查体：发育正常，营养良好，腹部柔软，肝区叩击痛，胆囊区轻压痛。

辅助检查：肝功能正常，乙肝五项：HBsAg（＋）、HBeAb（＋）、HBcAb（＋），HBV-DNA（－）。B 超示：①肝实质轻度弥漫性损伤；②中度脂肪肝；③胆囊炎伴息肉（底部可见 6mm×7mm 略强回声，无声影，不随体位移动）。

西医诊断：①胆囊息肉；②慢性乙型肝炎；③脂肪肝（中度）。

中医诊断：胁痛，积证，证属痰湿凝聚、瘀血阻络型。

治法：化痰祛湿，化瘀透络。

处方：三七粉（冲服）3g，莪术 12g，炮山甲（先煎）15g，皂角刺 10g，三棱 12g，茜草 30g，白及 15g，柴胡 15g，郁金 15g，金钱草 30g，枳实 15g，青皮 10g，茯苓 30g，生薏苡仁 30g，生白术 30g，乌梅 15g，生山楂 30g，每日 1 剂，水煎服。

二诊：服上方 10 余剂，患者腹胀消失，大便正常，胁痛明显减轻。守上方共服 3 个月，诸症消失，体重减轻 3kg，B 超示胆囊息肉消失，脂肪肝减轻，肝功能正常，无自觉症状，随访 1 年未复发。

按：患者肝炎日久，活动量少，加之过度营养，体质肥胖，痰湿内生，气血失畅，痰湿瘀血聚于胆腑，胆汁排泄不畅，痰瘀交阻而成本病。方用通络四味加茯苓、生白术、生薏苡仁健脾利湿化痰；柴胡、郁金、枳实、青皮、金钱草、三棱疏肝利气、利胆消积；茜草、白及、乌梅、生山楂酸涩收敛、收别瘀滞。全方诸药合力，佐使互导，故获良效。

附　录

本书医案中采用的部分化验指标现临床中多已不使用，为便于读者理解，特在此做一简要说明。

一、麝香草酚浊度试验

一种肝功能试验。肝功能减退时，由于血清白蛋白和球蛋白成分发生质和量的改变，血清和麝香草酚巴比妥缓冲液作用时，其麝香草酚可降低血清内类脂质的分散力，使球蛋白溶解度降低而发生沉淀。此沉淀为球蛋白、类脂质和麝香草酚的复合体，使溶液变浊。根据沉淀物的多少，经光电比浊或与标准比浊管相比得出浊度单位数。正常值为0~6U。

二、麝香草酚絮状试验

一种肝功能试验。当肝功能减退时，血清中白蛋白减少，β、γ球蛋白增高。血清和麝香草酚巴比妥缓冲液作用时，在温室放置24h，则可引起明显的絮状沉淀。根据其沉淀多少以（−）、（＋）、（＋＋）、（＋＋＋）及（＋＋＋＋）表示。本试验较麝香草酚浊度试验敏感。正常为（−）~（＋）。

三、血清黄疸指数

测定血中胆红素大致含量的一种肝功能试验。借用和胆红素颜色相似的重铬酸钾不同浓度的溶液作为标准管和患者血清进行目视测定，即可得出血中黄疸指数单位，正常值为 4~6 μmol/L。在溶血性黄疸、肝细胞性黄疸和阻塞性黄疸时，血清黄疸指数增高，但不能鉴别血中胆红素是直接胆红素还是间接胆红素，还需做胆红素的定量测定。

四、尿三胆检查

尿三胆检查是测定肝脏对胆红素代谢功能状态的一种简便方法。正常人尿中没有胆红素，仅含少量尿胆原，故尿三胆试验时，胆红素应为阴性，尿胆原可呈弱阳性，但尿液稀释成 5% 也应为阴性。胆道阻塞或肝细胞受损时，血中直接胆红素浓度增高，这种胆红素属于水溶性，可随尿排出，故尿胆红素试验阳性。尿三胆对黄疸的诊断与鉴别有一定意义。正常值：尿胆红素（－）；尿胆原 1 ∶ 40（－），1 ∶ 20（＋）；尿胆素（－）。

五、脑磷脂胆固醇絮状试验

一种肝功能试验。主要反映血清蛋白质的变化，了解肝的功能。因球蛋白是促进和形成絮状反应的因素，而白蛋白则能对抗这一反应。如合成白蛋白减少，使血浆中白蛋白降低，球蛋白增高，故当与脑磷脂乳液及胆固醇混合时，则可发生絮状的沉淀物。正常人为阴性。阳性者多见于肝炎，也可见于黑热病、疟疾、亚急性细菌性心内膜炎等。

六、硫酸锌浊度试验

一种血清絮浊试验。血清中 γ 球蛋白和低浓度硫酸锌巴比妥缓冲液混合后可发生沉淀而混浊。浊度的高低和血清内 γ 球蛋白的含量多少成正比。故任何伴有 γ 球蛋白增加的疾病，血清中都会显出硫酸锌浊度增加。慢性肝炎和肝硬化较易出现阳性结果。正常值为 2~12U。

七、谷丙转氨酶

谷丙转氨酶,又名谷氨酸转氨酶、丙氨酸氨基转移酶(ALT),是转氨酶中的一种,主要存在于肝、心脏和骨骼肌中。正常情况下,该酶主要分布于细胞内,特别以肝组织细胞中含量最高,血清中活性很低。当某种原因使细胞膜通透性增高,或因组织坏死,细胞破裂后,ALT 活性增高。临床上有很多疾病可引起转氨酶异常,如各类急慢性病毒性肝炎、中毒性肝炎、大量或长期饮酒者、肝硬化与肝癌肝硬化活动期、胆道疾病(胆囊炎、胆石症)急性发作时、心脏疾病等。此外,剧烈运动、熬夜、感冒或口服某些药物等因素也可引起 ALT 升高,临床需要结合病史等进行鉴别。本书中除个别标注正常参考值为 0~40U/L 外,ALT 正常参考值均为 40~80U/L。

八、谷草转氨酶

谷草转氨酶,又名门冬氨酸氨基转移酶(AST),是转氨酶中的一种,正常情况下,谷草转氨酶存在于组织细胞中,其中心肌细胞中含量最高,其次为肝,血清中含量极少。临床上常用来判断肝脏是否受到损害,如慢性肝炎、酒精性肝障碍、肝硬化、肝癌等,心肌梗死、胸膜炎、肾炎也可引起谷草转氨酶升高。正常参考值为 0~40U/L。此外,由于 AST 主要存在于肝细胞线粒体内,故其在肝病中增高一般反映肝细胞坏死较严重。临床常用 AST 与 ALT 比值的大小来判定病情的发展程度。

九、甲胎蛋白

甲胎蛋白,是一种糖蛋白,英文缩写为 AFP。正常情况下,这种蛋白主要来自胚胎的肝细胞,是胎儿血液中的一种正常组分,胎儿出生后约两周,甲胎蛋白从血液中消失,因此正常人血清中甲胎蛋白的含量尚不到 20μg/L。以下病理状态下可出现增高:①肝细胞再生时期,AFP 在血液中呈阳性,急慢性肝炎、肝硬化时会有肝细胞再生,因而 AFP 在血液中的浓度升高;②某些胚胎癌、生殖细胞瘤、某些消化道癌症等，血液中的 AFP 也有不同程度升高；③妊娠妇女的 AFP 可有不同程度的升高；④肝癌，血液中 AFP 明显增高，并呈持久性。

十、肝扫描

即同位素肝扫描，就是利用闪烁扫描仪或 γ 照相机把放射性核素或者标记化合物在人体肝脏内的分布情况，用打印方式逐点描绘在图纸上；或用伽马照相机一次成像摄影，显示肝脏功能的放射性分布和形态、大小及位置的情况。肝细胞对放射性标志化合物有选择性的吸收或浓集的作用，肝脏的血窦星状细胞（库普弗细胞）具有吞噬吸收某些胶体物质的功能，如胶体 ^{198}Au（金），而肝细胞（多角形细胞）有摄取某些燃料的功能，如 ^{131}I（碘）– 玫瑰红。它们被摄取后，很快经过胆道系统排泄至肠道，当静脉注射以上放射性标志化合物后，正常的肝可有较高的放射性分布，如果有肝内占位性病变（如肝癌、肝脓肿、肝囊肿、肝毛细血管瘤等），破坏了正常肝组织的细胞，它即失去了吞噬或摄取放射性物质的能力，所以在扫描图上就呈现放射性减低区或缺损区，称之为占位性病变，或称阴性扫描图像。阳性扫描图像就是指癌瘤部位的原缺损区有放射性浓集（填充），亲肿瘤的阳性扫描剂，如 ^{67}Ga（镓）– 枸橼酸盐，具有对癌瘤的特殊亲和作用，故称为亲肿瘤阳性扫描剂，这些扫描剂在肝癌细胞的代谢较正常肝细胞为快，癌瘤部位摄取这些扫描剂的量较正常肝组织部位增多，故肝癌病人的缺损区可见放射性填充，称为阳性扫描图像肝内放射性点状的斑点缺损或稀疏，即所谓"斑点肝"，是肝硬化的主要特征，在诊断肝内占位性病变如肝癌的定位诊断等方面有较大价值。

后　记

李素领出身于中医世家，全国治疗肝病著名大家李普教授之名门。凭着父辈行医70多年积累的临床经验，在他40年的医术道路上，用他的心血和汗水为治疗和挽救数万名患者，谱写出一曲曲人民医生为人民的绚丽篇章。

肝病一直被人们视为绝症，谈起肝病患者无不谈肝色变。他凭着满腔热血和对人生命运的拼搏与执着，视人民生命为己任，大胆探索，立克攻坚。每天上百名患者挤满了他的诊室，哪怕过了中午1点，也要把患者看完。特别是对远道而来的患者，宁愿自己不吃饭、不下班也不愿患者在郑州住宿花钱浪费时间。众患者发自内心称他为医向民心的《百姓医生》。

20年多前他提出的"治肝重视脾胃，疏理气血、祛邪与扶正并施"的学术观点，已在实践与应用中成效显著。在融合六经辩证与温病辩证体系、对病毒性肝炎、肝硬化、肝癌，胰腺癌，消化道肿瘤，癌性疼痛、胃食管反流等等疾病预防和治疗中，独辟蹊径探索出一整套经验和做法。

40年风雨路，在患者感激和赠送一面面锦旗的赞誉声中，作为全国中医世家继承、传承使者，作为河南中医大学第一附属医院国医堂的主任医师、教授、导师、第七批全国老中医药专家学术经验继承工作指导老师、高级职称评委的《百姓医生》，在多年的中医理论和实践结合中，著书立说，笔耕不辍。在不断追求医学进步，不断追求医术卓越，不断丰富自己提高自己的同时，已顺耳之年的他，医人也医己。在中华中医史上，在不懈努力的道路上，在成千上万患者心中的这位《百姓医生》，从不停止他追求的理想和目标，用他一生的积累，用父辈70多年的积淀，不断填补着中华中医学的空白，不断用他超人的毅力和智慧，在应用中医、发展中医的事业中，始终保持着人民医生为人民的本色，永不退色，永不退步！

新华社高级记者　于树森

2023 年 3 月 20 日

于树森：新华社高级记者，中国作家协会会员，入选《世界名人录》，全国《五一》新闻奖获得者

参考书目

1. 黄帝内经素问.北京：人民卫生出版社，2005.

2. 黄帝内经灵枢.北京：人民卫生出版社，2005.

3. 三国吴·吕广等注.难经集注.北京：人民卫生出版社.

4. 汉·张仲景.仲景全书·伤寒论.北京：人民卫生出版社，2005.

5. 汉·张仲景.仲景全书·金匮要略.北京：中医古籍出版社，1997.

6. 隋·巢元方.诸病源候论.北京：人民卫生出版社，1982.

7. 宋·王怀隐，等.太平圣惠方.北京：人民卫生出版社，1958.

8. 宋·陈师文，等.太平惠民和剂局方.北京：人民卫生出版社，1959.

9. 宋·陈言.三因极一病证方论.北京：人民卫生出版社，1957.

10. 金·刘完素.素问玄机原病式.北京：人民卫生出版社，2005.

11. 金·刘完素.素问病机气宜保命集.北京：人民卫生出版社，2005.

12. 金·张从正.儒门事亲.重庆：科学技术文献出版社，1986.

13. 金·李东垣.脾胃论.北京：人民卫生出版社，2005.

14. 元·罗谦甫.卫生宝鉴.北京：人民卫生出版社，1963.

15. 元·朱丹溪.格致余论.北京：人民卫生出版社，1956.

16. 元·朱丹溪.丹溪心法.上海：上海科学技术出版社，1959.

17. 明·戴元礼.证治要诀.上海：上海中华新教育社，1925.

18. 明·虞抟.医学正传.北京：人民卫生出版社，1981.

19. 明·李时珍.本草纲目.北京：人民卫生出版社，1957.

20. 明·李梴.医学入门.上海：上海校经山房，1913.

21. 明·王肯堂.证治准绳.上海：上海科学技术出版社，1959.

22. 明·张介宾.景岳全书.北京：中国中医药出版社，1994.

23. 明·李中梓.医宗必读.上海：上海卫生出版社，1958.

24. 明·江瓘 . 名医类案 . 北京：人民卫生出版社，1982.

25. 清·喻昌 . 医门法律 . 上海：上海卫生出版社，1957.

26. 清·李用粹 . 证治汇补 . 上海：上海卫生出版社，1958.

27. 清·程钟龄 . 医学心悟 . 北京：人民卫生出版社，1955.

28. 清·吴谦，等 . 医宗金鉴 . 北京：人民卫生出版社，1957.

29. 清·叶天士 . 临证指南医案 . 上海：上海科学技术出版社，1959.

30. 清·沈金鳌 . 杂病源流犀烛 . 北京：中国中医药出版社，1994.

31. 清·吴鞠通 . 温病条辨 . 北京：人民卫生出版社，1955.

32. 清·王清任 . 医林改错 . 上海：上海卫生出版社，1956.

33. 清·林佩琴 . 类证治裁 . 上海：上海科学技术出版社，1959.

34. 清·唐容川 . 血证论 . 北京：人民卫生出版社，1990.

35. 周仲瑛，等 . 中医内科学 . 北京：中国中医药出版社，2007.

36. 陈志强，杨关林 . 中西医结合内科学 . 北京：中国中医药出版社，2016.

37. 林果为，王吉耀，葛均波 . 实用内科学 .15 版 . 北京：人民卫生出版社，2017.

参考文献

［1］李普.急性黄疸型肝炎治疗管见［J］.中原医刊，1984（3）：16-17.

［2］刘炳午，韩育明，刘岳锋.胆囊炎胆石症病因病机初探［J］.湖南中医杂志，1997（S1）：1-2.

［3］梁浩晖，王成友，张敏杰，等.肝内胆管结石术后胆道残余结石发生原因及预防［J］.广东医学，2005（12）：1701-1702.

［4］丁玉霞，李素领.李素领教授辨治原发性肝癌癌性疼痛经验［J］.中西医结合肝病杂志，2021，31（1）：87-89.

［5］韩欣欣，李素领.李素领治疗肝硬变腹水伴泄泻经验［J］.中医学报，2020，35（4）：811-814.

［6］丁玉霞，李素领.李素领教授治疗原发性肝癌癌性发热经验［J］.中西医结合肝病杂志，2020，30（1）：78-79.

［7］韩欣欣，李素领.李素领治疗原发性肝癌经验拾萃［J］.中医药学报，2019，47（6）：69-72.

［8］董永春，李素领.李素领治疗肝病相关性泄泻经验［J］.中医学报，2018，33（11）：2118-2121.

［9］李素领，金玉晶，段传荣.乙型肝炎病毒相关性肾炎治法探讨［J］.新中医，2011，43（8）：155-156.

［10］高军丽，李素领.李素领治疗肝癌术后并胸腹水验案1则［J］.上海中医药杂志，2011，45（1）：25-26.

［11］李素领，段传荣，金玉晶.肝炎后肝硬化治法探析［J］.新中医，2010，

42（9）：1-2.

［12］金玉晶，段传荣，李素领.李普运用化湿法治疗慢性病毒性肝炎经验［J］.辽宁中医杂志，2009，36（12）：2046-2047.

［13］李素领.李普治疗肝硬化经验［J］.中医杂志，2009，50（12）：1072-1073.

［14］李素领.李普治疗乙肝肝硬化腹水验案举隅［J］.辽宁中医杂志，2009，36（6）：1013-1014.

［15］李素领.李普治疗肝炎后肝硬化腹水的经验［J］.上海中医药杂志，2008（11）：13-14.

［16］李素领.李普老中医治疗慢性乙型肝炎经验［J］.陕西中医，2008（9）：1204-1205.

［17］李素领.李普治疗急性黄疸型肝炎经验介绍［J］.河南中医药学刊，1999（5）：8-9.

［18］李素领，孙振祥，陈素美.利胆排石汤治疗胆石症60例［J］.中医药信息，1999（4）：4.

［19］韩欣欣，李素领.李素领运用炭剂治疗乙肝肝硬化合并上消化道出血医案1则［J］.新中医，2019，51（8）：337-338.

［20］刘巧红，李素领.茵陈术附汤加味联合脐火疗法治疗阴黄40例临床研究［J］.中国民族民间医药，2016，25（15）：98-99.

［21］李素领.李普辨治肝性胸水的经验［J］.中华中医药杂志，2009，24（7）：967-968.

［22］李普，李淑凤，张达，等.慢性迁延型肝炎胁痛初探［J］.河南中医，1983（4）：34-35.

［23］李普.亚急性肝坏死合并腹水［J］.河南中医学院学报，1977（04）：50-52.

［24］李军祥，陈誩，梁健.胆石症中西医结合诊疗共识意见（2017年）［J］.中国中西医结合消化杂志，2018，26（2）：132-138.

［25］张声生，赵文霞.胆囊炎中医诊疗专家共识意见（2017）［J］.中国中西医结合消化杂志，2017，25（4）：241-246.

［26］何相宜，施健．中国慢性胆囊炎、胆囊结石内科诊疗共识意见（2018 年）［J］．临床肝胆病杂志，2019，35（6）：1231-1236．

［27］鲁意，高允海．慢性胆囊炎的中西医治疗进展［J］．实用中医内科杂志，2020，34（2）：4-6．

［28］梁浩晖，王成友，张敏杰，等．肝内胆管结石术后胆道残余结石发生原因及预防［J］．广东医学，2005（12）：1701-1702．

［29］李素领．化瘀透络法治疗胆囊息肉体会［J］．江苏中医药，2008（04）：59-60．

［30］李素领，段传荣，金玉晶．胆囊息肉因机证治初探［J］．河南中医，2008（10）：40-41．

［31］李素领，廉万营．自拟息肉宁汤方治疗胆囊息肉 68 例临床观察［J］．光明中医，2006（11）：82-83．

［32］李素领，韩欣欣，刘少颖，等．运用澄源、涤浊、利胆、消癥法治疗胆囊息肉经验［J］．中医研究，2020，33（11）：49-52．